한방의 제문제
- 일본편 -

漢方の諸問題

長沢元夫

한방의 제문제

— 일본편 —

나가사와 모토오 지음
김은하·변성희 옮김

전파과학사

나가사와 모토오 長沢元夫

1946년 동경대학 의학부 약학과 졸업

1947년 후생성 동경위생시험소, 기관(技官)

1954년 메이조(名城)대학 약학부 강사

1964년 동경 이과(理科)대학 약학부 교수

저서 : 『현대인의 한방』(동양경제신보사), 1962년

　　　 『중국한방의학 개론』(공역), 1965년

　　　 『독일의 식물요법』(공역, 출판과학종합연구소), 1974년

　　　 『식물요법의 이론과 실제』(공역, 출판과학종합연구소), 1977년

한방의 제문제 — 일본편 —

찍은날	1998년	11월	1일
펴낸날	1998년	11월	10일

지은이　나가사와 모토오

옮긴이　김은하 · 변성희

펴낸이　손영일

펴낸곳　전파과학사

1956. 7. 23. 등록 제10-89호

서울시 서대문구 연희2동 92-18

전화　333-8877 · 8855

팩시밀리 334-8092

* 잘못된 책은 바꿔 드립니다.

ISBN 89-7044-199-9　　　93510

머리말

한방추출제는 1976년 9월 약가기준에 기재되었다. 이것은 한방약(漢方藥)이 치료약으로서 정식으로 인정된 것을 의미하고 있다. 늦었다고는 하지만 좋은 일이다. 그리고 이것을 계기로 해서 이른바 한방약 붐이 아마 정당한 위치에 정착하게 되지 않을까 생각한다.

합성의약품은 큰 병원에서 쓰여지고 있는 것과 같은 것이 진료소에서도 또한 약국에서도 매약(賣藥)으로 취급되고 있다. 이와 마찬가지로 한방약도 병원 진료소 약국에서 취급되는 것도 이상한 것이 아니며, 일부 한의사처럼 복진에 의하지 않으면 한방약을 쓸 수 없다고 하는 의견은 반드시 옳다고 할 수 없다. 비전문가일지라도 조금 공부하면 상당수의 한방약을 잘 쓸 수가 있다. 또한 약물과 식품의 구별도 엄밀하게 존재하지 않기 때문에 나는 처방권이라든가 조제권이라든가 하는 것에는 관심이 없다. 오히려 서로 다른 입장에 있는 사람들이 한방과 한방약에 대하여 더 한층 정확하고 쓸모 있는 지식을 갖게 되는 것이 중요하다는 것을 절실히 느끼고 있다.

우리나라에서는 대학의 의학부에서도, 약학부에도 한방과 한방약을 정규 교과목으로 수업하고 있는 곳은 아직 없다. 그러나 한방지

6

식과 한방기술의 향상진보는 현재의 급선무이다. 1976년에 동경약제사회(東京藥劑師會)로부터 집필 부탁을 받았을 때에도 이와 같은 생각을 갖고 있었기 때문에 나는 기꺼이 「한방약에 관한 제문제」라는 제목으로 연재물을 썼다.

여러 종류의 한방의 입문서가 출판되고 있지만, 한방이 앞으로도 발전을 계속할 것이라는 입장에서 쓰여진 것은 유감스럽게도 매우 적다. 그래서 이러한 입문서를 읽은 사람이 그 다음에 읽어야 할 것을 써 보려고 나는 생각했던 것이다. 전통적인 것 속에는 잘못된 것과 미숙한 것도 많이 포함되어 있기 때문에 단지 전통을 고수하는 것에 집착한다면 진보는 없을 것이다. 오히려 전통을 깨뜨림으로써 서로 다른 입장의 사람들이 새로운 눈을 가지게 되므로 그러한 것을 생각하기 위한 자료를 제공할 작정으로 나는 붓을 들었다.

이번에 겐유깐(健友館)으로부터 연재물을 단행본으로 해달라는 요청을 받고 원칙적으로는 이해하기 어려운 부분 등을 고쳐 써야 하겠지만 지금의 나로서는 그것을 실행할 시간적인 여유가 없으므로 알려진 잘못만을 정정하고 그 대신에 참고논문을 몇 편 첨가하였다.

이 책의 출판에 대하여 여러모로 돌봐 주신 계림동의학원원장(雞林東醫學院院長) 양철주(梁哲周) 씨께 감사의 뜻을 표한다. 또한 내가 한방과 본초의 연구를 해나가는 데 줄곧 경제적인 원조를 아끼지 않았던 이시가와(石川)경제연구소장 이시가와 시로오(石川士郎) 씨께 마음속으로부터 감사를 드린다.

1980년 1월

나가사와 모토오(長沢元夫)

차례

II

I

한방약(漢方藥)에 관한 제문제(諸問題)

한방약(漢方藥)에 관한 제문제(諸問題)

1. 의학사(醫學史)상의 문제점

한방약을 한방의 치료체계로부터 끊어 버리고 다루는 것은 바람직하지 않다. 한방약의 배경에 대하여 충분한 고찰을 하지 않으면 하나하나 근거 없는 것들을 생각나는 대로 서술하게 된다. 사실 한방의 세계에서는 이와 같은 것이 너무나도 많다.

한방의학을 서양의학과 비교하여 다른 점이 있다면 이것이 중국의 특징이라든가, 이것이 한방의 특징이라든가로 단정지어 말해 버린다. 이와 같이 하여 전체성, 실용성, 형식주의 등이 한방의학의 특질로 되어 버렸다. 오오츠카 게이세츠(大塚敬節) 씨는 『동양의학사』(1941년) 중에서 중국의학의 성격을 다음의 5항목으로 정리하여 설명했다.

(1) 공리성과 실용성

(2) 형식주의

(3) 소요성(逍遙性)과 정체성(停滯性)

(4) 정치적 성격

⑸ 합일성·전기성(全機性)

이 중에서 납득할 수 있는 것은 마지막의 합일성·전기성 정도인데 이것도 미분화한 것이기 때문이라고 설명한다면 내가 생각하고 있는 합일성, 전기성과는 다르다. 다까하시 고오세이(高橋晄正) 씨는『한방의 인식』(1969년)에서 ⑶의 소요성, 정체성을 한층 강조하여 폐쇄성(閉鎖性), 자폐성(自閉性)이라고 하고 있는데 이와 같은 많은 견해는 과거의 일들을 논했다기보다도 오히려 자기의 입장을 표명한 것이라는 점에 흥미를 느낀다. 왜냐하면 나는 중국의학사 중에서 정체적, 자폐적인 예를 들 수 있음과 동시에 발전적, 개방적인 예도 또한 같은 정도로 많이 들 수 있기 때문이다.

이 밖에 논자는 모두 이와 비슷한 의논을 전개하고 있는데 한방의학과 서양의학을 비교하는 것은 다음과 같은 형식으로 된다는 것을 왜 알아차리지 못할까?

한방의학── (중국──고대)

서양의학── (유럽──근대)

양자를 비교하여 다른 점이 있었을 때 이것이 지역적인 것인가 또는 시대적인 것인가를 고찰하지 않고, 중국의 성격이라거나 한방의학의 특질이라고 말하는 것은 변명의 여지가 없을 정도로 말도 안되는 것이다.

고대에 있어서 빛나는 문명을 쌓은 지역에서는 제각기 훌륭한 의학─치료체계를 갖고 있었다. 그 중에서 치료체계를 지금까지 전하고 있는 것은 다음의 세 가지이다.

중국── 중의학

인도── 아유르베다의학

희랍── 히포크라테스의학

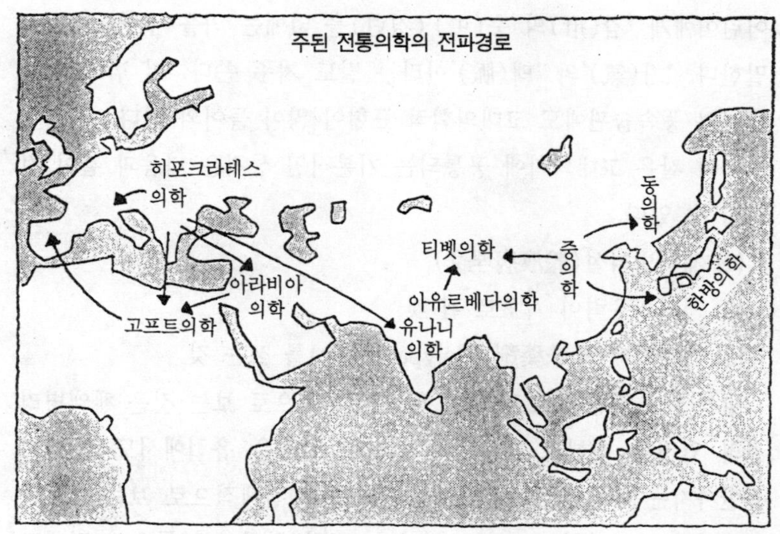

이와 같은 의학이 제각기 다른 지역에 영향을 미치고, 그림에 나타낸 것과 같이 각 지역에 전통의학(전승의학)을 만들어 놓았다. 이것들은 다른 지역에서 발생한 의학을 받아들였는데 이와 더불어 이미 몇 백 년 이상, 혹은 1천 년이라는 세월을 거쳐 왔기 때문에 생활과 밀접하게 관계되어 흡사 고유한 것과도 같은 상태가 되어 있다.

일본 사람의 회화 중에 한방의학과 침구의학의 용어가 자주 나타나는 것이 이것을 증명하고 있다. 쉽게 개선되지 않는 상태를 "병이 고황에 들었다"라고 누구나 말하는데, 이 말이 이러한 의미로 되는 이유를 알고 있는 사람은 그리 많지 않을 것이다. 또한 방사과도(房事過度)[1] 때문에 일어난 쇠약증을 '신허(腎虛)'라고 말하고, 중요한 것을 '간신(肝腎)'이라고 하며, 경련을 쉽게 일으키는

---

1) 역자주 : 부부관계를 갖는 일.

어린이에게 '감(疳)의 충(虫)'(경련)을 없애는 약을 주어야지라고 말한다. '기(氣)'와 '맥(脈)'이라는 말도 자주 쓴다. 이. 밖에 연중행사와 풍속습관에도 고대의학적 표현이 많이 들어와 있다.

이와 같은 고대의학에 공통되는 기본적인 성격은 다음과 같이 정리할 수 있다.

(1) 체액병리설(體液病理說)

(2) 자연치유력이 기초로 된 것

(3) 다미약제(多味藥劑, Polyparmacy)를 쓰는 것

병을 국소적인 것으로 보지 않고 전체적으로 보는 것은 체액병리설의 입장을 취했기 때문이며 이러한 입장은 유럽에서도 19세기 중반까지는 주류를 이루고 있었기 때문에 전체적으로 보는 것, 즉 미분화라고는 말할 수 없는 것이다. 또한 한방의학 특유의 견해도 아니다.

지금의 평범한 의사들은 병을 약으로 고친다. 의사가 병을 고쳐 준다고들 말하고 있는데 고대의학의 입장은 의사나 약이라는 것은 인체에 갖추어져 있는 자연치유력의 작용에 힘입거나, 그것이 작용할 수 있는 계기를 부여해 주기 때문이라고 여기고 있다. 생명체가 이러한 힘을 갖고 있다는 견해는 지금도 옳다. 이러한 의미에서는 고대의학은 생기론(生氣論, Vitalism)의 입장을 취하고 있다. 생명체의 합목적성은 언제까지나 과학적 연구의 좋은 대상이다. 생명현상을 합목적적으로 설명하는 것은 과학적이 아니라는 것은 말할 나위도 없고, 이것과 생명체의 합목적성을 혼동해서는 안된다.

자연현상의 연구에 측정의 중요성을 나타낸 것은 갈릴레이(1564~1642)이고, 이 '갈릴레이 원리'(측정)를 의학에 도입한 것은 이탈리아의 산트리오(1561~1635)이며 갈릴레이와 같은 시대의 사

람이다. 산트리오는 체온계를 발명하여 체온의 측정을 처음으로 가능하게 하였으므로 타각적 열감 즉 환자에 접하여 느끼는 열감의 측정은 가능하게 되었지만, 환자 자신이 느끼는 열감 즉 자각적 열감은 이 이후로 불문(不問)에 붙이게 되었다. 또한 체온계로서는 측정할 수가 없는 오한(惡寒)은 이후에 무시당하고 말았다. 고대의학에서는 오한(惡寒)도 발열(發熱)도 자각증상이 주(主)가 되었는데 체온계의 발명은 그 일부분밖에 적용할 수 없었는데도 의학자가 이러한 증상들의 정확한 평가를 하지 않았다는 것을 의학사를 펴보면 알 수 있다.

역학(力學), 이어서 화학, 그 다음에 물리학이 장족의 진보를 할 때마다 이와 같은 기계론(Mechanism)이 강하게 주장되었다. 그 때문에 자연과학의 역사를 생기론과 기계론의 항쟁의 역사로 보며, 생기론은 점차 쫓기어서 의식문제만 남아 있는데도 지금은 의식세계에서조차도 물리의 칼날이 유세를 부리는 데까지 이르렀다고 하는 내용의 과학사가 판을 치고 있기 때문에 고대의학의 진정한 가치란 것을 이해하기가 대단히 어렵다. 과학의 역사는 생기론과 기계론이 날카롭게 대립하고 항쟁한 것을 나타내고 있는데 과학기술이 진보하면 할수록 날로 생명체의 합목적성이 해명되고 있는 것에 주의한다면 기계론을 낳은 과학기술은 사실은 생기론의 부족을 보충하는 역할을 하고 있는 것은 아닐까? 서양의학의 발달이 참으로 이것을 증명하고 있다.

서양의학은 다음의 3가지를 기초로 하여 1870년 이후 유럽에서 형성된 의학이다.

(1) 세포병리설(細胞病理說)

(2) 세균학(細菌學)

⑶ 유기합성약품(有機合成藥品)

세포병리설은 체액병리설과 정반대의 사고방식으로서 병은 국소적인 것이고, 그것은 현미경을 사용한 조직학적 검사에 의하여 세포에 형태적 변화가 생기고 있음을 확인할 수 있는 것이라는 설이며, 비르효(Virchow, 1821~1902)는 저서『세포병리학』을 1858년에 출판했다. 그는 이와 같은 사고방식을 1850년경부터 가지고 연구를 계속했다. 이 방법에 의하여 현미경을 사용하면 병이라는 것이 '증명'되기 때문에 이후로는 체액의 부조화가 병의 원인이라는 사고방식은 매력을 잃고 말았다.

체액병리설을 완전히 무너뜨린 것은 코흐(Koch, 1843~1910)에 의한 세균학의 수립이다. 병원성세균을 발견함에 따라서 이번에는 병의 원인을 '증명'할 수 있었기 때문에 많은 사람들을 납득시킨 것은 사실이다. 코흐가 탄저(炭疽) 병균의 특이적 병원성을 입증한 것이 1876년이며, 고형배지에 따른 세균을 분리배양하는 기술을 확립한 것이 1881년부터이므로 체액병리설이 완전히 부정된 것은 1870~80년으로 보아도 좋을 것이다.

세포병리설을 더욱 굳건하게 한 것이 유기합성 소독살균약품의 출현일 것이다. 화학요법제제의 출현이 얼마나 큰 영향을 주었는가는 그 시대를 경험한 사람은 잘 알고 있다. 제일 처음 유기합성약품이 나타난 것은 콜베(Kolbe, 1818~1920)가 석탄산으로부터 살리실산을 합성한 1860년이고, 그 공업제법을 완성한 것은 1874년이다. 크노르(Knorr, 1859~1920)에 의해 안티피린(antipyrin)이 합성된 것이 1884년이며, 스토르쯔(Friedrich Stolz, 1860~1936)에 의해 아미노피린(aminopyrin)이 합성된 것이 1887년인 것을 생각해 보면 합성약의 출현은 1870년 이후가 된다.

메이지(明治)유신이 1868년이므로 이것과 세포병리설이 확립된 연대와 비교해 보면, 에도(江戸)시대에 도입된 네덜란드의학이라는 것은 세포병리설이 아니고 체액병리설에 의한 의학이라는 것을 알 수 있다. 즉 히포크라테스의학이 수입되어져 있었으며 서양의학이 수입된 것은 아니다.

서양의학이라고 하는 말은 웨스턴 메디신(Western medicine)이며, 그 내용은 세포병리설에 의한 것을 가리키고 있다. 이것이 보통 사용하는 방법이다. 히포크라테스의학을 포함하여 서양의학이라고는 일반적으로 말하지 않는다.

에도시대의 네덜란드 외과에서 가장 중요한 원전으로 된 파레 (Paré, 1510~90)의 저서도 히포크라테스의학류의 책이며, 네덜란드류 내과의 최고의 의사 후페란드 (Hufeland, 1762~1836)도 히포크라테스의학류 중의 사람이었다. 파레의 "우리는 붕대로 싸매주고, 하느님이 이것을 고쳐 주신다"라고 하는 유명한 말은 파레의 사상적 입장을 분명하게 나타내고 있다. 후페란드의 저서는 많이 번역되어 있다. 대표적인 것은 다음의 제목으로 되어 있다.

『부씨경험유훈』[扶氏經驗遺訓, 오카타 고오안(緒方洪庵) 역, 1857년]

『의계』[醫戒, 스기타 세이교오(杉田成卿) 역, 1851년]

『유유정의』[幼幼精義, 호리우찌 스도오(堀内素堂) 역, 1843년]

『찰병구감』[察病龜鑑, 아오키 쥬우히쯔(青木周弼) 역, 1857년]

『부씨진단』[扶氏診斷, 야마모토 치비(山本致美) 역, 1858년]

『제생삼방』[濟生三方, 스기타 세이교오(杉田成卿) 역, 1861년]

후페란드는 베를린대학의 창립에 큰 역할을 했으며 그곳의 내과 교수가 되고 또한 내과 및 외과학회를 창설한 대스승인데 당시 '히포크라테스의 재래(再來)'라고 불릴 정도로 매우 존경을 받고 있었다. 일본의학회가 히포크라테스를 드러내놓고 정신적 바탕으로 하고자 하는 것과는 달리 후페란드의 경우는 히포크라테스의학의 치료원칙을 지키고 실행했던 것이다.

그러므로 에도시대의 네덜란드의사가 매우 열심히 공부하고 있었던 것은 틀림없이 히포크라테스의학이었다. 당시의 한방의의 저서로부터도 그것을 지적할 수 있다. 요시마스 토오도오(吉益東洞)가 감탄했던 나가토미 토쿠쇼오안(永富獨嘯庵, 1732~66)은 『만유잡기(漫遊雜記)』 중에서 "네덜란드 전통치료에 한토하(汗吐下)를 잘 한다. 보레끼(寶曆) 임오(壬午, 1762년)의 봄, 내가 서쪽으로 여행하여 나가사키(長崎)에 이르고 통역사(通譯師) 요시오(吉雄)씨[요시오 고오큐유(吉雄耕牛)]와 동반하여 그 나라의 말에 통하게 되었다. 그 치료기술이 대단하여 나의 의술을 이 나라 사람에게 쓰는 것이 어렵다고는 하지만 한토하법(汗吐下法)에 이르러서는 하나하나가 우리들의 고의방(古醫方)과 부합되었다. 중화성인(中華聖人)의 나라가 그 도(道)를 잃은 지가 2000년인데, 특히 오랑캐에게서 배우는 것과 또한 다름이 없지 않은가"라고 논하고 있다. 체액병리설(體液病理說)이라는 같은 생각에 입각하고 있는 한방의학과 히포크라테스의학이 놀랄 정도로 유사하다는 것은 당연한 것이다.

유럽에서 히포크라테스의학은 타도는 되었지만 소멸되지는 않고 있다. 이 생기론의 입장을 분명히 전하고 있는 것은 식물요법(植物療法, Phytothenapie)이라고 명칭을 바꾸고는 있지만 엄연히 존재하고 있다. 이것만을 보더라도 유럽의학을 서양의학과 같은 것으로 표현할 수 없음을 알 수 있다. 이 식물요법을 일본에 처음 소개한 것이 『독일의 식물요법』이라는 제목으로 출판과학총합연구소로부터 출판된 것으로서 1974년이라는 점에 주의하기 바란다. 이 책이 출판되기 전에는 단지 민간요법이라고 생각하고 있었다. 에도시대에 이미 후페란드의 책을 몇 권인가 번역하고, 게다가 이것을 서양의학이라고 생각했던 잘못을 지금까지도 계속하고 있다. 이것을 알지 못하는 이유가 한방의학과 같은 것은 동양의 특유한 것이라고 하는 견해와 관련이 있다는 것에 주의하기 바란다.

한방의학의 존재 의의라고 하는 것은 이와 같이 세계사적인 관점에 의해서 이루어져야 한다고 나는 생각한다. 한방의학의 특성을 모든 동양의 특유한 것이라고 생각하는 것도 잘못된 것이며, 한방의학은 과거의 유물이며 과학의 빛을 비추면 눈녹듯이 없어지는 것이라고 생각하는 견해도 잘못된 것이다. 최근에 한방의학의 연구소가 2, 3개 설립되었는데 모두 그 규모가 너무나 작아서 기대할 수가 없다. 이것은 결코 나의 과대망상에 의한 것이 아니고, 중국과 인도에서 전통의학이 어떻게 취급되고 있는가를 안다면 아마 누구든지 나와 같은 인상을 받을 것이 틀림없다. 중국에서도 인도에서도 큰 병원, 의과대학, 대학의학부라고 하는 것은 두 개로 나뉘어 있으며, 하나는 서양의학의 부분, 다른 하나는 전통의학 부분으로 되어져 있다. 전통의학 부분을 살펴보면 내과, 외과, 산부인과, 이비인후과, 소아과라고 하는 것처럼 서양의학 부분에 필적할 만한 구성을 갖고 있다. 이것이 일본에서는 한방과라는 하나의 것으로 되어 있다. 이렇게 규모가 작은 것과 한방의학을 보는 관점이 작은 것이 관련되어 있다는 것을 나는 여기서 강조해 두고 싶다.

인도에서는 1948년에 네루 수상이 전통의학과 서양의학을 같은 무게의 것으로 취급해 갈 것을 표명했다. 세계의학상에서 처음으로

의학의 취급에 대해 올바른 방침을 내세운 획기적인 연설이었다. 중국은 1949년에 모택동 주석이 같은 방침을 표명했다. 이것에 반하여 일본은 메이지시대에 한방을 박멸하는 방침을 세운 뒤 첫째로 교육기관에서부터 한방을 내쫓고, 둘째로 치료기관에서도 한방을 내쫓아 버렸다. 그 결과 약업사와 극소수의 의사와 약제사에 의해 민간에서 한방의학이 이어져 왔다. 이러한 일본의 의료체제와 의학교육을 외국에서 어떻게 보았을까는 대단히 흥미 있는 문제이다.

메이지유신 이후 일본의 발전은 대단히 놀랄 정도였기 때문에 후발 개발도상국들은 하나의 견본으로 보고 있었다고 한다. 그러나 일본에 뒤떨어져서 독립한 중국과 인도에서는 의료체제에 대해서 일본을 견본으로 하지 않았다. 그 하나는 80년이라는 교육차가 거기에 나타났다고 볼 수도 있지만, 사고방식의 차이가 크게 나타났다고 보는 편이 올바른 해석이 아닐까? 만약 그렇다면 한방의학에도 좋은 점이 있었을 것이니까 한방과를 설치하고 연구해 보면 어떨까라는 정도의 지금 상태는 결코 좋은 것이 아니다. 왜냐하면 의학과 약학에 있어서 연구와 교육은 이후 더욱더 기계를 쓰게 된다. 따라서 분석적으로 연구해 나갈 때 기계론적 사고가 구사되기 때문에 기계론적 생각밖에 할 수 없는 과학자가 계속해서 생기게 되는 것이다. 이와 같은 사람들은 생기론을 이해하지 못하기 때문에 생기론을 기초로 하는 전통의학을 더욱 경시하게 될 것이다. 내가 가장 두려워 하는 것이 이것이다.

인도와 중국에서는 의료문제를 올바로 취급하는 견해를 가진 위대한 정치가가 있었기 때문에 좋았다고 나는 생각하지 않는다. 정치가에게는 반드시 두뇌집단(braintrust)이 있는 것이다. 의학자 모두가 반대하는 의료정책은 아무리 위대한 정치가라 할지라도 할

리가 없다. 인도와 중국에는 전통의학과 서양의학의 관계를 정확하게 볼 수 있는 상당한 숫자의 의료관계자가 있었음이 틀림없다고 하는 나의 상상이 잘못된 것일까?

한방의 대강을 이해하려면 그 역사를 알아야 한다.

일본어로 쓰여진 한방역사 서적은 다음과 같은 것인데, 이런 것들 중에 한 권을 읽었을 뿐이라면 생각할 자료로서는 부족하다. 최소한 몇 권은 읽어 보아야 한다.

(1) 『일본의학사』[日本醫學史, 후지 센유우(富士川游) 저, 1904년, 1948년 재판]

(2) 『지나중세의학사』[支那中世醫學史, 류 온인(廖溫仁) 저, 1932년]

(3) 『일본의학사강요』[日本醫學史綱要, 후지 센유(富士川游) 저, 1933년, 1954년 재판]

(4) 『지나의학사』[支那醫學史, 진방현(陳邦賢) 저, 야마모토 세이노스께(山本成之助) 역, 1940년] 원저(原著)는 1936년.

(5) 『동양의학사』[東洋醫學史, 오오츠카 게이세츠(大塚敬節) 저, 1941년]

(6) 『의사학개설』[醫史學槪說, 이시하라 아끼라(石原明) 저, 1955년]

(7) 『명치전일본의학사』[明治前日本醫學史, 일본학사원(日本學士院) 편, 1955~6년]

(8) 『명치전일본약물학사』[明治前日本藥物學史, 일본학사원(日本學士院) 편, 1957~8년]

(9) 『일본약학사』[日本藥學史, 시미즈 토오타로오(淸水藤太郎) 저, 1949년]

⑽ 『일본의 의학』[이시하라 아끼라(石原明) 저, 1959년]

⑾ 『중국의 의학』[휴아드(Pierre Huard), 옹(Ming Wong) 공
   저, 다까하시 고오세이(高橋眈正) 등 역, 1972년] 원저는
   1967년.

⑿ 『중국의학사강의』[中國醫學史講義, 북경중의학원(北京中醫學
   院) 주편, 나쯔 사로오(夏三郎) 역, 1974년] 원저는 1964년.

이러한 훌륭한 책들에 의해 한방의 역사를 파악해 두는 것은 한
방을 공부함에 있어서 없어서는 안될 것이지만, 한방세계에서는 정
설(定說)이라도 검토해 보지 않으면 믿을 수 없는 것이 많이 있다
는 것을 다음에 예를 들면서 논해 보기로 하자.

2. 정설(定說)을 재검토해야 할 필요성

한방의 세계에는 '과학'의 세계로부터 보면 기이하게 생각되는
것이 많다. 멀리서부터 바라보면 대단히 낡은 분위기에 휩싸여 있
고 촌티가 나는 느낌이 든다. 이와 같은 한방의 세계에 적극적으로
접근할 마음은 좀처럼 일어나지 않는다. 이전에는 폐결핵을 오랫동
안 앓아서 좀처럼 낫지 않았다든가, 다른 병으로 치료할 수 없다고
의사에게서 선고를 받은 사람들이 지푸라기라도 잡을 마음으로 한
방의의 진찰을 받거나 한방약을 복용하거나 했다. 그런 후에 그 효
과에 놀라서 한방 공부를 시작했다고 하는 의사와 약제사를 나는
많이 알고 있다.

나 자신도 또한 이러한 예에서 벗어나지 못하고 폐결핵에 걸려

점차 악화되어 끝내 수술하여 플라스틱 공을 넣기로 했다. 수술하는 것이 가장 좋은 방법이라고는 생각되지 않았기에 친구인 의학자와 상담했더니 "어느 유명한 결핵전문의도 아직 수술을 하지 않고 있다. 그 선생님이 수술할 때까지 당신도 수술하지 않는 것이 좋다. 그 동안에 좋은 신약(新藥)이 출현될지도 모르니까 그것을 기대하며 식사요법으로 견디는 것이 지금의 단계에서는 적절하다고 생각한다."라는 친절한 충고를 얻고 나도 납득되었기 때문에 담당외과 의사에게 수술받지 않을 마음을 전했더니 "당신은 대학에서 약학을 전공했는데도 과학의 진보를 믿지 못하는가?"라고 큰소리로 눈앞에서 꾸지람을 듣고, 등뒤의 경멸의 눈초리를 느끼면서 뺑소니치듯이 몸을 움츠리고 병원을 나왔다.

그리하여 시험삼아 한방약이라도 먹어 보려고 생각하고 다까지마토오(高島堂) 약국을 찾아가서 아사노 마사요시(淺野正義) 씨의 판단에 의해 시호계지탕(柴胡桂枝湯)을 복용하게 되었다. 대학에서 생약학을 전공했어도 이와 같은 상황이 될 수밖에 없었기 때문에 일본 생약학의 실제상황은 기본적으로 잘못되었다, 아니 지금도 틀렸다는 것을 나는 잘 알고 있다. 즉 유효성도, 존재가치도 없다고 생각하고 있었던 한방약을 복용하고 직장에 복귀할 수 있게 되었다. 이것이 계기가 되어 나는 한방약을 연구할 결심을 했다.

이러한 한방의 세계에 뛰어들어 보니 지금까지 배운 지식은 마치 소용이 없는 것 같았다. 과학은 기본적인 원리 위에 쌓여진 전당이었는데, 한방의 기본적 원리는 음양설이라는 알듯 말듯한 기묘한 것이며 체계적인 것임을 전혀 느낄 수 없었기 때문에 이론으로 파고들어서는 쓸데없겠다고 생각되어서 경험자에 의한 임상상의 구체적인 지식을 받아들이는 것으로 생각을 바꾸었다. 이 방법이 좋았던지 그 뒤로부터는 지금까지 몰랐던 문장의 뜻을 잘 알게 되었다.

그러나 나는 이론에 치우치는 면을 갖고 있어서 유물변증법을 공부하고 다께다니 미쯔오(武谷三男) 씨가 제창한 삼단계론(三段階論)에 마음을 빼앗기어 헤겔논리학까지 손을 뻗친 경험으로부터, 한방에서도 일관된 논리성을 추구하는 자세를 버린 적은 없었으며 한방처방을 운용하는 것을 이해함과 동시에 그것을 체계화할 필요성을 언제나 느꼈다. 변증법을 배우게 되자 무슨 일이든지 발생적으로 보는 버릇이 붙어 버려 "의(醫)는 의(意)이다"라든가 "증(證)이란 증험(證驗)이다"라는 사물의 견해를 무엇보다도 싫어했다.

음양, 허실 등 상대적인 인식을 기본으로 하고 치료에 사용하는 약물과 처방을 골라내는 것을 수증치료(隨證治療)라고 일컫고, 이것을 한방의 가장 중요한 것으로 하고 있는 것은 잘 알려져 있다. 이것조차도 다만 그런 것이니까라고 하여 이해하려고만 하지 않고 어떤 종류의 임상경험을 거쳐서 어떤 과정에 따라 어떻게 만들어진 것인가를 생각하는 것에 가장 흥미를 느끼게 되었다.

예를 들면 『상한론』에서 갈근탕(葛根湯)의 조문은 다음과 같이 씌어 있다. "태양병(太陽病), 항배(項背)에 뻐근함이 있고, 땀이 없고, 오풍(惡風)하는 자는 갈근탕(葛根湯)이 이것을 다스린다." 이것은 감기와 유행성감기, 혹은 다른 열성병에 걸려서 발열(發熱)과 오한(惡寒)이 있고, 두통(頭痛)이 나서 항배부(項背部)의 근육이 세게 결리고 맥(脈)이 부긴(浮緊)할 때에는 갈근탕을 써서 치료한다는 것을 말해 주고 있다. 이것을 갈근탕증(葛根湯證)이라고 부르고 이 증후군을 나타내는 것이라면 병명에 구속되지 않고 이 처방을 사용한다.

이와 같은 열감이 있기 때문에 태양병(太陽病)이며, 맥(脈)이

부긴(浮緊)하기 때문에 태양병(太陽病)이며, 그 때문에 갈근탕을 사용한다고 결론지어가는 것을 수증치료(隨證治療)라고 부르고 있다. 이것을 이해하는 것이 『상한론(傷寒論)』 공부이자 연구라고 일반적으로 생각하고 있다. 『상한론(傷寒論)』이라는 열성병(熱性病)의 치료서적 속에는 이와 같은 증상에 대하여 왜 갈근탕이라는 7가지 약물을 조합한 처방을 쓰는가라는 것에 대해서는 아무것도 서술하지 않고 있다.

그래서 성질 급한 사람은 『상한론(傷寒論)』에는 처방과 그 적응증을 지시했을 뿐이므로 그 관계만 이해하면 된다고 생각하여 방증상대설(方證相對說)을 생각해낸 것이다. 따라서 이와 같이 효과가 좋고 완벽한 배려가 갖추어진 처방을 만들어낸 것은 인간의 재주로는 생각해 내지 못한다고 마음 먹게 되고 만다.

성질이 급한 사람은 다음과 같은 생각도 한다. 『상한론』에는 처방의 적응증(適應症)이 언급되어 있을 뿐이고 병명에 따라 처방을 사용하게끔 씌어 있지 않기 때문에 처방을 쓸 때는 증을 확인하면 되므로 병명은 필요없다라고.

이와 같은 사고방식을 취하는 사람은 '사상(捨象)'[2]이라는 것을 잘 알지 못하기 때문일 것이다. '여기서 언급하지 않는다'라는 것과 '무시한다' 혹은 '필요가 없다'라는 것은 내용이 전혀 다른 것이다. 각각의 증상에 따라 쓰는 약물, 혹은 약물의 조합에 대하여 여러 가지 경험을 사상(捨象)하여 결론만을 『상한론』에서는 적어 놓았다. 왜 이렇게 중요한 경험에 대해 언급하지 않았는가를 생각해 볼 때 상한론은 더욱 중요한 것을 논하려고 하지 않았는가 하는 생각

---

2) 역자주 : 현상의 특징을 제외한 공통적인 요소를 제거하여 버림.

에 이르게 된다.

즉 급성열성전염병에 걸린 사람이 시간의 경과에 따라 증상이 변화해 가고 각종 병(병명)으로 분열해 가는 것을 나타내고자 실험한 치료서적인 것이다. 이 점을 부각시키기 위해 다른 사연을 혹은 무시하고, 혹은 경시하고 있다고 볼 수는 없을까? 병명과 약물의 사용경험은 이와 같은 의미로 사상되어 가고 있는 것이지 결코 필요가 없다고 하는 뜻은 아니다.

『상한론』에는 증만 알면 된다고 논한 조문은 없기 때문에 증과 그에 대응한 처방만 알면 된다는 방증상대설은 하나의 해석에 지나지 않는다. 그것은 『상한론』의 일면만을 붙잡은 것이다. 한방 공부에 가장 좋다고 하는 오타이 요오토오(尾台榕堂)의 『류취방광의(類聚方廣義)』는 방증상대설의 입장에서 씌어진 요시마스 토오도오(吉益東洞)의 『방극(方極)』과 『류취방(類聚方)』을 조합하여 그것에 요오토오(榕堂)의 견해 혹은 경험을 부가한 책이기 때문에 대단히 알기 쉽고 또한 쓸모 있는 것은 사실이지만 『상한론』에서 가장 중시하고 있는 부분이 빠져 버렸다고 나는 생각한다. 오오츠카 게이세츠(大塚敬節) 씨가 『상한론해설(傷寒論解說)』의 p.6에 "『상한론』은 질병의 전변규율(傳變規律)과 그것에 순응하는 치료법을 서술한 것"이라고 써 놓은 전반(前半)이 빠져 버린 것이다.

각각의 증후군에 대하여 그 상태를 치료할 수 있는 처방을 힘써 만들어 내었는데도 불구하고 증후군과 처방이 대응하여 적혀져 있으므로 그것이 방증상대설이라고 하는 것은 아무리 해도 이해할 수 없다. 이렇게 대응되는 것을 상대설이라고 하는 것은 이것에 관해서는 대응되고 있는 것밖에는 아무것도 생각하지 않기로 결정했다고 말하는 것과 같은 것이 아닐까? 방과 증이 대응하고 있다는 것은 즉 그 상태를 고칠 수 있는 처방을 만드는 것에 성공하고 있기 때문에 만드는 과정을 알고 싶다고 왜 생각하지 않을까?

『상한론』을 읽을 때 누가 쓴 문장이나 다 마찬가지지만 표현된 것만을 문제로 하는 것은 초등학생이 읽는 방법이지, 어른이라면 그 문장을 쓰게 된 배경과 심정까지 읽어내야 한다. 처방에 관하여 말한다면 여러 가지 약물을 조합한 근거를 생각해야 한다. 그러나 이것은 그리 간단히 되는 것이 아니므로, 요시마스 토오도오는『약징(藥徵)』을 저술하여 이것을 해명하려고 했으나 실패했고, 토오도오 이후에는 내가 정면으로『약징』을 비판한 논문을 쓸 때까지 거의 아무도『약징』의 결함을 해명할 수 없었다. 나의 논문은 다음의 두 편이다.

(1)「『약징』에서의 요시마스 토오도오(吉益東洞)의 논리」:『약사학 잡지』, 제10권, 제1-2호, p.3-8, 1975년.

(2)「척약징(斥藥徵)」:『화한약(和漢藥)』, 제272호, p.1-6, 1976년 1월호. [후출(後出)]

나보다 앞서 다쯔노 가즈오(龍野一雄)는「약징비판(藥徵批判)」이라는 제목의 논문을『한방임상』지에 3회에 걸쳐서 발표했다(13권 8호 p.3-8, 9호 p.3-6, 10호 p.18-23, 1996년). 다쯔노 씨는『약징』의 여기가 틀렸다 저기가 틀렸다라고 하여 구체적으로 지적하였을 뿐이고, 가장 중요한 결함을 지적하지 않았다. 다쯔노 씨는 유물변증법을 공부한 사람이었기 때문에 여기까지 의론을 행할 수 있었던 것이다. 그러나 변증법에 대한 이해가 나와 다르므로 논증의 방향이 달라졌다고 나는 생각하고 있다.

이와 같이 방법론으로서 변증법을 채용한다면 사물을 발생적으로 보게 되므로 『상한론』의 모든 면에 있어서 다른 견해가 가능하게 된다. 치료체계에 대하여도, 각각의 용어에 대하여도, 처방에 있어서도 지금까지와는 다른 해석을 하게 된다. 『상한론(傷寒論)』에 관한 모든 정설(定說)을 재검토할 필요가 있다고 하는 것은 이러한 이유에서이다.

어떤 설이 문제인가를 구체적인 예를 들어 보기로 하자.

(1) 『상한금궤(傷寒金匱)』의 처방은 정밀하게 성립되어 있으므로 함부로 가감해서는 안된다. 미묘한 조화를 가지고 전체가 하나의 덩어리로 뭉쳐 작용하고 있다고 보아야 한다. 이와 같이 말하고 있는 것은 방증상대설의 견해에 지나지 않는다. 처방을 조합한 근거를 해명할 수 있다면 상황에 따라 처방을 변화시키는 것도 가능하게 된다.

(2) 한방약은 물로 달이는 것이 가장 좋다고 말하고 있지만 나는 이것을 믿지 않는다. 달이는 시간에 대해서도 나는 의문을 품고 있다. 유럽 전통의학인 식물요법(Phytotherapie)에서는, 예를 들어 마다우스(Gerhard Madaus) 씨는 추출량이 활성도와 비례하지 않는다는 것을 밝혀 놓았다. 화학적으로는 추출량이 많은 추출법을 좋은 것으로 하지만, 생물학적인 활성도란 다른 척도를 사용해야 한다고 한다. 예를 들면 길초근(吉草根)을 진정약(鎭靜藥)으로 사용할 때에 냉수로 추출해야 한다고 한다. 지금까지 한방은 교육기관, 연구기관으로부터도 병원으로부터도 배제되어 있었기 때문에 이러한 검토는 거의 이루어지지 않고 있다.

(3) 상한론에 기재되어 있는 처방에는 마황탕(麻黃湯), 갈근탕(葛根湯)과 같은 탕제(湯劑)가 가장 많지만, 이 밖에 환제(丸劑)와 산제(散劑)도 있다. 『금궤요략(金匱要略)』에도 마찬가지로 유

명한 환제에는 삼황환(三黃丸), 팔미환(八味丸), 계지복령환(桂枝茯苓丸), 이중환(理中丸) 등이 있고, 산제에는 당귀작약산(當歸芍藥散), 오령산(五苓散), 지실작약산(枳實芍藥散), 사역산(四逆散) 등이 있다. 이런 것은 원방대로 사용하는 것이 가장 좋다고 하는 사람이 많으나 나는 이것을 믿지 않는다. 비판정신이 강한 다까하시 고오세이(高橋晄正) 씨마저 저서 『한방(漢方)의 인식』에서 "탕액(湯液)은 단순한 생약의 추출액이 아니고, 그 배후에는 고도의 선택성을 가진 추출과정이 숨어져 있다고 생각해야 한다."라든가, "조제과정 중에 무언가가 만들어지는 것은 아닐까라고도 검토해야 한다."라고 논한 것처럼 무조건 고전을 좋다고 하는 사람도, 근대파도 모두 잘못되어 있다. 한방처방은 매우 신비적인 것이라고 생각하고 있다. 이것도 결국은 처방의 형성과정을 아무도 검토하려고 하지 않기 때문이다.

(4) 한방은 원인요법이며 대증요법은 아니라고 말하고 있다. 이것은 이상한 것으로서, 한방에서는 병의 원인은 육음(六淫)[풍(風), 한(寒), 서(暑), 습(濕), 조(燥), 화(火)], 칠정(七情)[희(喜), 노(怒), 우(憂), 사(思), 비(悲), 공(恐), 경(驚)], 음식(飮食), 노권(勞倦), 방사(房事), 충적(蟲積), 중독(中毒) 등에 따른다고 하고 있기 때문에 육음(六淫)과 충적(蟲積)은 원인요법이라고 말할 수 있을지 모르나, 다른 병인에 의한 것은 아무리 생각해 봐도 원인요법은 존재하지 않고 대증요법만이 생각될 수 있다. 게다가 육음(六淫)의 경우에도 예를 들면 습(濕)에 의해 생긴 병을 고칠 때 습(濕)만 제거하는 것이 아니라, 습사(濕邪)에 의해 생긴 각종 증상도 동시에 치료하고 있기 때문에 여기에도 대증요법이 사용되게 된다. 또한 습(濕)을 제거하는 것도 대증요법(對症療法)이라고

볼 수 있기 때문에 처방 전체가 대증요법으로 성립되어 있다고 말할 수 있다. 대증요법적인 것을 경멸적인 의미로 쓰는 것이 잘못된 것이고, 부작용이 적고 게다가 깨끗하게 낫게 하는 것이 중요하며, 자연치유력의 발동에 의해 병이 낫는 것이 기본이라면 대증요법적으로 치료해도 대단히 좋지 않을까? 고대의학의 특징 중 하나인 다미약제(多味藥劑, Polypharmacy)는 원래는 대증요법이 바탕이 되어 생긴 것이라고 보아야 하지 않을까?

이와 같이 재검토를 필요로 하는 사항은 한방에서 쓰이고 있는 개념(概念)과 범주(範疇)에서도 많이 찾아낼 수가 있다. 한방에서 정설이라고 되어 있는 여러 설도 예외가 아니다. 다음에 그 예를 하나 들어 보기로 하자.

3. 상한론 성립의 지리적 배경에 대하여

이에 대하여는 「상한론의학의 발생지」라는 제목으로 발표되어 있으므로 여기에서는 개요를 서술하는 것으로 그친다. (제2장 참조)

다까하시 고오세이(高橋晄正) 씨가 『한방의 인식』(1969년)에서 황하(黃河) 문화권에서 소문(素問)의학이 형성되었고, 강회(江淮) 문화권에서 본초학(本草學)이 형성되었으며, 강남(江南) 문화권에서 상한론의학이 형성되었고, 고대중국의학의 기원을 지역별로 나누어 논하고 있고, 또한 나가하마 요시오(長濱善夫) 씨도 『동양의학개요』(1961년)에서 동일한 것을 쓰고 있는데, 사실 이런 논설은 오오츠카 게이세츠(大塚敬節) 씨가 『동양의학사』(1941년)에서 처음으로 논한 것이다. 오오츠카(大塚) 씨는 『상한론해설』(1966년)

에서 다시 이 문제에 접하고 있었으며, 다른 사람들의 여러 가지 한
방입문서와 계몽서 등에서도 이것이 씌어져 있으므로, 이 설은 상식
처럼 되고 말았다. 이 설은 다음과 같은 것이 논거로 되어 있다.

  (1) 『상한론』에서는 오수유(吳茱萸), 촉초(蜀椒)와 같이 오(吳)
     와 촉(蜀)이라는 강남(江南)의 지명이 붙은 약물을 쓰고 있는
     점.

  (2) 『상한론』 저자인 장중경(張仲景)은 강남의 요충지였던 장사
     (長沙)의 태수(太守)였다는 점.

  (3) 당(唐)의 초기에 손사막(孫思邈)이 편찬한 『천금요방(千金
     要方)』에 "강남의 제사(諸師)는 중경(仲景)의 방(方)을 감
     추어 전하지 않았다."고 씌어 있는 점.

  (4) 『상한론』에서 가장 중요시하고 있는 계지(桂枝)는 중국남방
     에서 전국시대부터 촉장(蜀漿)과 함께 계주(桂酒)로서 신
     (神)에게 제사드리며, 또한 설문(說文)에도 계수나무는 강남
     (江南)의 나무이며 백약(百藥)의 장(長)이라고 씌어 있는 점.

  (5) 『황제내경(黃帝內經)』은 중국 북부를 배경으로 한 의학이며
     『상한론(傷寒論)』은 중국 남부를 배경으로 한 의학이라는 견
     지를 취하면, 중경(仲景)의 치료가 편작(扁鵲)과 순우의(淳于
     意)의 치료와 격세의 느낌이 있듯이 그 진단법과 치료법이 다
     르다는 점을 납득할 수 있는 점.

  이상의 5가지 근거로부터 『상한론』은 중국 남방에서 형성되었다
고 결론을 내리고 "일본 의사학의 권위자인 이시하라 아키라(石原
明), 고가와 테이산(小川鼎三) 박사가 각각 찬성"했다고 부기(附
記)되어 있기 때문에 그 근거는 틀림없이 명확한 것이라고 생각할

수 있지만 사실 모든 근거가 믿을 수 없는 것이다.

(1)에 대하여는 자기 토지에서 나는 물품에는 지명을 붙이지 않는 것이 보통이다. 북방인이야말로 이것은 남방의 물품이라고 취급하는 것이다. 게다가 상한론에서 사용되고 있는 약물은 마황(麻黃), 행인(杏仁), 감초(甘草), 시호(柴胡), 황금(黃芩), 오미자(五味子), 세신(細辛), 작약(芍藥), 대조(大棗), 지모(知母), 황백(黃柏), 지황(地黃) 등 중요한 것의 대부분이 도리어 북방산이다. 또한 촉(蜀)은 사천성(四川省)이기에 이것은 강남이 아니다. 강남이란 장강(長江)[양자강(楊子江)] 남안(南岸) 지역을 가리킨다. 성명(省名)으로 나타내면 강서(江西), 강소(江蘇), 안휘(安徽) 세 개의 성이다. 그러므로 중국 남방이라고 고쳐 말하는 것은 잘못이다.

(2)에 대하여는 중경은 하남성(河南省) 남양(南陽) 출신이며, 그곳에서 의학을 배웠다고 하는 것을 나는 중시하고 싶다. 중경이 약초를 채집했다고 하는 전설이 남아 있는 동백산(桐柏山)도 하남성에 있다.

(3)에 대하여는 당(唐)의 손사막(孫思邈)이 650년경에 쓴 문장을 문제로 하기보다도 400년이나 전에 왕숙화(王淑和)가 『상한론』을 손에 넣고 편찬하고 교정한 사실을 중시하고 싶다. 왕숙화는 서진(西晉)의 명의로 210~285년의 사람이기에 『상한론』이 후한(後漢) 말기에 중경(仲景)에 의해 편찬되었을 때로부터 단지 100년 후의 사람이며, 산서성(山西省)의 고평현(高平縣) 출신이다. 고평현은 강남이기는커녕 화북(華北)이다. 강남의 의서가 유전(流傳)하여 산서성(山西省)에 전해 왔다고 생각하기는 어렵지 않을까? 게다가 후한 말기로부터 수(隋)까지 약 300년간이라는 것은 삼국(三國)[위(魏), 촉(蜀), 오(吳)], 서진(西晉), 동진(東晉),

남북조시대(南北朝時代)와 같이 전란(戰亂)이 그치지 않았고 또한 북방의 호족(胡族)이 남하(南下)한 적도 있고, 장안(長安)과 낙양(洛陽)은 몇 번이나 큰 불에 휩싸여져 학살당한 사람도 많았으므로 여러 차례 강남땅을 목표로 일정한 주거지 없이 떠돌아다니는 대군중이 있었다는 것을 고려해 본다면 '강남의 제사(諸師) 운운'이란 문장도 또한 잘못된 뜻으로 취해진 것은 아닐까?

(4)에 대해서는 계지가 가장 중요한 약물이라는 근거는 상한론에 기재된 처방 중에서 계지가 쓰이고 있는 처방이 60, 그 중에서 계지가 주약(主藥)으로 쓰인 처방이 30이나 있으니 매우 많은 것이다. 그러나 나는 계지탕(桂枝湯)을 기준으로 하여 가감방(加減方) [변방(變方)]을 만든 예를 들었기 때문에 많다고 보고 있으므로 30이라는 수에 놀라지 않는다. 한 가지나 두 가지 약물을 특히 중시했다고 하는 근거는 『상한론』에서 찾아낼 수 없다.

(5)에 대하여는 만약 송(宋)나라의 유학자 임억(林億) 등이 궁중의 서고에서 『상한론』의 사본을 발견하지 않았다고 가정한다면 한대(漢代) 이전의 자료 중에 상한론의 조문은 하나도 없기 때문에 그 존재를 증명할 수 없었을 것이다. 현재 전해지고 있는 자료를 써서 귀납적으로 추론한 것으로는 자질구레한 것만을 말할 수밖에 없다. 무덤 속에서 새로 발굴한 자료에 의해 지금까지의 설을 송두리째로 뒤엎은 것으로 그 사람이 올바른 역사관을 갖고 있다고는 말할 수 없다. 귀납법에 의해 이끌어낸 결론은 한편으로 확실한 것처럼 생각되지만 사실은 대단히 큰 내기를 하고 있는 것이다. 나는 이러한 내기는 학문이나 연구라고는 생각하지 않는다.

이상 간단하게 논거를 들면서 증명한 바와 같이 다섯 가지 근거라는 것은 모두 근거가 되지 못한다는 것을 알았을 것이다. 한방

세계에서는 이와 같은 것이 상당히 통용되고 있다는 사실에 주의하기 바란다. 정설이라 할지라도 모두 다 의심해 볼 필요가 있다.

4. 한방의학의 발전단계에 대하여

실험생리학자로서 최고의 평가를 받고 있는 프랑스의 크로오드 베르나드(Cloud Bernad, 1813~78)는 과학사상가로서도 드문 존재로 여겨지고 있는데 그가 53세 때 건강이 나빠서 고향에서 조용히 몸조리를 하고 있을 때에 쓴『실험의학연구서설(實驗醫學硏究序說)』[1865년, 이와나미문고본(岩波文庫本)에서는『실험의학서설(實驗醫學序說)』이라고 되어 있다]에 따라서 의학의 발전단계를 고찰해 보기로 하자.

베르나드에 이어 서양의학사에서는 "생리학은 19세기에 뚜렷한 발전을 가져왔다. 물리학·화학 및 기타 자연과학의 여러 가지 새로운 발견은 생리학에 중대한 영향을 끼쳤고, 형이상학적 사고나 생리학적 사상을 이탈하여 과학적 실험으로 향하였고, 생리현상을 물리학·화학의 법칙에 따라 연구하고자 하게 되었다"고 논하고 있으며, 베르나드도 이런 종류의 사람으로 취급되고 있다. 베르나드는 청년 때에는 유물론의 영향을 강하게 받았지만 "생리학자가 물리·화학을 우러러 보는 것은 그 방법뿐이고 사상은 아니다"라고 주장하고 있는 것을 보면 과학사상가임을 잘 알 수 있다. 그는 자기 스스로를 '물리화학적 생기론자'라고 일컬었던 것이다. 이러한 점으로부터 나는 통설과 다른 견해를 가지고 있었으며, 그 증거는『실험의학연구서설(實驗醫學硏究序說)』에서 지적할 수 있다.

　　베르나드는 의학발달의 역사를 다음의 3기(期)로 나누고 있다[베르나드는 2기(期)로 나누고 있지만 알아 보기 쉽게 하기 위하여 3기로 고쳐 말한 것이다].

　　제1기는 관찰의학 단계라고 한다. 병을 치료하기 위해서는 환자를 관찰하는 것으로부터 시작한다는 것이다. 따라서 병이 어떻게 진행되어 가고 있는가를 미리 아는 것이 중요하며, 병의 진행에 대하여 간섭하려는 등의 의지를 갖지 않는다. 어떤 병에 걸리면 3일 만에 하리(下痢)가 나고, 7일 만에 죽는다. 7일 만에 죽지 않을 때는 14일 후에 낫는다라는 것을 관찰하는 것으로서 손이 닿지 않는 먼 곳에 있는 행성을 관찰하는 것과 같은 태도이다.

　　『히포크라테스전집』에서 이러한 예를 들고 있는데 베르나드는 "이것은 히포크라테스에게서 가장 순수하게 발견되었다"라고 쓰고 있지만, 이 점은 틀렸다. 고대의학의 일부분에 이것이 있었다고 보는 것이 옳다고 생각한다. 『송판상한론(宋版傷寒論)』에서도 비슷한 조문이 있는 점에 흥미를 느낀다.

　　제2기는 경험의학 단계라고 한다. 여러 가지 치료법을 경험적으로 실시하는 단계로서 고대의학, 따라서 한방의학도 이 범주에 들어 있다. 경험주의를 위주로 하므로 '지극히 대담하고 엉망진창인 경험적 의술의 사도(邪道)에 빠진' 것도 있다는 것을 베르나드는 지적하고 있는데, '내가 비난한 것은 치료적 시도는 아니다. 이것은 오랫동안, 보기 위한 실험에 지나지 않았던' 것이며, '다소 맹목적으로 일하고 있는 경험의가도 결국 생명현상에 대하여 실험하고 있는 것'이며, 이 단계를 '실험의학의 경험시대'라고도 규정하고 있는 것이다.

　　제3기는 실험의학(實驗醫學) 단계이다. 의학은 인간을 대상으로 한 것이기 때문에 천체와 같이 손가락 하나도 닿을 수 없는 대상은 아니다. 그러므로 '실험가가 스스로 만들고 스스로 결정한 조건에서 얻은 실험적 사실에 대하여 추리를 내리는' 것을 적극적으로 해야 한다. "의학에서는 현상이 복잡하기 때문에 경험주의에서 나온 것은 더욱 어렵다. 그러나 그러면 그럴수록 점차 할 수 있는 만큼 빨리 의학을 과학적 방향으로 이끌도록 노력을 배나 더 해야 한다. 한마디로 말한다면 경험주의는 일부 의사가 믿고 있듯이 실험과학의 부정이 아니고 다만 실험과학의 첫번째 단계에 지나지 않는다. 아울러 또한 이 경험주의는 그 어떤 과학으로부터도 결코 완전히 소실(消失)될 수 없다는 것을 부가해야 한다."

예를 들면 "안면에는 두 개의 주요 신경이 분포되어 있다고 해부학에서 배웠다. 즉 안면신경과 삼차신경이다. 그 기능을 알기 위해 차례대로 이것들을 절단해 보았다. 그 결과 안면신경이 절단되면 운동이 소실되고, 삼차신경이 절단되면 지각(知覺)이 소실되는 것을 나타내었다." 즉 안면신경은 운동신경이고, 삼차신경은 지각신경이 틀림없다는 것을 분석적 추리에 의해 밝혔다. 이와 같이 "모든 것을 실험적으로 되씹어 보고 나서 앞서 관찰의(觀察醫)나 실험의학이 실증한 사실을 과학적으로 설명하려 하는 것이다." 베르나드는 실험의학을 이와 같이 설명하고 있었다.

한방의학을 이런 수준까지 발전시켜야겠다고 나는 생각하고 있다. 한방의학을 서양의학의 입장에서 해석하면 아무 소용이 없을 뿐만 아니라 한방의학의 장점마저 없어지고 만다고 주장하는 사람이 많지만 베르나드는 그런 것을 말하고 있는 것이 아니다. 베르나드는 "실험의학은 관찰의학(정확하게 말하면 경험의학)을 부정하거나 또는 의학의 경험적 사용을 부정해야 한다고는 말하고 있지 않다. 그 뿐만 아니라 실험의학은 의학적 관찰 및 경험주의를 필요한 발판으로써 사용하는 것이다.”라고 말하고 있다.

“의학은 과학으로 되어져야 할 운명이 아니고 예술로 되어야 할 것이라는 잘못된 의견이 대단한 신용을 얻고 있었으며, 이에 따라 훌륭한 임상의가에 의해 공언(公言)되기도 하였다. 나는 이 사상이 틀렸다고 생각하는 동시에 이 사상은 실험의학의 발달에 근본적으로 해롭다고까지 생각하고 있다.”라고 베르나드는 말하고 있는데 이와 같은 잘못된 생각이 한방가(漢方家) 속에만 있는 것이 아니라는 것을 잘 알았으리라 생각한다.

한방과 같은 동양의 독특한 의술을 공부해 보면 의술은 과학이 아닌 것, 그리고 서양의 과학만이 과학이 아니라는 것을 알았다라고들 말하는데, 이와 같은 발상이 유럽의 전통의학자 속에도 있다는 것을 잘 이해해야 한다. 이에 대하여 베르나드는 “과학에 한계를 정하고자 하는 것과 마찬가지로 철학(哲學)을 승인(承認)하지 않는다.”라고 말하고 있다.

베르나드는 결코 현대서양의학의 양식을 긍정하고 있는 것은 아니다. 생리학과 의학의 관계에 대하여 다음과 같이 논하고 있다. “독약이나 의약의 작용도 우리들의 조직세포에 있어서 단순한 생리적(生理的) 변화에 귀속시킬 수 있다. 한마디로 말한다면 질병(疾病)의 기전, 의약 혹은 독약의 작용을 이해하고 설명하기 위하여는 끊임없이 생리학을 의학에 응용해 나아가야 한다. 그러면 여기서 명확하게 결정해야 할 것은 바로 이 생리학적 작용이라는 문제이다”, “현재 행해야 할 가장 현명한 대책은 병 중에서 아직 설명하지 못한 부분은 생물과학의 장래 진보에 맡기고, 생리학에서 설명할 수 있는 부분만을 전부 설명한다는 것이다. 병리적 현상의 설명에 있어서 이런 종류의 점차적인 분석은 생리학의 진보에 따라 진보해 나가는 것에 지나지 않지만, 그래도 조금씩 질병(疾病)의 본질을 분리하고 그 특징을 한층 명확하게 포착하여 점점 확실하게 치료학을 지도(指導)하고자 하는 것이다."

"그러나 이에 반해 모든 질병을 단번에 설명하기 위하여 생리학과 병리학 사이에 걸쳐 있는 두세 가지 가능한 관계만을 이용한다면, 환자를 소홀히 다루고 질병을 왜곡하고 도리어 생리학을 그릇되게 응용함으로써 실험의학을 진보시키기는커녕 퇴보시키는 결과를 빚어내게 된다. 불행하게도 나는 병리학에 대한 생리학의 이 그릇된 응용을 단지 순수한 생리학자에 대하여 비난할 뿐만 아니라 또한 병리학자 혹은 의사들에 대해서도 비난하지 않을 수 없다."

이 문장은 100년 전에 씌어진 것이라고는 생각하지 못할 정도로 현재의학과 약학의 결점을 날카롭게 지적하고 있다. 뿐만 아니라 현재 한방의학의 결점도 지적되어져 있다.

한방의학의 연구와 치료에 참여하고 있는 사람들 중에는 "한방의학은 어디까지나 치료중심의 의학이다."라고 말하고 치료 이외의 것을 연구하려고 하지 않는 경향이 강하다. 물론 이러한 사람들은 연구할 수 있는 환경에 있지 않은 것이 대체로 사실이기 때문에 그 사람 자신이 이러한 연구를 하지 않는 것을 내가 비난하고 있는 것이 아니고, 그 사람의 머리 속에 연구를 하려는 생각이 없는 것을 지적하고 있는 것이다. 따라서 서양의학에 있어서의 의학자나 약학자의 업적을 이용하는 것으로 그치는 경향이 강하다. 베르나드는 이것이 잘못이라는 것을 강하게 호소하고 있다. 요시마스 토오도오(吉益東洞)를 우두머리로 하는 고방파(古方派)에게는 실험의학을 경시하는 경향이 있기 때문에 이 점을 특히 치적해 둔다.

5. 한방 처방(處方)의 견해

요시마스 토오도오가 『의사혹문(醫事或問)』(1769년)에서 "대저 의사는 병을 고치는 자이며 병을 고치는 것은 방(方)이다. 따라서 의학(醫學)은 방(方)뿐이다."라는 삼단논법이기는 하지만 처방의 중요성을 강조한 이래 일본 고방파는 『상한론』의 조문과 처방을 대비하여 생각하는 것이 습관으로 되어 있다. 여기서부터 방증상대설이 생겼다.

처방을 중시하는 것 자체는 결코 나쁜 것이 아니지만 이와 같은 잘못된 논리로 궤변을 통하여 출발했기 때문에 이것이 최후까지 잘못된 사고를 심어 놓고 있는 것이다.

나가하마 요시오(長濱善夫) 씨의 『동양의학개설』에서는 "수증치료(隨證治療)라는 본래의 입장으로부터 말하면 우선 치료방침을 정할 때 그 대전제인 근본적인 인식에 의한 음(陰), 양(陽), 허(虛), 실(實)이 정해진다. 그리고 이것을 기본으로 하여 더욱 특정한 징후(徵候)가 여기에 가미(加味)된다. 이런 것을 종합하여 최종적인 증(證)이 결정되는 것이 원칙이다."

예를 들면 "감기 초기에 볼 수 있는 증상인 맥부긴(脈浮緊), 항배부(項背部)의 긴장감, 발열(發熱), 오한(惡寒) ― 이것만의 조문이 주어지면 이것을 갈근탕증(葛根湯證)이라고 인정할 수 있다. 즉 갈근탕을 투여하여 치료해야 한다는 지시가 되는 것이다." 이와 같이 "한방(漢方)에는 증(證)이 정해져 있고 고방(古方), 후세방(後世方)에 관계 없이 증(證)에 따라 이것을 쓰는 것이 원칙으로 되어 있다. 특히 고방(古方)에 있어서 이것이 엄격히 규정되어져 있고, 증(證)에 맞지 않는 용약(用藥)은 무효일 뿐만 아니라 때에 따라서 상태를 악화시킬 때도 있기 때문에 유해(有害)하다고까지 말하고 있으며 심히 경계하고 있다.”라고 씌어 있다.

이것이 방증상대(方證相對)라는 생각이며 실제적인 임상면에서는 상당히 유효한 것은 사실이지만 이미 주어진 처방을 기준으로 하기 때문에 이 기준이 어떤 근거로 만들어졌는가 하는 생각을 전혀 하지 않게 된다. 예를 들면 상술(上述)한 증상일 때 누가 어떤 이유로부터 7종류의 약물을 조합시킨 것을 생각해 냈을까를 생각하려고 하지 않는다. 마치 이와 같이 완성된 뛰어난 처방을 만든 것은 인간기술이라고는 생각할 수 없다, 그것을 만든 자는 신(神)이 틀림없다라는 분위기이다.

처방의 구성을 발생적으로 보려고 시도한 사람은 과거에 있어서 다쯔노 가즈오(龍野一雄)뿐이었다. 다쯔노는 「계지탕(桂枝湯)의 구성」(한방의 임상 제10권 제1호, p.22-34, 1963년)이라는 논문에서 “계지탕(桂枝湯)의 원시적 형태는 계지(桂枝), 작약(芍藥), 이미(二味)일 것이다. 더욱 거슬러 올라가면 계지가 사기(邪氣)를 물리치는 주술적(呪術的) 민간약이었다는 것은 의심할 바 없다. 계지는 공자(孔子)시대에 이미 알려진 주술적 약물이었다. 게다가 기혈(氣血)을 다스리는 기미(氣味)로 작약(芍藥)이 첨가되었을 것이다. 생강(生薑), 감초(甘草), 대조(大棗)를 가하여 계지탕의 형태를 이룬 것은 아마 한대(漢代)일 것이다.”라고 처방형성과정을 추정했다.

물론 다쯔노 씨의 논문은 이와 같이 단순한 것이 아니고 한두 번 읽어도 잘 이해되지 않는 지극히 복잡한 문장이며 그 전부를 납득할 수 있는 것은 아니지만 적어도 발생적으로 보려고 한 것은 획기적인 것이었다.

나가하마(長濱) 씨는 '약방(藥方)의 성립'에 대하여 두 가지 방식이 있었다고 생각하여 다음과 같이 정리했다.

⑴ 한 약물의 약효를 중심으로 임상에 따라 필요한 약효를 가진 다른 약물을 임의로 배합하고 이것을 여러 가지 원칙이나 경험에 의해 다시 정리하여 약방(藥方)으로 전하게 되었다는 것.

⑵ 기본적인 약방(藥方)을 중심으로 병상에 따라 필요한 약물을 가감하여 사용한 실적을 근거로 하여 간단한 것[단방(單放)]으로부터 복잡한 것[복방(複方)]으로 발전했다는 것.

나가하마 씨는 "특히 고방(古方)의 약방(藥方)에는 후자(後者)의 방식으로 발전적으로 편성된 것처럼 보여지는 흔적이 분명하다"고 하면서 이미(二味)를 조합시킨 것으로부터 점차 다미(多味)의 처방으로 이루어지는 구성을 논하고 있다. 계지탕에 대하여 말한다면 계지감초탕(桂枝甘草湯 : 계지와 감초)으로부터 발전하였고, 또한 작약감초탕(芍藥甘草湯 : 작약과 감초)으로부터도 발전한 것같이 보는 것이다.

다쯔노 씨는 나가하마 씨가 말하는 ⑴과 ⑵를 함께 고찰에 넣고 있으므로 더욱 완전한 논리로 되어져 있지만 논법이 알기 어렵다. 그러나 이와 같은 선배들이 노력한 뒤를 찾아서 처방의 성립과정을 더욱 논리적으로 더욱 실제적으로 연구해 나가는 것이 이후에 우리들이 해야 할 지극히 중요한 과제의 하나이다.

『상한론』이나『금궤요략』에 실려 있는 처방이라고 해서 그것이 훌륭한 처방이라든가, 이름도 거의 알려져 있지 않은 의서에 실려 있는 처방은 가치가 그만큼 낮다든가 하는 견해가 판을 치고 있다. 이것은 첫째로 처방의 옳고 그름을 판단하는 견해를 갖추지 못하고 있기 때문이며, 둘째로 사람을 판단할 때 출신교를 먼저 조사하듯이 사물을 보는 방식이 의학 속에 끼어 들어 왔기 때문이다. 이렇게 처방을 보는 관점을 일초라도 빨리 극복하지 않으면 안된다.

6. 상형약리설(象形藥理說)에 대하여

처방에 대하여 다른 하나의 견해가 있다. 그것을 전형적으로 나타낸 것이 아라기 세이인(荒木正胤) 씨의 문장이다. "『상한론』에서는 사람 몸에 정체되어 있는 수독(水毒)을 없애기 위하여 마황(麻黃), 행인(杏仁), 저령(猪苓), 출(朮), 택사(澤瀉) 및 기타 약(藥)을 쓰고 있지만, 이런 약품은 현대 약학의 이뇨제(利尿劑)와 같이 단순한 목표로 막연하게 쓰여지는 것이 아니라 음양(陰陽), 허실(虛實), 표리(表裏), 내외(內外)의 이론에 따라 수독(水毒)을 없애기 위하여 일사불란하게 사용되고 있는 것이다.

마황(麻黃)은 중국지방의 한지대(寒地帶)에서 생산되는 약초이다. 그러므로 한기(寒氣)에 견디는 온열약(溫熱藥)으로서 경엽(梗葉)은 침과 같이 가늘고 관으로 되어 있고, 곳곳에 마디가 있으며 속이 비어 있다. 그래서 피부표면에 정체된 수독(水毒)을 한선(汗腺)으로부터 쫓아내는 힘을 갖고 있다. 따라서 관절(關節)에 고인 수독(水毒)을 통리(通利)한다. …… 중략(中略) ……

행인(杏仁)은 살구 열매의 종자 속에 있는 씨이다. 그 모양이 심장과 매우 흡사하기 때문에 몸의 외위(外位), 즉 심장을 싸고 있는 흉곽부(胸廓部)에 수독(水毒)이 정체(停滯)되는 것을 치료한다. …… (중략) ……

저령(猪苓)은 산야(山野)의 지표(地表)에 자라나는 돼지똥 같은 균류(菌類)이다. 그러므로 몸의 표면에 정체된 수독(水毒)을 없애고 표면이 검으므로 신장(腎臟)과 방광(膀胱)의 사열(邪熱)을 없애며, 이뇨(利尿)의 효과가 있다.

복령(茯苓)은 마른 소나무 뿌리에 기생하는 균류(菌類)로서 땅 속에서 생긴다. 그러므로 몸의 약간 심부(深部)의 근육 속에 숨어 있는 만성(慢性) 수독(水毒)을 치료하는 효능이 있다. 물론 흉곽(胸廓)에 숨어 있는 수독(水毒)의 정체에 의해 일어나는 동계(動悸)도 가라앉힌다.

출(朮)은 산의 암석 사이 등에서 자라나는 땅강아지라고 하는 약초이다. 산(山)은 역리(易理)에 의하면 부동(不動)의 모습이므로 몸 속에 정체되어 움직이지 않는 수독(水毒)을 없앤다. 위(胃) 속에 철퍽철퍽 괴어 있는 정수(停水)와 간장부(肝腸部)에 고인 복수(腹水) 등에 잘 듣는다. …… (중략) ……

택사(澤瀉)는 택사의 뿌리이다. 이것은 수초(水草)로서 늪이나 습지 같은 곳에서 자란다. 그러므로 항상 흘러 움직이는 수독(水毒)을 없애는 약으로서 위(胃) 속에 머물러 있는 물이 머리에 올라와서 아찔아찔 현기증(眩氣症)을 일으키는 것 같은 수독(水毒)을 가라앉힌다. …… (중략) ……

이와 같은 생각을 전제로 하고 『상한론』의 약방(藥方)을 바라보면 눈앞에 몇 천 년 전의 고대 중국인의 모습이 생생하게 나타나오지 않는가? 시험관을 거꾸로 흔들어도 이러한 약물의 약능(藥能)은 나오지 않는다. 철근콘크리트로 된 약리학교실에서 한방약의 분석연구를 하고 있다고 하는데, 자기가 쓸 약을 스스로 채집했던 모습을 생각하면서 오랫동안 개탄을 했다.

그럼 마지막으로 또 하나의 예로 한방에서는 복숭아씨와 밀감의 껍질을 잘 쓴다. 시험관 같은 것을 쓰지 않고도 그 약능(藥能) 등은 자연히 알게 된다. 복숭아는 이른 봄에 꽃이 피고 한여름에 잎과 잎 사이에 숨어서 붉은 열매를 맺는다. 그 껍질이 종이처럼 얇고 향기가 없고 과육(果肉)이 두껍고, 그 씨는 딱딱한 알맹이 속에 싸여 있다. 그래서 그 열매를 조금만 먹어도 혈중(血中)의 열(熱)을 없애고, 이뇨(利尿)시키며, 혈(血)을 맑게 한다. 따라서 그 씨를 달여 먹으면 몸 속에 깊이 파묻혀 있는 혈독(血毒)을 없애고, 그 잎을 따서 바르면 피부 위에 생긴 땀띠를 없앤다. 땀띠는 혈액 속의 독(毒)이 땀으로 되어 피부에 붙어서 생긴 발진(發疹)이다.

이와 반대로 밀감은 5월쯤에 꽃이 피고 늦가을에 익고, 그 과일은 가지 끝쪽에 달려 있어서 햇빛을 조금이라도 더 흡수하려고 하며 그 색깔이 노랗다. 껍질은 두껍고 향기가 그 속에 가득차 있으며, 과육은 작은 주머니 모양을 하고 있으며, 씨는 노출되어 있고 작다. 이와 같이 복숭아와 정반대의 성질을 가진 밀감은 그 열매를 조금만 먹어도 그 산미(酸味)는 간(肝)과 담(膽)을 키우고, 그 색은 비(脾)와 위(胃)의 체증(滯症)을 열어 주며, 그 껍질을 달여 먹으면 발한(發汗) 효과가 있다. 분석시험(分析試驗)을 하지 않아도 그 약효는 밀감 자신이 나타내고 있다.

이와 같이 음양오행(陰陽五行)의 귀류표(歸類表)를 사용하면 천지음양(天地陰陽) 사이에 생긴 모든 생물의 성질은 거울에 비추어 보듯이 분명하다. 상한론의 약물의 효능은 이 표 하나만 있으면 과학적인 시험 같은 것을 하지 않아도 저절로 분명해진다.”

긴 이 문장은 대법륜(大法輪)이라는 종교잡지에 연재된 「한방문답(漢方問答)(51)」에서 인용한 것이며, 고대 및 중세의 상형약리설(象形藥理說)이 현대에 살아 있는 희귀한 예이다. 아라기(荒木)

씨는 드물게 보이는 날카로운 변증법적 논리를 파악하고 계신 분이
셨는데 때때로 이와 같은 기묘한 생각을 서술했다. 마황(麻黃)의
줄기는 속이 비어 있지 않고, 자라고 있는 장소는 한랭지대도 아니
다. 그러나 문제는 이와 같은 사실오인(事實誤認)에 있는 것이 아
니고 상형약리설의 기본적 성격을 잘못 알고 있는 것이 문제이다.

　행인(杏仁)의 약효를 논할 때는 씨의 모양을 근거로 하며, 복숭
아의 경우에는 과실의 생태와 색깔을 근거로 하는 이유를 하나도
서술하지 않고 있다.

　마황은 색깔을 근거로 하여 복용하지 않고, 저령도 내부의 색깔
을 근거로 하여 복용하지 않고, 형태를 근거로 하여서도 복용하지
않고, 복숭아와 밀감도 산지를 근거로 하여 쓰지 않고 있다. 이와
같이 역리(易理)와 오행의 귀류표 중에 알맞은 것만을 이용하고
알맞지 않은 것에 대해서는 언급하지 않는다. 또한 현재 행해지고
있는 분석과 약리의 실험방법을 문제로 삼고 있다면 그 나름대로의
의의가 있겠지만 아라기(荒木) 씨는 연구실에서의 실험 그 자체가
불필요하다고 말하고 있기 때문에 베르나드의 정밀한 고찰과 비교
해 보면 대단히 뒤떨어진 주장이다.

7. 상형약리설의 의의

　상형약리설(象形藥理說)이라는 말은 Signaturenlehre를· 다쯔노
가즈오(龍野一雄) 씨가 번역한 것이며 야마가와 세이슈우(山川政
修) 씨는 이것을 표징설(表徵說)이라고 번역했다. 서양의학사에서
는 스위스 태생의 의학자 파라셀수스(Paracelsus, 1493~1541)

가 이것을 강조한 것이 유명한데, 아마 고대로부터도 이같은 생각이 있었을 것이다. 파라셀수스는 인간의 병에 그 기관의 색, 형, 모양이 비슷한 식물이 효과가 있는 것을 자연이 나타내고 있다는 의미로 보았다. 예를 들어 앵속(양귀비과)을 먹으면 노란 즙액(汁液)이 나오기 때문에 황달(黃疸)에 쓰고, 앵속 껍질은 그 모양이 머리와 비슷하기 때문에 두통(頭痛)에 쓰고, 유프라시아 오피시날리스(Euphrasia officinalis : 현삼과)는 입술모양의 잎에 두 개의 흰색 반점이 있는 것이 눈과 비슷하므로 눈병에 사용하며, 풀모나리아 오피시날리스(Pulmonaria officinalis, 지치과)는 얼룩진 잎의 모양이 폐조직(肺組織)과 비슷하므로 폐병(肺病)에 쓴다고 한다. 이러한 사고방식을 가지고 확대하여 그 식물의 생태에까지 응용한 예는, 높은 나무 위에 기생하는 서양 기생목(寄生木)은 그와 같은 높은 곳에서 아래를 보면 눈이 어지러울 것이기 때문에 현기증(眩氣症)에 쓰며, 서양 상춘등(常春藤)은 다른 것에 기대어 생장하므로 혼자서는 걸을 수 없는 족통풍증(足痛風症)에 쓴다. 앞에서 말한 서양 기생목(寄生木)은 고혈압증(高血壓症)을 수반하는 현기증(眩氣症)에는 대단히 효과가 좋다. 아르니카(Arnica : 국화과)가 높은 산의 바위골 밑에 자라고 있는 것은 바위골에서 부상을 입거나 바위골에서 떨어져 타박상을 입었을 때에 즉시로 쓸 수 있는 장소에 있기 때문이다. 자연은 필요가 있는 곳에 그 식물이 자라나게 한다. 사실 아르니카 꽃은 타박상, 절상, 피로 등에 많이 쓰이고 있다.

유럽에 있는 이러한 예는 중국의 본초서(本草書)와 일본의 한방가(漢方家)들이 늘 말하는 것과 성격을 같이 한다. 그러나 여기에 약으로서 효과를 발휘하는 원리가 존재한다고 생각해서는 안된다.

그리고 이와 같은 생각으로 몇 가지 혹은 여러 가지 약효가 발견되었을 것이라는 점도 부정하지 못한다. 도대체 이것을 어떻게 생각해야 좋을까?

우리들이 산야에 가서 거기에 자라고 있는 수많은 식물을 보아도 사용된 역사를 갖지 않은 식물이라면 어디에 쓰이는가는 전혀 모른다. 신농(神農)은 붉은 채찍을 가지고 식물을 두드리고 그 꺾어진 것을 맛보고 어디에 쓰이는가를 알았으며 사람들에게 그것을 가르쳤다고 『사기(史記)』의 「삼황본기(三黃本記)」에 씌어 있다. 이 부분은 사마천(司馬遷)이 쓴 것이 아니고 당나라 사마정(司馬貞)이 쓴 것이라고 되어 있는데, 오래된 전설을 기록했다는 점에서는 같다.

신농의 이 시험은 본초서(本草書)의 각론(各論)의 부분에 있어서 기미(氣味)라는 항에 그 결과가 기록되어 있다. 예를 들면 감초(甘草)는 맛이 감평(甘平), 용담(龍膽)은 맛이 고삽(苦澁), 세신(細辛)은 맛이 신온(辛溫), 황련(黃連)은 맛이 고한(苦寒), 결명자(決明子)는 맛이 함평(鹹平), 오미자(五味子)는 맛이 산온(酸溫)이라는 것과 같이 생약(生藥)의 기미(氣味)는 약효를 대강 알기 위해서는 지금도 소중하다. 그러므로 옛날 개개의 생약의 약효를 알기 위하여는 매우 쓸모 있는 방법이었을 것이라고 생각해도 틀리지는 않다.

그렇다면 상형약리설도 그것과 마찬가지의 역할을 했다고 생각할 수 있다. 아니, 아마도 기미(氣味)와 상형약리설 이외에 생약의 약효를 추정하는 방법은 없었을 것이다. 이것으로부터 나는 상형약리설을 약효를 알기 위한 하나의 작업가설(作業假說)로 보는 것이다. 그리고 기미와 상형약리설에 의해 다시 한 번 약효가 발견된 후에는, 그것은 기억하기 편리하기 때문에 기록하거나 말로 전하거나 했을 것이다. 그것에 약리는 존재하지 않지만 어느 정도 유효성이 있다는 것이 나의 생각이다.

다쯔노 가즈오(龍野一雄) 씨는 상형약리설을 유추의 논리로 삼았다(『한방의 임상』, 13권 3호, p.129, 1996년). 그리고 그것은 고전의학의 하나의 바탕이 되어 있다고 했다. 오오츠카 게이세츠(大塚敬節)도 "실로 중국의학은 연상과 유추에 의해 형성되었다"(『동양의학사』, p.272, 1941년)라고 했다. 사실 여기에 해당되는 예는 얼마든지 들 수 있지만 이것으로써 이것이 한방의학의 논리라고 하는 것은 아직 시기상조이다. 논리적 해명의 실마리가 아무것도 없는 현상에 대하여 시행착오적으로 도전할 때 연상이나 유추를 쓰게 되는데, 그것은 어디까지나 시행착오적인 방법이다.

현대 일본인 중에 상형약리설의 정확성, 유효성을 확신하고 있는 사람이 있다고 할지라도 그것은 그 사람의 개인적인 생각에 지나지 않기 때문에 한방의 논리로 채택할 필요는 전혀 없다. 현대에도 이러한 사람이 있는 것처럼 중세나 고대에도 이와 같은 생각을 가진 사람이 있었다는 것은 불가사의한 일이 아니다. 그러나 그것은 임상에서 확인된 사실을 유추적인 표현으로 나타낸 것일 따름이지, 그것을 논리로 보는 것은 잘못된 것이다.

중국에서는 약물의 작용방향(作用方向)을 나타내는 말로서 승강부침(升降浮沈)이라는 말이 항상 사용된다. 『중의학개론(中醫學槪論)』(1959년)에서도 이것을 상세히 논술하고 있는데 "승강부침(升降浮沈)은 약물의 기미(氣味) 및 질(質)의 경중(輕重)과 밀접한 관계를 갖고 있다. 기미로부터 본다면 일반적으로 신감온열(辛甘溫熱)한 약물은 대체로 부승(浮升)한다[예를 들면 계지(桂枝),

생강(生薑)]. 고산함한(苦酸鹹寒)의 약물은 대체로 침강(沈降)한
다[예를 들면 대황(大黃), 망초(芒硝), 작약(芍藥), 모려(牡蠣)].
그러므로 이시진(李時珍)은 『본초강목(本草綱目)』의 서례(序例)
에서 산(酸)에 승(升)이 없고, 감신(甘辛)에 강(降)이 없으며, 한
(寒)에 부(浮)가 없고, 열(熱)에 침(沈)이 없다. 그 특징은 이렇
다라고 말하고 있다. 질(質)로 본다면 꽃, 잎 및 열매의 질이 가벼
운 약물[예를 들면 신이(辛荑), 박하엽(薄荷葉), 길경(桔梗), 승
마(升麻)]은 대체로 잘 올라가고 잘 뜬다. 종자, 과실 또는 열매의
질이 무거운 약물[예를 들면 소자(蘇子), 지실(枳實), 자석(磁
石), 숙지황(熟地黃)]은 대체로 잘 가라앉고 잘 내려간다."라고 씌
어 있고, 이것을 논리로 다루고 있다. "승강부침(升降浮沈)은 임상
용약상 규율의 하나이다."라는 말이 이것을 가리키고 있다. 그러나
현실적이고 실제적인 중국인은 "많은 꽃은 모두 올라가지만 선복화
(旋復花)는 홀로 내려간다."라는 말을 하고 있다. 이것은 선복화만
이 특별히 다르다는 것이 아니라 상용(常用)하는 화류생약(花類生
藥) 중에서 그렇다는 뜻이지 상용하지 않는 것에는 얼마든지 이와
같이 내려가는 것이 있다. 따라서 이것은 어디까지나 편리함에 알
맞는 것이지 논리는 아니다.

8. 약물의 배합에 대하여

　『상한론』에 실려 있는 처방에는 감초탕(甘草湯)과 같은 감초 단
미(單味)만의 것도 있지만 거의 대부분이 몇 종류의 약물이 사용
되어져 있다. 이른바 다미약제(多味藥劑, Polypharmacy)이다.

서양의학을 배우는 사람은 다미약제에 대해서 소용이 있는지 없는지를 모르는 상태에서 약물을 많이 섞어 놓은 것이라고 생각하는 듯하다. 일종의 본능적인 혐오감을 갖고 있는 것 같다. 이에 대하여 한방약의 훌륭한 점을 강조하는 사람은 몇 종류의 약물이 혼연일체가 되어 작용한다고 생각하고 있다. 그러므로 그 중에 한 약물이 모자라도 안된다는 견해를 갖고 있다.

나는 이 두 가지 견해에 모두 찬성할 수 없으며 처방을 구성하는 원리 같은 것을 더욱 추구해야 한다고 생각하고 있다. 도홍경(陶弘景)의 『본초경집주(本草經集註)』에 그것과 관계된 말이 몇 가지 기록되어 있다. 군신좌사(君臣佐使), 음양배합(陰陽配合), 자모형제(子母兄弟), 근경화실(根莖花實), 초석골육(草石骨肉), 상수상사(相須相使)가 곧 그것이다. 이 중에서 가장 잘 인용되고 논의되고 있는 것이 군신좌사(君臣佐使)이며, 중의학개론에서도 다음과 같이 서술하고 있다. "중의방제(中醫方劑)를 구성하는 법칙은 주로 군신좌사라고 하는 사고방식을 근거로 한다. 소문(素問)의 「지진요대론(至眞要大論)」에 병을 주관하는 것을 군(君)이라 하고, 군(君)을 도와 주는 것을 신(臣)이라 하며, 신(臣)에 순응(順應)하는 것을 사(使)라 한다고 말하고 있다. 그러므로 군약(君藥)은 일방(一方)의 주약(主藥)이며 주증(主證)에 대하여 정면으로 작용하는 약물이며, 신약(臣藥)은 주약(主藥)의 효력을 도우며 강하게 하는 약물을 가리킨다. 좌약(佐藥)에는 두 가지 뜻이 있는데 그 하나는 주약이 유독(有毒) 혹은 치우친 성질을 갖고 있는 경우에 그것을 제약하는 작용이고, 다른 하나는 주약을 도와서 부차적인 증상을 없애는 작용이다. 사약(使藥)에도 이와 비슷한 두 가지 작용이 있다."라고.

일본에서도 이와 같은 이해의 방식으로 군신좌사를 중시하고 있는데, 나에게 말하라고 한다면 그것은 형식적인 것에 지나지 않고 약물을 선정(選定)하는 근거를 명확하게 나타내고 있지 않기 때문에 처방하는 입장으로부터 보면 소용이 없다. 다만 여러 처방을 설명할 때에 쓰일 뿐이며 하나의 편리함에 지나지 않는다.

군신좌사의 입장에서 마황탕(麻黃湯)을 설명하면 다음과 같다.

군(君) …… 마황(麻黃) [발한(發汗), 해표(解表)]
신(臣) …… 계지(桂枝) [마황(麻黃)의 발한해표(發汗解表)를 돕는다]
좌(佐) …… 행인(杏仁) [마황(麻黃)의 천식(喘息)을 진정시키는 힘을 돕는다]
사(使) …… 감초(甘草) [제약(諸藥)을 조화(調和)한다]

이것이 『상한론』「태양병편(太陽病篇)」에 나와 있는 "발열(發熱), 두통(頭痛)하고, 오한(惡寒)하며, 골절(骨節)이 아프고, 맥(脈)은 부긴(浮緊), 무한(無汗)하고 헐떡이는 증상"을 치료할 때의 설명이라고 『중의학개론』에서 서술하고 있다.

감초가 제약(諸藥)을 조화(調和)한다면 모든 처방에 감초를 넣으면 좋겠지만 그렇게 되어 있지 않은 것은 이 설명이 잘못된 것이다. 모든 약을 조화하는 것보다도 거담작용(祛痰作用)이 중요하며 마황과 행인의 진해작용(鎭咳作用)에 힘을 함께 하는 것으로 되어 있는 점에 주목해야 한다. 이와 같은 견해가 상수상사(相須相使)라는 것이며, 어떠한 조합이 약효를 강하게 하는가 하는 경험이 여기에서 생기게 되는 것이다.

상술한 증상에 대하여 마황을 사용한다면, 어떤 종류의 약물을 배합하는 것이 이러한 증상들을 잘 치료할 수 있을까 하는 형식이 아니라, 내용과 관계가 있는 고찰을 시작해야 하는 것이다. 이것이 상수상사라는 견해이므로 이것이야말로 처방을 만들 때에 가장 쓸모 있는 법칙성이 된다.

상술한 예에서 행인을 마황의 치천작용(治喘作用)을 돕는 역할만으로 결정하는 것은 행인의 한 가지 면밖에 보지 못한 것이다. 『본초강목(本草綱目)』에는 풍허(風虛)의 두통(頭痛)으로 머리가 깨어지듯이 심하게 아픈 것을 행인 단미로 치료하는 예가 나와 있다. 두통에는 마황도, 계지도, 행인도 효과가 있으므로, 이 점을 말로 나타내는 것은 군신좌사가 아니고 상수상사가 역할한다는 것을 한층 더 잘 알게 될 것이다.

생약(生藥)은 많은 성분으로 성립되어 있는 것이 특징이며, 많은 성분이 혼연일체(渾然一體)가 되어 그 생약(生藥)이 단미(單味)의 약효로 되어 드러난다고 하는 견해는 처방 자체가 혼연일체가 되어 작용한다고 하는 견해와 같기 때문에 그것은 틀린 생각이다. 그렇지 않고 각각의 성분이 각각 작용하고 있다고 보아야 한다. 이러한 견해로 쓰여져 있는 것이 본초서(本草書)의 주치(主治) 항목인 것이다. 거기에는 싫증이 날 정도로 많은 효과가 기록되어 있다. 다른 약물을 배합했을 때에 그 중의 어떠한 작용이 강화되는가에 처방화(處方化)의 의미가 있는 것이다.

이와 같은 상수상사(相須相使) 관계는 중국에서는 기원전에 이미 알고 있었고, 약대(藥對)라는 명칭의 책이 이미 만들어져 있었다. 그 내용은 본초 속에 분산되어 전해지고 있으므로 나는 연구실에서 그것을 정리하고 「뇌공약대(雷公藥對)에 관한 연구」(『약사학잡지』, 10권 1-2호, p.22-23, 1975년)로 귀납하여 발표했다. 그러나 이 책 속에는 쓸모 있는 예가 그다지 기록되어 있지 않기 때문에 우리들이 약물배합의 원리에 있어서 예전부터 주의하고 있었다고 하는 예로서 발표한 것이다.

약대(藥對)의 사고방식은 일본에서는 나고야 겐이(名古屋玄醫) 무렵까지는 전해지고 있었지만 요시마스 토오도오(吉益東洞)가 방향전환설이라는 사고방식을 제기한 이래 완전히 잊어버리고 말았다. 고방파(古方派)가 약물배합에 의한 약물의 방향전환이라는 사고방식에 붙잡히고 말았기 때문에 약물면으로부터 처방을 이해하는 것을 소홀히 여기게 되었고, 그 결점을 메워볼까 하여 처방의 증에 대해서만 의논하게 되었다. 이것이 방증상대설(方證相對說)이라는 것이다.

이러한 결점에 처음으로 주의하게 된 사람이 바로 유우모토 큐우신(湯本求眞) 씨였으며, 그의 저서 『황한의학(皇漢醫學)』에서 그의 사고방식을 전개하지만 이상하게도 누구나 그것에 귀를 기울이려고 하지 않았다. 그 동안의 사정을 해명하기 위하여 나는 『약징(藥徵)』에 있어서 요시마스 토오도오(吉益東洞)의 논리」와 「반약징(反藥徵)」이라는 제목의 논문을 썼다. 거기서도 인용했지만 큐우신(求眞)은 이 문제에 대해 다음과 같이 언급했다.

"한방제(漢方劑)는 모두 다 이미(二味) 이상의 동효이질약물(同效異質藥物)을 배합시킨 것이라면 일미약(一味藥)을 다량 사용할 경우 볼 수 있는 바와 같이 중독(中毒)의 염려가 없고 효력은 도리어 배사(倍蓰)[배(倍)는 2배, 사(蓰)는 5배라는 뜻]가 된다. 예를 들면 발표제(發表劑)인 갈근탕(葛根湯)은 발한해열약(發汗解熱藥)인 갈근(葛根), 마황(麻黃), 계지(桂枝)로 이루어져 있으며, 해열이뇨제(解熱利尿劑)인 월비가출탕(越婢加朮湯)은 해열약(解熱藥)인 마황(麻黃), 석고(石膏)와 이뇨약(利尿藥)인 석고(石

膏), 출(朮)로 이루어진 것과 같으며, 이 밖의 제방(諸方)이라 할 지라도 같지 않은 것은 드물다. 이것이야말로 한방제(漢方劑)의 대부분이 완리무해(緩利無害)한 약물로 조성되었음에도 불구하고 기적적인 효과를 내는 까닭이다."라고 『황한의학의』 제1권, p.66 (1927년)에서 서술하고 있다. 이 설명방법은 약리학에 있어서 뷰르기(Bülgi) 법칙에 지나지 않으며 약물의 공력작용(共力作用, 시네르기즘)으로 한방처방의 효과를 설명하고 있는 것이다.

뷰르기의 법칙이란 같은 효과를 가진 두 개, 혹은 두 개 이상의 약물을 섞어서 동시에 사용했을 경우 작용점(作用點) 혹은 작용기구(作用機構)를 다르게 했을 때, 그 효과는 상승될 수 있다고 하는 것이다. 작용점이나 작용기구가 같을 경우에도 그 효과는 상가(相加)되게 마련이다. 진해작용(鎭咳作用)에 대하여 말한다면 마황에 포함된 진해(鎭咳) 성분은 에페드린(ephedrine)과 메틸에페드린(methyl ephedrine)이라는 알카로이드(Alkaloid)이고, 행인의 성분은 아미그달린(amygdarine)이라는 배당체이며, 이것이 가수분해(加水分解)되어 벤젠알데히드(benzenaldehyde)와 청산(靑酸)이 되고, 그 각각이 작용하며, 감초의 성분은 글리티하이텐(glyty-hitene)이라는 사포닌(saponine) 배당체라고 하는 것처럼 화학구조가 전혀 다른 물질이기 때문에 당연히 작용점과 작용기구가 다르므로 이것들을 동시에 사용하면 그 효과가 상승적으로 강해진다.

마황탕(麻黃湯)의 경우 발한해열(發汗解熱) 작용, 진해거담(鎭咳去痰) 작용, 진통(鎭痛) 작용에 있어서 모두 공력작용(共力作用)이 성립되고 있는 것을 볼 수 있다. 이러한 작용이 우연히 잘 이루어지고 있다든가, 이것들이 혼연일체로 되어지고 있다든가 하는 것이 아니라, 이러한 작용이 잘 강화되도록 머리를 쓴 것이라고 보는 것이 중요하다. 그 법칙성을 의식적으로 적용하면 얼마든지 좋은 효과를 가진 처방을 만들 수 있다.

이와 같이 중요한 것을 유우모토 큐우신(湯本求眞)이 벌써부터 논하고 있었는데도 누구도 이것을 채용하지 않은 것은 얼마나 어리석은 것인가? 따라서 이것과 같은 것이 이미 17세기에 『훈몽약대적요(訓蒙藥對摘要)』라는 제목의 얇은 필사본(筆寫本)에 분명하게 밝혀져 있는 것은 또한 더욱 놀라운 일이 아닐까? 이 필사본은 아마 나고야 겐이(名古屋玄醫)의 강의록이 아닐까 생각한다. 이 속에 인삼(人蔘)과 황기(黃芪), 백출(白朮)과 창출(蒼朮), 감초(甘草)와 대조(大棗), 당귀(當歸)와 작약(芍藥), 천궁(川芎)과 백지(白芷), 황백(黃柏)과 지모(知母), 진피(陳皮)와 지각(枳殼), 지실(枳實)과 후박(厚朴), 반하(半夏)와 천남성(天南星), 마황(麻黃)과 갈근(葛根), 대황(大黃)과 망초(芒硝), 모려(牡蠣)와 용골(龍骨), 마인(麻仁)과 도인(桃仁) 등의 51개의 조합에 대하여 논해져 있는 것이다. 예를 들면 "작약(芍藥), 당귀(當歸) 둘 다 혈(血)을 고친다고 되어 있다. 두 약 모두 어혈(瘀血)을 몰아내고 신혈(新血)이 생기게 한다. 차이점은 작약(芍藥)은 성(性)이 한(寒)하고 당귀(當歸)는 온(溫)하다는 차이이다."라는 것과 같이 구어(口語)로 씌어 있다.

요시마스 토오도오(吉益東洞)류의 고방의학(古方醫學)이 이 문제를 어떻게 취급하였는가를 토오도오의 수제자였던 무라이 긴잔(村井琴山)의 『의도이천년안목편(醫道二千年眼目篇)』에서 보기로 하자. 소시호탕(小柴胡湯)에 있어서는 "시호(柴胡), 황금(黃芩), 반하(半夏), 생강(生薑)이 있다고 할지라도 인삼(人蔘), 감초(甘草), 대조(大棗)가 없을 때는 소시호탕증(小柴胡湯證) 또한 무엇으로써 이것을 치료할 수 있으랴"라고 서술하고 있다. 이것은 7미(味)를 배합할 때라야만 비로소 소시호탕(小柴胡湯)의 작용을 발휘할 수 있다는 융통성이 없는 완고한 의론에 지나지 않는다. 1미(味)라도 소홀히 해서는 안된다고 하는 고방가(古方家)가 이구동성으로 말하는 것인데 이것은 과학이라기보다도 정신론(精神論)에 지나지 않는다. 그들은 그것에 대하여 한방은 예술이지 과학이 아니다라는 핑계를 마련해 두고 있기 때문에 난처하다. 경험과 감(堪)과 직감(直感)의 세계에 한방(漢方)을 멈추어 놓으려 하고 있다. 경험 속에서 법칙성을 찾아내려고 하지 않는 것이다. 우리들은 상한론(傷寒論) 자체가 또한 상한론 중의 태양병(太陽病), 소양병(少陽病), 태음병(太陰病), 소음병(少陰病) 등의 범주와 개념이 법칙성을 찾아내고자 하는 노력에 의해 형성된 것이라는 점을 어째서 이해할 수 없단 말인가?

무라이 긴잔(村井琴山)은 소청룡탕(小青龍湯)에 대해 다음과 같이 논하고 있다. "소청룡탕(小青龍湯)의 표증(表證)을 해천(欬喘)이라고 한다. 방내(方內)에 마황(麻黃), 건강(乾薑), 세신(細辛)의 3미(味)가 있다고 하더라도 반드시 해역상기(咳逆上氣)를 위하여 이 3미(味)를 조합한 것은 아니다. 마황(麻黃)은 수독(水毒)으로 인한 헐떡거림이 있어서 기침이 되는 것을 치료한다. 건강(乾薑)은 수독(水毒)이 결체(結滯)된 것을 치료한다. 세신(細辛)은 수독(水毒)이 가라앉아서 유체(留滯)된 것을 고친다. 이 병은 의가(醫家)가 3미(味)를 사용한 병증의 주치증(主治證)과 같다."라고.

상한론 중의 소청룡탕(小青龍湯) 조문(條文), 즉 그 적응증(適應症)과 똑같은 상태에 대하여 『천금방(千金方)』과 『외대비요(外

臺秘要)』에서는 다른 처방을 사용하는 문장이 몇 가지 기록되어 있다. 예를 들면 『외대비요』 3권에 "최씨(崔氏)가 몇 일 혹은 십여 일 치료해도 체표(體表)가 화해(和解)되지 않고, 심하(心下)에 물이 고여 있고, 열독(熱毒)이 맞부딪쳐서 마침내 토(吐)하고 자주 기침하는 자에게 원씨소청룡탕방(院氏小靑龍湯方)을 가감(加減)한다."라고 하여 마황(麻黃), 작약(芍藥), 계심(桂心), 감초(甘草), 세신(細辛)의 5미(味)의 처방이 기록되어 있다. 이 처방은 상한론의 것보다 건강(乾薑), 오미자(五味子), 반하(半夏)의 3미(味)가 부족한데도 증상은 같다. 또한 권12에 "이 처방은 기침이 나고 목구멍에서 물새 소리가 나는 것을 치료한다. 패모탕방(貝母湯方)이다."라고 하여 패모(貝母), 감초(甘草), 마황(麻黃), 계심(桂心), 반하(半夏), 건강(乾薑), 행인(杏仁)의 7미(味)의 처방이 기록되어 있다. 이것은 상한론의 것에서 작약(芍藥), 오미자(五味子), 세신(細辛)이 빠지고 행인(杏仁), 패모(貝母)가 첨가된 것인데 그 사용방법이 대체로 같은 것이다. 이런 것을 보았을 때 『상한론』 처방이 가장 좋다든가, 가장 정확하다든가 하는 말을 도대체 어찌 할 수가 있단 말인가?

긴잔(琴山)은 그 점을 말하려고 하고 있었으며, 또한 약물의 공력작용(共力作用)이라는 견해를 분명하게 배제(排除)하고 있다. 이것이야말로 융통성이 없이 완고한 고본가(古本家)의 견본이라고 말해야 할 것이다. 마황탕(麻黃湯)은 4미(味)의 처방이고, 갈근탕(葛根湯)은 7미(味)의 처방이며, 이것을 1미(味)라고 하더라도 바꿀 수도 없고, 또한 가미(加味)하는 것도 옳지 않다고 하는 것은 자기의 공부가 부족하다는 것을 드러내 보이는 것이라는 사실을 왜 모를까?

그러나 그들은 자신 있게 다음과 같이 말한다. 긴잔(琴山)이 "제가(諸家)의 본초는 다만 약물의 형상을 말하는 것을 취해야 한다. 그 나머지는 볼만한 것이 못된다."라고 제5권에 씌어 있듯이 그들은 모두 본초책을 배우지 않고 있으면서, 본초책을 읽을 필요가 없다고 한다. 나에게 말하라고 한다면 그들은 본초책을 읽을 줄 모르는 것이다.

본초책을 읽지 않고도 방증상대설의 입장으로부터 한방 처방을 쓰는 것이 가능한 것은 사실이지만 스스로 좁은 세계에 들어앉는 이유는 도대체 무엇일까? 한방 공부는 필연적으로 인생관, 세계관에 강한 영향을 미치기 때문에 상술한 것을 가볍게 생각해서는 안된다.

9. 약효(藥效)의 방향전환설(方向轉換說)에 대하여

일본의 고방가(古方家)는 한방처방(漢方處方)에 관한 이론이라고 할 만한 것을 다음의 두 가지밖에 가지고 있지 않다. 하나는 군신좌사(君臣佐使)이고, 다른 하나는 약효(藥效)의 방향전환설(方向轉換說)이다. 전자(前者)는 처방 중의 주약(主藥)은 어느 것인가 하는 것뿐이므로 이것은 이론이 되지 못한다. 그러므로 후자(後者)에 대하여 고찰해 보자.

방향전환설(方向轉換說)이라고 하는 말은 아마 시미즈 고타로오(淸水藤太郎) 씨가 만들어 낸 용어일 것이다. 그러나 이러한 사고방식은 요시마스 토오도오(吉益東洞)에게서 시작된다. 토오도오(東洞)는 『약징』(1771년) 중의 「대황고징(大黃考徵)」에서만 이것을 논하고 있다.

대황(大黃)의 주치(主治)를 '결독(結毒)을 통리(通利)'시킨다라고 제기한 후에 "후박(厚朴), 지실(枳實)과 합하면 즉시로 흥협만(胸脇滿)을 치료하고, 황련(黃連)과 합하면 즉시로 심하비(心下痞)를 치료하며, 감수(甘遂), 아교(阿膠)와 합하면 즉시로 수(水)와 혈(血)을 치료하고, 수질(水蛭), 맹충(虻蟲), 도인(桃仁)과 합하면 즉시로 어혈(瘀血)을 치료하며, 황백(黃柏), 치자(梔子)와 합하면 즉시로 급통(急痛)을 치료하고, 망초(芒硝)와 합하면 즉시로 견괴(堅塊)를 치료한다."라고 논하고 있는 것이 그것이다. 하지만 오다이 요오도오(尾台榕堂)가 교정한 『중교약징(重校藥徵)』에서는 약간 달라서 다음과 같이 되어 있다. "후박(厚朴), 지실(枳實)과 합하면 즉시로 흉만(胸滿), 복통(腹痛)을 치료하고, 황련(黃連), 황금(黃芩)과 합하면 즉시로 심번(心煩), 심하비(心下痞) 및 토혈(吐血), 육혈(衄血, 코피)을 치료하며, 감수(甘遂), 아교(阿膠)와 합하면 즉시로 수혈결체(水血結滯)를 치료하고, 자충(蟅蟲), 수질(水蛭), 맹충(虻蟲), 도인(桃仁), 목단피(牧丹皮), 과자(瓜子)와 합하면 즉시로 건혈(乾血), 어혈(瘀血), 옹농(癰膿)을 치료하며, 황백(黃柏), 치자(梔子), 인진(茵陳)과 합하면 즉시로 발황(發黃)을 치료하고, 감초(甘草)와 합하면 즉시로 급박(急迫)을 치료하며, 망초(芒硝)와 합하면 즉시로 견괴(堅塊)를 치료하고 숙식(宿食), 조시(燥屎)에 이로우며, 파두(巴豆)와 합하면 즉시로 심복창통(心腹脹痛), 졸통(卒痛)을 치료한다."

두 가지 모두 이후에 배합에 의한 약효(藥效)의 방향전환설(方向轉換說)로 되었다. 그러나 토오도오(東洞)가 대황(大黃)만으로 이것을 논한 것은 『약징』은 여러 가지 약물이 여러 가지 사용법으로 쓰이면서도 하나의 작용으로 귀납될 수 있음을 논한 것이 주된 목적이었기 때문이다. 예를 들어 계지에 대해 말해 보면 계지를 쓴 여러 가지 처방이 각종 두통(頭痛)을 치료하며, 분돈(奔豚)을 치료하며, 가슴의 동계(動悸)를 치료하며, 땀이 나는 것을 치료하는 것을 고려한다면 "이 제방(諸方)을 두루 살펴보매, 계지는 충역(衝逆)을 주치(主治)함이 분명하다."라고 되어 있다고 한다. 대황에 대해서도 마찬가지로 "이 제방을 두루 살펴보면 장중경(張仲景) 씨가 대황을 쓸 때에는 특히 독(毒)을 잘 이용한다."라고 되어 있다. 토오도오는 만병일독설(萬病一毒說)을 제창했다. 그래서 대황을 복용하여 독이 빠져나간다면 모든 병에 대황을 단미(單味)로 쓰면 좋지 않을까라고까지 이야기하기 때문에 "그러므로 각각 그 주약(主藥)에 따라서 쓰고 단용(單用)하지 않는다."라고 말하고, 상술한 문장을 그 예로 들고 있는 것이다.

나는 이러한 이론으로는 대황이 주약(主藥)이 될 수 없음과 그리고 단용(單用)하지 않음을 설명했다고 납득할 수 없다. 그러므로 요오도오(榕堂)는 다음과 같이 쓰고 있다. "그러므로 혹은 제약(諸藥)을 주관하여 공(功)을 세우고, 혹은 제약(諸藥)을 도움으로써 그 공(功)을 세운다."라고. 그러나 이렇다 해도 아직 충분한 설명이라고는 말하기 어렵다. 그래서 구체적으로 설명하지 않으면 안 되게 되어 흉부(胸部)에 있는 독(毒), 심하(心下)에 있는 독(毒), 복부(腹部)에 있는 독(毒), 혈중(血中)의 독(毒)을 각각 통리(通利)하기 위하여 각각 적당한 약물을 배합해야 한다는 것이 된다.

이러한 이유를 인정한다면 다른 약물에도 똑같이 적용될 수 있으므로 토오도오(東洞) 이후의 고방파(古方派)는 말할 나위도 없고, 고증학파(考證學派)도, 후세파(後世派)도 모두 이 편리한 설법(說法)을 채용한 것이다. 얼마나 유용한 것이었나 하면 토오도오(東

洞)의 의설(醫說)에 반대하고 있었던 다기 모토야스(多紀元簡)까지도 "토오도오(東洞)의 『약징(藥徵)』은 식견(識見)이 있어 유용한 책이다."라고 하였으며 야마다 세이친(山田正珍)과 자신의 제자에게 『약징』을 암송할 것을 권할 정도였다.

그래서 시미즈 토타로오(淸水藤太郎) 씨는 "약능(藥能)의 방향전환을 가장 절실하게 논한 것은 요시마스 토오도오(吉益東洞)이지만, 전문적인 다수의 약물에 있어서 약효(藥效)의 방향전환을 논한 것은 고방파(考證派)로 불렸던 다기 모토쯔구(多紀元胤)의 『약아(藥雅)』이다. …… 텐뽀(天保) 8년(1837년) 우쯔기 곤다이(宇津木昆台)는 『약능방법변(藥能方法弁)』을 저술하여 고방약품(古方藥品) 약 200종에 대하여 고방제(古方劑) 중에서의 약물의 상호관계를 서술하고 그 가감을 논하고 기혈수설(氣血水說)로서 약효(藥效)의 방향변환(方向變換)을 상술(詳述)했다. 그 뒤로 아사다 쇼우하쿠(淺田宗伯)는 『고방약의(古方藥議)』(1863년)를 저술하고, 고방약 126품(品)에 대하여 그 약효의 방향변환과 고방제의 관계를 상세히 논했다. 약효의 방향변환은 약물응용의 지극히 교묘한 배합법이며, 서양의학이 전혀 논하지 않은 부분이자 일본 한방의학의 정화(精華)이다. 따라서 약물의 협력작용 중에서 상가상승(相加相乘)도 서양의학에서는 실용하는 것이 극히 드물고, 고방의학(古方醫學)에 있어서는 방향변환과 함께 극도로 활용되어 방제(方劑) 전부가 이것을 이용하고 있다고 해도 과언이 아니다."라고 「약물수급사(藥物需給史)」(『메이지전일본약물학사(明治前日本藥物學史)』, 제1권, p.349, 1957년)에서 논했다. 따라서 이 설은 일본 한방계의 상식으로까지 되고 말았다.

아사다 쇼우하쿠(淺田宗伯)가 "마황(麻黃)은 …… 힘을 계지

(桂枝)의 신온(辛溫)과 함께 한결같이 표(表)에 나타내고 또한 이것을 땀으로 발한다. 마황탕류(麻黃湯類)가 이것이다. 마황(麻黃)은 …… 석고(石膏)의 청숙(清肅)과 힘을 합쳐 울체(鬱滯)된 것을 사(瀉)함으로써 땀을 그치게 한다. 마행감석탕(麻杏甘石湯), 월비탕류(越婢湯類)가 이것이다."라고 논한 것이 그대로 인정되고, 마황이 배합하는 약물에 의해 어느 때에는 발한작용(發汗作用)으로 되고 어느 때에는 지한작용(止汗作用)을 나타내는 것이 불가사의한 현상이지만 인정하지 않을 수 없게 되었다.

현재는 이러한 쇼우하쿠(宗伯)의 설명방법이 더욱 권장되어 마황(麻黃)에 행인(杏仁)을 배합하면 진해(鎭咳) 작용을 나타내고 마황에 출(朮)을 배합하면 이담(利膽) 작용을 나타낸다고 논해지고 있다. 그러나 『고방약의(古方藥議)』를 상세히 검토하면 쇼우하쿠(宗伯)는 또다른 설명을 하고 있음을 알게 된다. "마황은 …… 병을 표(表)로부터 발(發)하게 한다. 그러므로 홀로 사(邪)를 쫓아낼 뿐만 아니라 또한 수(水)를 몰아낸다. …… 또한 행인(杏仁)과 같이 천식을 치료한다. 천식은 사실은 수음(水飮)에 의한 것이 원인이 된다. …… 마황과 행인은 그 힘이 거의 비슷하고 따라서 다만 긴만(緊慢)의 구별이 있을 따름이다."라고. 행인 속에 아미그다닌(amygdanine)이 포함되어 있고, 마황 속에는 에페드린(ephedrine)이 포함되어 있는 것을 생각해 보면 "마황은 행인과 마찬가지로 천식(喘息)을 치료한다."라고 쇼우하쿠(宗伯)가 말한 것이 옳은 것이며, "마황에 행인을 배합하면 진해(鎭咳) 작용을 나타낸다."고 한 것은 옳지 않은 것이다. 따라서 "마황(麻黃)은 계지(桂枝)의 신온(辛溫)과 함께 한결같이 표(表)로 작용이 나타나며 따라서 이것을 땀으로 발한다."고 쇼우하쿠(宗伯)가 말한 것은 틀린 것이며, 에페드린은 교감신경자극제(交感神經刺戟劑)이지만 동시에 중추신경(中樞神經)을 흥분시키므로 발한(發汗) 작용이 있으며, 계지는 정유(精油)를 함유하므로 이것 또한 발한(發汗) 작용이 있고 따라서 "마황은 계지와 같이 땀을 방출시킨다."고 말해야 한다. 또 에페드린은 교감신경(交感神經)을 자극시키고 지한(止汗) 작용을 나타내며, 석고(石膏)의 칼슘(calcium)은 중추신경을 진정시켜서 마찬가지로 지한(止汗) 작용을 나타내므로 "마황은 석고를 얻어야 비로소 지한작용을 나타내는" 것이 아니라, "마황은 석고와 같이 땀을 그치게 한다"라고 말해야 한다.

이러한 설명방법은 공력작용(共力作用)에 지나지 않는다. 이러고 보니 아사다 쇼우하쿠(淺田宗伯)는 마황의 약효를 논할 때에 처음에는 발한(發汗)과 지한(止汗)에 관하여 방향전환으로 설명하고, 나중에 진해(鎭咳)에 관하여 공력작용(共力作用)으로 설명한 것이 된다. 대부분의 독자는 전반(前半)의 설명을 읽고 납득해 버리고, 이것이야말로 한방적 이론이라고 앞질러 잘못 이해하게 된다. 이 잘못을 알아차린 사람은 한방중흥의 조상이라고 불리는 유모토 큐우신(湯本求眞, 1876~1941)뿐이었고, 큐우신(求眞)의 제자들은 큐우신이 방향전환설의 틀린 점을 지적하는 것조차 아무도 깨닫지 못했다. 불가사의하다고 말하지 않을 수 없다.

유모토 큐우신은 그의 저서 『황한의학(皇漢醫學)』(1927~8년)에서 "한방제(漢方劑)가 모두 2미(味) 이상의 동효이질약물(同效異質藥物)을 배합시킨 것이라면 1미(味) 약을 다량으로 사용할 때에 보는 것과 같은 중독(中毒)의 염려 없이 효력은 도리어 배사(倍蓰)[배(倍)는 2배, 사(蓰)는 5배의 뜻]될 것이다. 예를 들면 발표제(發表劑)인 갈근탕(葛根湯)은 발한해열약(發汗解熱藥)인 갈근(葛根), 마황(麻黄), 계지(桂枝)로 되어 있고, 해열이뇨제(解熱利尿劑)인 월비가출탕(越婢加朮湯)은 해열약(解熱藥)인 마황(麻黄), 석고(石膏), 이뇨약(利尿藥)인 석고(石膏), 출(朮)로 구성된 것과 같은데 이 밖의 처방이라도 이와 같지 않은 것은 드물다. 이것이 한방제(漢方劑)가 대부분 완리무해(緩利無害)인 약물로 조성된 것에도 불구하고 기적적인 효과를 내는 까닭이다."라고 말하고 동효이질약물(同效異質藥物)의 조합이 한방 처방이라는 것을 뚜렷이 주장한 것이다. 동효이질약물을 조합하면 약효가 증강된다고 하는 견해는 뷰르기(Bülgi)의 법칙에 지나지 않고, 뷰르기가 공력작용(共力作用)[3]이라고 칭한 것이다. 이 점이 토오도오(東洞)의 『약징』과 다른 것이며, 『약징』의 입장은 하나의 처방에 들어 있는 약물은 모두 이효약물(異效藥物)이라는 것이다.

『약징(藥徵)』의 또 하나의 입장은 약물의 '성질(性質)은 하나'라는 것이다. 현대화학이 발달한 입장에서 생약(生藥)을 본다면 그것이 많은 성분(成分)으로 이루어진 것이라는 사실은 말할 나위도 없고, 그 속에는 약효가 정반대인 것도 내포되어 있다는 것을 알고 있다. 따라서 생약(生藥)의 성질은 대다수가 마치 본초책의 약물주치(藥物主治)에 다수의 약효가 기록되어 있는 것과 같이 그 성질은 다수로 이루어진 것이 정확하다는 견해이다.

큐우신은 『황한의학(皇漢醫學)』의 제1권 p.320-324에 의이인(薏苡仁)의 치료효능을 논하고 있다. 거기에서는 『약징』에 있어서 "부종(浮腫)을 주치(主治)한다."고 규정한 문장을 인용하지 않고, 『본초강목(本草綱目)』, 『송음의담(松蔭醫談)』, 『금궤요략(金匱要

---

3) 역자주 : Synergism(공력작용), 병합(倂合) 효과가 개개 효과의 대수적(代數的) 총화(總和)보다 크게 나타나는 작용.(『이우주의학사전』 p.1002)

略)』, 『증치적요(證治寂寥)』, 『방기(方機)』 등의 문장을 인용하여 고찰을 가한 후에 "이러한 설들을 귀납하면 이 약(藥)에 피부가 어린(魚鱗, 물고기 비늘)처럼 된 것을 치료하고, 농즙농혈(膿汁膿血), 백대하(白帶下)를 치료하며, 이뇨(利尿)하며, 우췌발진(庖贅發疹)을 치료하며 진통진경(鎭痛鎭痙), 소담해응(消炎解凝)의 작용들이 있음이 분명해진다."고 논하고 있다. 이렇게 되고 보니 본초책에 있는 주치와 같지 않은 것이 아니라, '성(性)은 다능(多能)'인 것을 인정하고 있다.

제1권, p.157-158의 「출(朮)의 치료효능」에서는 다음과 같이 재미있는 견해를 서술하고 있다. "『약징』에서 말하기를 출이 이수(利水)하는 것을 주관한다. 그러므로 항상 소변불리(小便不利), 자리(自利)를 치료하며, 반신번동(半身煩疼), 담음(痰飮), 실정(失精), 현모(眩冒), 하리(下利), 희타(喜唾)를 치료한다고 했는데 이 설이 완전히 터무니없는 말이라고 할 수는 없지만, 이수(利水)를 단지 이 약(藥)만의 특성이라고 할 수는 없다. 다른 약에도 이 작용을 가지는 것이 많이 있으며, 이수(利水)로서 이 약의 주치로 삼는 것은 타당하지 않을 뿐만 아니라 이러한 추상적인 해석에 의하여 어떻게 임상에서 이것을 채용할 것인가, 막연히 구름을 붙잡는 것과 같다고 평가하지 않을 수 없다. 출(朮)이 이뇨약(利尿藥)이라는 것은 말할 나위도 없지만, 임상에서는 신기능장애(腎機能障碍)인 뇨빈삭(尿頻數) 혹은 감소와 위내정수(胃內停水)를 주목적으로 하고, 사론(師論) 및 하기(下記) 제설(諸說)을 치료목적으로 하여 이것을 응용해야 한다."고 논하여 성(性)이 다능(多能)인 것을 인정하고, 더욱이 토오도오(東洞)의 주치(主治)와 방치(旁治)의 관계를 주목적과 부목적으로 바꾸어 놓고 의미를 다른 것으로 바꾸어 버리고 말았다. 따라서 이와 똑같은 태도로 마황(麻黃)(제1권, p.174), 반하(半夏)(제2권, p.83-84)의 효능을 논하고 있다.

이와 같이 보면 시호(柴胡)의 치료효능(제2권, p.81-82)에 있어서 "고래(古來)로 아직 중경(仲景) 선생의 책을 바르게 설명한 사람이 없고, 시호(柴胡)를 해열약(解熱藥)의 일종으로 비유하는 것에 토오도오 옹이 궐기(蹶起)하고, 전설(前說)을 높이 불러일으킴으로써 세상 의사들이 비로소 그 진면목을 알게 되었으며, 이 이론은 그야말로 확고부동의 금언(金言)으로서 이 약의 응용의 주목적(主目的)이 되어야 한다."고 논하여 과연 『약징』에 전적으로 찬성하고 있는 것처럼 보이지만, 마지막에 주목적이라고 씌어 있는 것을 보니, '성(性)은 하나'에 얽매이지 않는 견해를 가지고 있는 것을 알 수 있다. 『약징』의 경우(제1권, p.99)에는 "이 약의 응용의 원칙은 옹(翁)의 설(說)에 뜻을 다한다."고 씌어 있지만 이것도 상술(上述)한 것과 같은 견해를 갖지 않으면 큐우신(求眞)의 본뜻을 벗어나는 것이 된다. 큐우신의 한방제(漢方劑)를 보는 원칙을 이해하지 않고 시호(柴胡)나 작약(芍藥)의 문장을 읽으면 『약징』을 예찬하고 있는 것처럼 읽게 되기 때문에 많은 독자들로 하여금 잘못되도록 만들고 만다고 말할 수 있다.

10. 한방처방의 구성

앞절에서 서술한 것과 같이 약효의 방향전환설은 이론적으로 성립되지 않음에도 불구하고 오늘날에도 더욱, 게다가 유모토 큐우신(湯本求眞)의 제자들에 의해서조차도 열심히 제창되어진 것은 그

것이 어느 정도 처방 사용법의 일면을 가지고 있었기 때문이다. 이 것이 곧 '증(證)'의 문제이다.

요시마스 토오도오(吉益東洞)의 이른바 삼부작(三部作)이라고 하는 것은 『약징』을 기초로 한 것이라고는 하지만, 그 최종목적은 『상한론』과 『금궤요략』에 기록된 처방을 구별하여 쓰는 목표를 찾아내는 것이었다고 말할 수 있다.

『유취방광의(類聚方廣義)』의 처음에 기록되어 있는 제언십칙(題言十則)은 오다이 요오도오(尾台榕堂)의 선생님인 오다이 센고쿠(尾台淺獄)의 아들, 료오게이(良卿)[무사오(武雄)]가 쓴 것인데, 그 중에 "선생[토오도오(東洞)]의 장사(長沙)의 책(『상한론』과 『금궤요략』)을 시험해 오기를 수십 년, 드디어 크게 발명한 바가 있어 이에 『약징』을 저술하고 효능을 뚜렷이 밝혔으며, 『유취방(類聚方)』을 저술하여 방의(方意)를 자세하게 하고, 『방극(方極)』을 만들어서 처방의 사용을 정밀하게 하고, 이로써 통용되는 치법(治法)을 나타내었다."고 말하고 있다. 이것이 삼부서(三部書)의 의의이기 때문에 이것이야말로 한방가의 가장 중시할 만한 것이 되었고, 오다이 요오도오(尾台榕堂)는 『유취방(類聚方)』과 『방극(方極)』을 합하고 나아가 주(注)를 달아 『유취방광의(類聚方廣義)』(1권, 1856년)를 만들고, 또 『약징』의 사본(寫本) 4종을 바탕으로 하여 교정한 다음 불충분한 점을 보충해서 『중교약징(重校藥徵)』(3권, 1853년)을 만들었다. 따라서 이 두 책은 오늘날에도 고방파(古方派)의 가장 중요한 교과서로서 사용되고 있다.

이것이 한방을 공부하는 기본이고, 여기에 중요한 문제가 모두 들어 있다는 입장을 취할 경우, 상한론에서 나타내고 있는 항목 중에서 적어도 다음의 두 가지 점이 완전히 무시된다.

그 두 가지 점은 (1) 처방형성의 이론,
(2) 질병의 전변경로(轉變經路)

이다. 후자(後者)에 대하여 『유취방(類聚方)』에서 삼음삼양(三陰
三陽)의 구별을 부정하고, 상한(傷寒)·중풍(中風)의 개념을 부정
하고 있기 때문에 질병의 전변경로를 무시하고 있는 것은 분명하
다. 다만 병이 어떻게 변화하여도 그것을 치료할 수 있는 처방을
찾아내는 방법을 추구한 것이다. 토오도오(東洞)가 『유취방』의 서
문 처음에 "의학(醫學)은 방(方)뿐[의지학야(醫之學也), 방언이
(方焉耳)]."이라고 쓴 것에서도 같은 사고방식이 드러나고 있다.
이 '방(方)'은 처방이며, '한방(漢方)'의 '방(方)'은 의술(醫術)이
라는 뜻이라는 것은 말할 나위도 없다. 즉 토오도오(東洞)는 처방
의 의미를 추구한 것이고, 그때 도움이 되지 않은 범주와 개념을
모두 잘라 버렸으며 이러한 한도에 있어서는 논리적으로 일관된 추
구방식을 취하고 있다. 이것에 대해 토오도오(東洞)의 제자들도 삼
음삼양(三陰三陽)이라는 범주와 상한(傷寒)·중풍(中風)의 개념을
잘라 버린 것은 너무했다고 하면서 그것들을 부활시켰지만 동시에
또한 토오도오(東洞)의 사고방식과 결론을 모두 긍정하고 그것을
비판하는 입장을 취하지 않았으므로 토오도오와 같이 일관된 입장
은 취하지 않았다. 일반적으로 "『상한론』은 질병의 변화 및 그 변
화에 즉각적으로 대응하는 치료법을 서술한 것이다."라고 말하고
있는 것이 그것이며, 이러한 입장을 취한 이상 상술한 두 가지 점
은 문제가 되지 않는다.

　내가 이렇게 말하니까 꼭 병의 전변경로는 이미 정해져 있다고
반론하는 사람이 나타난다. 확실히 유파 또는 파벌에 의해 자기 나
름대로 병의 진전에 대해 말하고 있지만 이러한 많은 선배들의 설

	태양(太陽)	소양(少陽)	양명(陽明)
1	소음(少陰)	궐음(厥陰)	태음(太陰)
2	태음(太陰)	소음(少陰)	궐음(厥陰)
3	태음(太陰)	궐음(厥陰)	소음(少陰)
4	궐음(厥陰)	소음(少陰)	태음(太陰)

을 비교해 보는 것이 좋다. 모든 유형의 경로가 주장되면서 그 중 어느 것이 가장 논리적인지 모르게 되고 마는 것이다. 3음(三陰) 과 3양(三陽)이 어떻게 대응하고 있는가를 비교해 보는 것도 하나 의 방법이다.

이와 같이 가지각색의 설이 있어 어느 것을 채용하는 것이 좋은 지 분명하지가 않다. 더욱 정직하게 말한다면 어느 설이나 납득할 수 없는 것들이다. 그러나 이 문제는 의학상의 문제이므로 더 이상 은 논하지 않기로 한다.

전자(前者)는 오다이 료오게이(尾台良卿)가 "방(方)은 장사(長 沙)보다 낡지 않았다. 또한 장사(長沙)보다 낫지도 않다. 실로 만 세불간(萬歲不刊)의 전형인 것이다."라고 말한 것처럼, 『상한(傷 寒)』·『금궤(金匱)』의 처방을 임상에 응용해 보니 다른 의서의 처 방보다 훨씬 낫다고 말하는 것은 좋지만, 왜 이와 같이 좋은 처방 이 생겼는가를 추구하는 것을 잊고 있는 것에서 치료를 시작하고 있다. 이것을 토오도오(東洞)에게 요구하는 것은 가혹하다고 할 것 이다. 그러나 토오도오의 뒤에 한 사람이라도 이와 같은 사고방식 을 가진 사람이 있었더라면 좋았겠다고 생각하지만, 불가사의한 것 은 유모토 큐우신(湯本求眞)밖에 없고 게다가 큐우신의 추구도 철 저하지 못했기 때문에 이 발상은 그 후로 조금도 진전되지 않았다.

영계출감탕(苓桂朮甘湯)은 『방극(方極)』에서는 "심하계(心下悸)하고, 상충(上衝)하고, 일어서면 즉시 두현(頭眩)하고, 소변이 불리(不利)한 자를 치료한다."고 규정되어 있다. 이것을 『약징』에서 주치로써 나타낸 것과 비교해 보면 다음과 같다.

복령(茯苓)의 주치는 계(悸) [여기서는 심하계(心下悸)]

계지(桂枝)의 주치는 충역(衝逆) [여기서는 상충(上衝)]

출(朮)의 주치는 이수(利水) [여기서는 두현(頭眩)과 소변불리(小便不利)]

감초(甘草)의 주치는 급박(急迫) [여기서는 해당 증상의 기재가 없다. 이럴 때 가끔 제약(諸藥)을 조화(調和)하는 등으로 기록한다]

인삼탕(人參湯)에 대해서는 "심하비편(心下痞鞭)하고, 소변이 불리(不利)하고 혹은 급통(急痛)이 있고, 혹은 흉중비(胸中痺)하는 자를 치료한다."고 규정되어 있다. 마찬가지로 『약징』과 비교하면 다음과 같다.

인삼(人蔘)의 주치는 심하비편(心下痞鞭) [여기서도 심하비편(心下痞鞭)]

감초(甘草)의 주치는 급박(急迫) [여기서는 급편(急鞭)]

출(朮)의 주치는 이수(利水) [여기서는 소변불리(小便不利)]

건강(乾薑)의 주치는 결체수독(結滯水毒) [여기서는 흉중비(胸中痺)]

이것을 요오도오(榕堂)는 『중교약징(重校藥徵)』의 제언십칙(題言十則)에서 "늘 『약징』을 읽으면 즉시 약능(藥能)이 분명해진다. 약능이 분명해지면 즉시 방의(方意)를 상세하게 알게 되고 방의(方意)가 상세해지면 즉시 운용이 자유자재하게 된다."라고 말하고 있으며, 료오게이(良卿)는 『유취방광의(類聚方廣義)』의 제언십칙 (題言十則)에서 "의사의 급선무는 방증상대(方證相對)를 어떻게 하는가에 있을 뿐이다."라고 말하고 있다.

따라서 이것도 하나의 설명방법이기는 하지만, 첫째로 주치(主 治)가 하나라는 것은 논리적으로도 과학적으로도 성립되지 않으며, 둘째로 처방의 적응증상을 비교하는 데에서 약효를 이끌어내고, 다 음에 그 약효로써 처방의 적응증상을 설명하는 토오도오(東洞)의 서술방법은 논리적 중첩 후에 증명을 더욱 확실한 것으로 하는 방 법이 아니라, 이른바 순환논리(循環論理)일 뿐이다. 『광사원(廣辭 苑)』에는 "순환논리는 전제의 진리와 결론의 진리가 상호의존하는 것같이 빙빙 도는 허위(虛僞)의 논증(論證)"이라고 기재되어 있 다. 『약징(藥徵)』의 논리는 약효의 하나를 추정하는 방법뿐인 것 을 과대평가하여 취급한 것이라고 할 수 있다. 그러기 위해서는 복 잡한 요소를 삭제할 필요가 있기 때문에 주치(主治)는 하나로 하 고, 약물 사이의 공력작용 등을 무시하지 않으면 안되었던 것이다.

공력작용(共力作用)의 입장에서 영계출감탕(苓桂朮甘湯)을 해석 하면 다음과 같다.

　　　계지(桂枝) + 감초(甘草) …… 기(氣)의 상충(上衝),
　　　　　　　　　　　　　　　　　 두통(頭痛)을 치료한다
　　　계지(桂枝) + 백출(白朮) …… 건위(健胃) 작용
　　　계지(桂枝) + 복령(茯) …… 진정(鎭靜) 작용
　　　복령(茯苓) + 백출(白朮) …… 이뇨(利尿) 작용

즉 하나하나의 약물작용은 그다지 강력하지 못하지만 처방이 되 면 임상에서 가끔 훌륭한 효과를 거두는 것은 이와 같이 해석하지 않으면 이해되지 않는다. 그러나 나는 한방처방은 혼연일체가 되어 작용한다고는 생각하지 않는다. 처방을 구성하고 있는 법칙성을 해명할 수 있다면 그것이 곧 처방을 만들 때의 법칙성이 될 수 있다는 것을 말하고 싶은 것이다.

고방파(古方派)의 사람들이 약물의 주치(主治)는 하나라고 말하면서 처방은 혼연일체가 되어 작용하기 때문에 처방을 함부로 고치는 것은 좋지 않다고 말하고 있는 것과 비교해 보면 어떤 것이 일관된 주장인가 잘 알 수 있을 것이다.

11. 약물의 효능연구법

앞에서 서술한 바와 같이 공력작용의 입장에서 한방 처방을 해석하면 약효가 그물코처럼 관련되고 있는 것을 알 수 있다. 이것은 바로 상한론의 조문(條文) 하나하나가 독립된 것이 아니라 서로 연관을 시켜야만 완전한 의미를 이해할 수 있는 서법(書法)으로 되어 있다. 즉 호문(互文)의 집합체와 다를 바 없다는 것과 비슷하다. 아라기 세이인(荒木正胤) 씨가 「상한론의 문장에 대하여」(『한방통신(漢方通信)』, 1948년, 제2,3호)에서 "그 문장은 간고(簡古), 장중(莊重), 웅대(雄大), 심오(深奧), 엄정(嚴正)하며 일구일자(一句一字)라 할지라도 빠진 것이 없다. 전체가 잘 대응되어 있으며 여기에서 상세했으면 저 처방에는 간략하고, 여기에서 간략했으면 저 처방에서는 상세하다."라고 서술한 것처럼 함축이 깊은 문장을 쓴 사람이 처방을 생각할 때 서로 관련된 작용을 고려하지 않았을 리가 없다. 『약징』처럼 단순한 약효의 조합이 처방이라고 하는 것과 같은 발상은 『상한론』과 어울리지 않는다.

『약징』 중의 「고징(考徵)」 부분에서 처방을 비교하고 약효를 추정하는 작업을 단미(單味) 및 복미(複味)의 모든 처방에 대하여 진행하면 제각기의 약물은 몇 가지 약효를 갖고 있다는 것을 추정할 수 있다. 그 약효를 기록한 것이 본초서밖에는 없으므로 본초서의 연구를 소홀히 하면 약능(藥能)을 잘 알 수가 없다. 약능이 분명하지 않으면 방의(方意)를 잘 알 수가 없다고 하는 악순환의 근원을 만들게 된다.

일본 한방가 중에 본초서를 소홀히 하는 풍조가 넘치고 있는 것은 이러한 의미에서 본다면 대단히 한탄스럽다. 소홀히 하면서도 어떠한 이유를 붙이고 있으므로 먼저 그것들을 검토해 보자.

요시마스 토오도오(吉益東洞)는 『약징』의 「황련(黃連)에서 변오(弁誤)」 중에 "내가 이전에 본초서를 읽으니, 그 주치를 들은 것이 매우 많더라. 이 주치라는 것은 성능(性能)이다. 일물(一物)의 성(性)이 어찌 이와 같이 다능(多能)하랴."라고 서술하고 본초서에 많은 약효가 기록되어 있는 것을 부정하고 있는데, 이 문제는 이미 논했으므로 여기서는 생략한다.

오오츠카 게이세츠(大塚敬節) 씨는 『동양의학사(東洋醫學史)』 [1941년, 산아방(山雅房) 간행]에서 "신농본초경(神農本草經)은 전반적으로 볼 때 신선류(神仙流)로 약물을 취급하고 있다는 것을 알 수 있다. 또한 도홍경(陶弘景)은 후세의 명의(名醫)가 사용한 약을 명의부품(名醫部品)이라고 하여 『명의별록(名醫別錄)』이라는 책을 저술했는데 명의별록 또한 신선의 악취가 다 빠지지 않고 있다. 이러한 신선류의 약물의 용법과 『상한론』에서의 약물의 용법은 완전히 계통이 다른 것이며, 필자는 임시로 『상한론』의 약물용법을 질의류(疾醫流)라고 부르고 신농본초경의 용법을 신선류라고 불러 둔다."라고 토오도오(東洞)와 같은 말을 하고 있다.

아라기 세이인(荒木正胤) 씨도 또한 『한방치료(漢方治療)』[1959년, 이와기서점(巖岐書店) 간행]에서 "한방에는 예부터 두 개의 체계가 있었다. 하나는 약방(藥方)을 주(主)로 하고 침구(鍼灸)를 종(從)으로 하는 체계이고, 다른 하나는 침구(鍼灸)를 주(主)로 하고 약방(藥方)을 종(從)으로 하는 체계이다. 약방을 주로 하고 침구를 종으로 하는 체계는 후한(後漢) 때 나온 의성(醫聖) 장중경(張仲景)에 의해 『상한잡병론(傷寒雜病論)』으로 정리되었다. 침구를 주로 하고 약방을 종으로 하는 체계는 『황제내경(黃帝內經)』과 『난경(難經)』 등으로 대표되며, 서진(西晉) 때 황보밀(皇甫謐)에 의해 『침구갑을경(針灸甲乙經)』으로 정리되었다. …… 이밖에 중국에는 신선(神仙), 도술(道術)로써 대표되는 의술이 있다. 이 의술은 장생불로(長生不老)를 목적으로 한 정통파 이외의 의술이다. 주말전국시대(周末戰國時代)에 일어나, 진한시대(秦漢時代)에 드디어 왕성해지고, 동진(東晉) 때에 학술로서 체계를 잡고 양(梁)의 도홍경(陶弘景)에 의해 정리된 신농본초경(神農本草經)으로 대표되는 의술이다."라고 서술하고, 『상한(傷寒)』·『금궤(金匱)』의 처방 연구에 본초서를 사용할 필요가 없다는 것을 논하고 있다.

본초서(本草書)는 약물책이며, 치료서(治療書)도 아니고 의서(醫書)도 아니다. 특히 명대(明代)의 『본초강목(本草綱目)』은 민간약으로부터 상한론 같은 치료서까지 모든 것을 포함한 약물서적이다. 오래전의 『신농본초경(神農本草經)』과 『본초경집주(本草經集註)』에서도 마찬가지로 약물의 기원인 식물이 자라고 있는 장소, 채집시기, 조정법(調整法) 등도 언급되어 있으며 치료서의 체제를 취하지 않고 있는 것이 명백함에도 불구하고 『신농본초경』으로 대표되는 의술'이라든가, 신선류의학(神仙流醫學) 등의 견해를 갖고 있는 것은 어딘가 잘못된 것이다.

다까하시 신타로오(高橋眞太郎) 씨가 「신농본초경에 대한 오해(誤解)」[『한방(漢方)과 한약(漢藥』, 10권 7호, 1943년]에서 『신농본초경』에 대해 "약품(藥品)의 용법(用法)과 명칭(名稱)이 『상한론』의 기재와 거의 일치하고 있다."고 지적한 것은 정확했다. 『신농본초경』에서는 마황에 대하여 "중풍(中風), 상한(傷寒)의 두통(頭痛), 온학(溫瘧)을 다스리고, 발표(發表)하고, 땀을 내고, 사열(邪熱)의 기(氣)를 몰아내고, 해역상기(咳逆上氣)를 멈추며, 한열(寒熱)을 없애며 ……"라고 표현하고, 오미자(五味子)에서는 "기(氣)를 더해 주고, 해역상기(咳逆上氣), 노상(勞傷), ……을 다스린다."고 되어 있으며, 시호(柴胡)에서는 "심복(心腹), 장위(腸胃) 중의 결기(結氣), 음식적취(飮食積聚), 한열(寒熱)의 사기(邪氣)를 다스리며 ……"라고 되어 있고, 반하(半夏)에서는 "상한(傷寒)의 한열(寒熱), 심하견(心下堅), 하기(下氣), 인후종통(咽喉腫痛), 두현흉창(頭眩胸脹), ……를 다스린다."고 말하고 있다. 이와 같은 예를 보면 『상한론』과 관계가 없다고는 말할 수 없는 것이다.

그래서 요시마스 토오도오(吉益東洞)의 수제자였던 무라이 긴잔(村井琴山)이 『의도이천년안목편(醫道二千年眼目篇)』(1807년)의 권5에 "고방(古方), 금방(今方)의 변별(辨別)을 알고자 한다면 우선 『본경(本經)』이라고 하는 『본초(신농본초경)』를 읽어야 한다. 이 본초책의 전부는 전해지지 않고 있다. 다만 『증류본초(證類本草)』 속에 존재한다. 먼저 이 책을 숙독(熟讀)해야 한다."고 씌어 있는 의견이 나와 있다. 『신농본초경』만 잘 읽으라고 하는 것은 에도(江戶)시대에 널리 읽혔던 『본초강목(本草綱目)』을 읽을 필요가 없음을 말하고 싶기 때문이다. 게다가 "제가(諸家)의 본초는 다만 약물의 형상을 말한 것을 취해야 한다. 그 나머지는 볼만한 것이 .없다."고 말하고, 본초서에 기록된 약효를 무시해야 함을 강조하고 있다. 이것이 고방가(古方家)가 타협할 수 있는 최후의 선이다. 이것을 넘으면 『약징』을 부정할 수밖에 없기 때문이다. 긴잔(琴山)은 "오직 토오도오(東洞) 선생님의 추천에 이르러서는 이천년래(二千年來)의 안목(眼目)이 명명백백(明明白白)하다."라는 표현으로 이것을 나타내었다.

이와는 달리 서지학[書誌學 ; 도서(圖書)를 연구대상으로 하는 학문]의 입장으로부터 본초서의 연구가 진행되어, 『증류본초(證類本草)』는 좋은 책이지만 『본초강목(本草綱目)』은 쓸모 없는 책이라는 결론이 나왔다. 예를 들면 이마세끼 아마호오(今關天彭) 씨는 「본초성립의 경과」라는 논문에서 『본초강목』의 "사견(私見)에 떠맡겨서 제멋대로 기술하는 태도를 보니 어쩐지 재미없는 느낌이 들게 되고 해박(該博)함에 자만하고, 식견(識見)을 자랑하고, 손에 따르고 붓에 맡기며, 무엇이든지간에 여기저기서 베껴 인용하여 다만 일대잡박(一大雜駁)한 것을 만들어 낸 경향이 있다고 해도 하는 수 없다. …… 그의 태도에 대하여 불만의 뜻을 표시하는 데 주저하지 않는다."라고 말했고 청대(淸代)의 손빙익(孫憑翼)이라는 학자도 "명대(明代) 이시진(李時珍)은 『본초강목(本草綱目)』을 만들었다. 그 이름이 이미 어리석다. 단지 『대관본초(大觀本草)[증류본초(證類本草)]』를 취하여 구문(舊文)을 뜯어고치고 함부로 반박을 가하고 후학(後學)을 틀리게 인도하였다."라는 날카로운 평가를 내리고 있다.

새롭게는 기무라 고이찌(木村康一) 씨도 또한 『생약학(生藥學)』[약학대전서(藥學大全書), 제8권, 1949년]에서 "이시진(李時珍)의 문헌의 고증 등에 잘못이 많은 것을 나까오(中尾) 박사는 지적하고 있다. 본문에 있어서도 신구설(新舊說)의 조합 등에 곳곳에서 잘못을 이루고 있어 후세 사람들을 잘못되게 하는 것이 심한 것은 실로 유감스러운 일이다. 이러한 잘못의 원인 중 하나는 『증류본초(證類本草)』에 있어서까지 산지(產地)에 의한 이물(異物)을 구별하여 서술하고, 『대관(大觀)』, 『정화(政和)』, 『소흥(紹興)』 등은 그림에서 볼 수 있다시피 산지(產地)를 품명(品名)에 덧붙여서 모양이 다른 것을 나타내고 있는데도 불구하고, 이시진은 한 가지 이름 밑에는 그림 하나를 나타내고 한 종류로 통일하려고 한 무리(無理), 전횡(專橫)에 의한 것이다."라고 논하고 있다. 여기서 나까오(中尾) 박사는 근대에 있어서 본초서 연구의 개척자인 나까오 만죠(中尾萬三) 씨이며, 그는 『본초강목』을 쓸모 없는 책이라고 하여 보는 것도 더럽다고 말한 까닭이었는지 자기 연구실에는 『본초강목』을 놓아 두지 않았다고 한다.

이와 같이 『본초강목』을 비난하는 전문가가 많으니 누구나 이것을 공부해 보려는 생각은 하지 않을 것이다. 그러나 나는 약물론(藥物論)으로서는 『대관본초(大觀本草)』보다 더 훌륭한 책은 없다는 생각을 버리지 않고 있다. 『본초강목』을 나쁘게 말하는 것은 약징적 약능론(藥徵的藥能論)에 매달려 있는 고방가(古方家)와 서지가(書誌家)들의 합창에 지나지 않는다. 약물학의 입장으로부터 비난을 받는 것은 아니다. 그래서 나는 서지적(書誌的), 문헌학적(文獻學的)으로는 『증류본초(證類本草)』를 중시하고, 약물학(藥物學)에서는 『본초강목(本草綱目)』을 중시하는 것이 가장 좋다고 생각하고 있다.

다만 최근의 과학적 업적과 본초서의 관계를 지금 한 번 밝혀 놓고 싶다. 식물요법의 가장 훌륭한 책 중의 하나로서 높은 평가를 받고 있는 『*Lehrbuch der Biologischen Heilmittel*』(Gerhard Madaus, 1938년)의 서언(緒言) 중에서 "약용식물학(藥用植物學)을 저술하려고 할 경우 결정적인 역할을 하는 것은 최근의 지식만이 아니라, 도리어 몇 천 년이라는 긴 세월간의 경험이라는 것도 무시해서는 안된다는 것을 잊어서는 안된다."[역본(譯本) 『독일의 식물요법』, 출판과학총합연구소(出版科學總合硏究所) 간행]라고 논한 곳이 있다. 『본초강목』은 후자(後者)에 해당하는 지식의 집대성이다. 독일에서는 생약의 **약효를 확인하는 것은 임상하는 곳**이며, 실험실은 작용기전이라든가, 어떤 구조를 가진 물질이 약효에 관여하고 있는가를 알기 위한 연구를 하는 곳이다. 따라서 유효성분의 화학적 연구와 약리학적 연구에 의하여 약효를 확인하지 않는 것이 상식으로 되어 있다. 이것이 불가사의한 것은 일본의 논문에서는 화학적 혹은 약리학적 연구에 따라 생물의 약효가 확인되었다고 대다수의 경우에서 말하고 있다. 논리적으로 생각하면 독일에서 말하고 있는 것이 이치에 맞으며 그 사고방식을 연장하면 본초서에 씌어진 경험적 사용법과 약물의 의의를 높이 평가하게 된다.

12. 『증류본초(證類本草)』에 대하여

중국의 본초서들 중에서 현존하는 최고(最古)의 것은 송대(宋代)의 『증류본초』(1082년)이다. 게다가 이것은 본초서의 전통적 형태를 분명히 남기고 있다. 이러한 의미에서 이 책은 가장 중요한 자료이다.

현재 새 책으로 구할 수 있는 책은 3종이다[그러나 최초의 것은 지금 당장 구하지는 못하지만 그 동안에 재판(再版)될 것이다].

(1)『중수정화경사증류비용본초(重修政和經史證類備用本草)』[인민위생출판사(人民衛生出版社) 간행]

　　B5판(版), 영인본(影印本), 550쪽, 1957년, 회명간본(晦明幹本).

　　이것은『정화본초(政和本草)』라고 약칭(略稱)하는 것이다.

(2)『경사증류대관본초(經史證類大觀本草)』[광천서점(廣川書店) 간행]

　　B5판, 750쪽, 가씨본(柯氏本)의 축쇄영인(縮刷影印), 1970년, 18000엔.

　　이것은『대관본초(大觀本草)』라고 약칭(略稱)하는 것이다. 권말(卷末)에 본초연의(本草衍義)와 약물명색인(藥物名索引)이 붙어 있다.

(3)『경사증류대관본초(經史證類大觀本草)』[대만(臺灣), 국립중국의학연구소(國立中國醫學硏究所) 간행]

　　B5판, 가씨본(柯氏本), 1971년, 5000엔.

　　오카니시 다메또(岡西爲人), 난파 쓰네오(難波恒雄), 이환신(李煥榮) 교정, 색인이 붙어 있음.

이 밖에 본초서를 소장하고 있는 많은 도서관에서 이러한 판본을 볼 수 있는 것은 말할 나위도 없다. 또한 대만에서 출판한 책은 우미가제(海風)서점[동경도 지요다구 간다진뽀죠(東京都千代田區神田神保町) 1-56, 전화 03-291-4344]에서 구입하는 것이 편리하며, 중국에서 출판된 것은 다음의 서점에서 구입할 수 있다.

- 중화(中華)서점 [분교구 고락(文京區後樂) 1-5-3, 젠린학생
  회관내(善隣學生會館內)] 전화 03-815-0123
- 료겐(燎原)서점 [지요다구 간다진뽀죠(千代田區神田神保町)
  1-16] 전화 03-294-3445
- 도호오(東方)서점 [지요다구 간다진뽀죠(千代田區神田神保町)
  1-7, 간다스즈란도오리(神田鈴蘭거리)] 전화 03-294-1001
- 만찬홍(滿江紅)[지요다구 간다진뽀죠(千代田區神田神保町)
  1-15, 간다스즈란도오리(神田鈴蘭거리)] 전화 03-295-1366
- 우찌야마(內山)서점 [지요다구 간다진뽀죠(千代田區神田神保
  町) 1-15] 전화 03-294-0671
- 아도오(亞東)서점 [지요다구 간다니시키죠(千代田區神田錦町)
  1-4, 일중우호회관내(日中友好會館內)] 전화 03-291-9731

『증류본초(證類本草)』라고 약칭(略稱)되어 있는 책은 교정자
(校訂者)에 따라 또한 출판년차(出版年次)에 따라 차이가 있으므
로 그것을 구별하기 위하여 여러 가지 명칭으로 나뉘어져 있다. 약
칭으로 나타내면 『정화본초(政和本草)』, 『대관본초(大觀本草)』,
『대전본초(大全本草)』, 『도주본초(圖注本草)』, 『소흥본초(紹興本
草)』 등이며, 『대관본초』 중에는 오자(誤字)가 적고 인쇄가 좋은
것은 청대(淸代) 광서(光緖) 30년(1904년)에 가봉시(柯逢時)가
간행한 것이기 때문에 그것을 가씨본(柯氏本)이라고 하고 있다.
『정화본초』 계통 중에서 가장 좋은 것은 송대(宋代) 순우(淳祐)
9년(1249년)에 장존혜(張存惠)가 간행한 것이기 때문에 그것을
장씨본(張氏本)이라거나 회명간본(晦明幹本)이라고 부르고 있다.
이러한 좋은 책이 복간되고 있는 것이다.

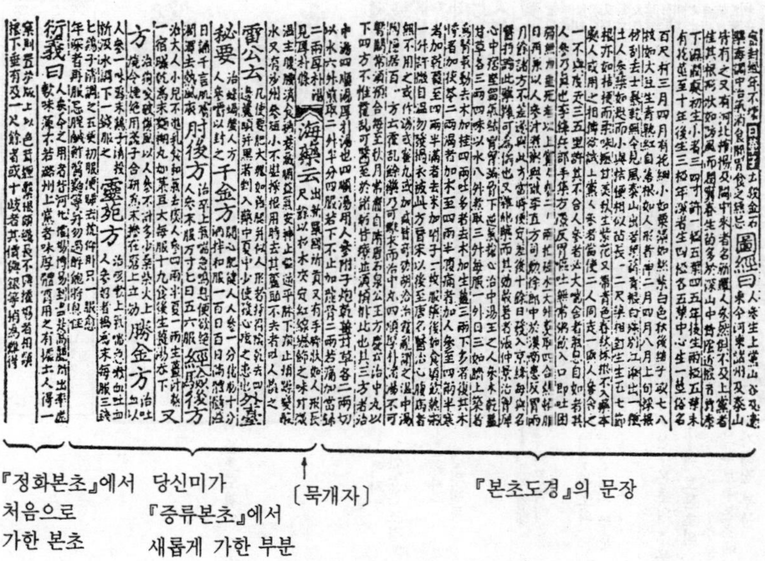

『정화본초』에서　당신미가　〔묵개자〕　『본초도경』의 문장
처음으로　　　　『증류본초』에서
가한 본초　　　　새롭게 가한 부분

『증류본초』의 원명(原名)은 『경사증류비급본초(經史證類備急本草)』라고 하는데 당신미(唐愼微)가 1082년경에 완성한 교본(橋本)은 현재 전해지지 않고 있다. 초판본(1091~3년)도 또한 의관(醫官)인 애성(艾晟) 등이 교정하여 관본(官本)으로서 명칭을 달아 『경사증류대관본초』(1108년)라고 한 판본도, 또한 의관(醫官)인 조효충(曹孝忠)이 다시 교정하였고 명칭을 달아 놓은 『정화신수증류비용본초(政和新修證類備用本草)』(1116년)도 남아 있지 않다. 즉 『증류본초(證類本草)』가 현존하는 최고의 본초서라고는 해도 원본과 그것에 가까운 시대의 판본이 남아 있는 것은 아니다.

원본의 이름인 경사증류비급(經史證類備急)이라는 말의 뜻은 경서(經書)와 역사서(歷史書)를 비롯한 전기(傳記), 불서(佛書), 도장(道藏) 등의 서적 중에서 약물에 관한 자료를 약물별로 정리하

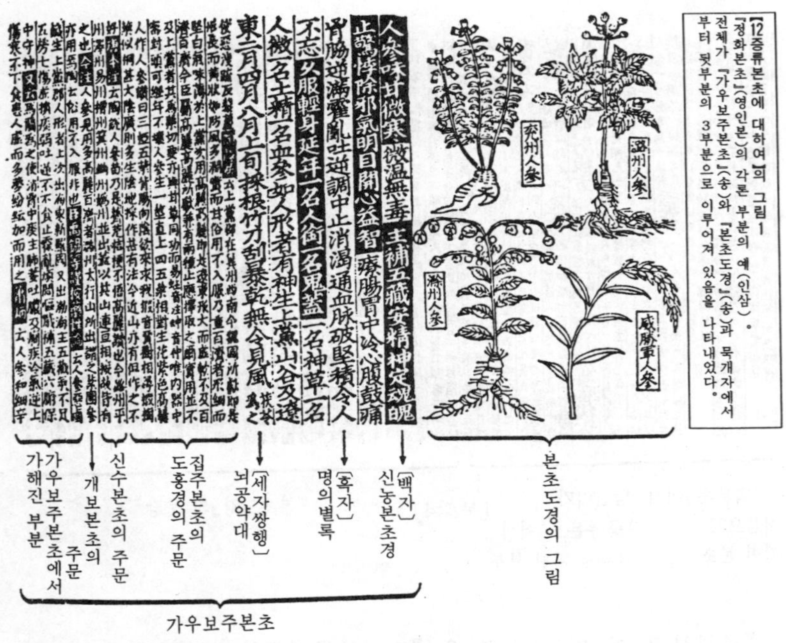

가우보주본초

여 즉시로 찾아볼 수 있도록 만든 본초서라는 것이므로 저자 당신미의 개인적 작업에 의하여 만들어진 서적이라는 인상을 받는다. 그러나 그림에서 나타낸 것과 같이 각론의 대부분이 송대의 관본(官本)인 『가우보주본초(嘉祐補註本草)』와 『도경본초(圖經本草)』로 구성되어져 있으며, 상술한 당신미의 작업은 묵개자(墨蓋子)[4]로부터 그 뒷부분밖에 없다. 게다가 가장 뒤에 있는 "연의(衍義)가라사대"라고 한 문장은 1249년의 회명간(晦明幹)이 처음으로 첨가한 것이고 또한 약물에 따라서는 "별설(別說)에 운운"이라고 한 문장이 그 앞에 있는데 이것은 1108년의 대관본초에서 처음 첨가한 것이며, 어느 것이나 모두 원본에는 없던 부분이다.

---

4) 역자주 : 당신미가 증류본초에 새롭게 더해서 쓴 부분.

【12 증류본초에 대하여】의 그림2
『정화본초』(영인본)의 창포의 후반부. 묵개자에서부터 뒤로 세부분으로 성립되어 있었다. 인삼에서는 여기가 두 부분으로 성립되어 있어 약물에 따른 차이가 있다.

『정화본초』에서 처음으로 가해진 있는 진승의 설명 『본초연의』의 문

『중광보주신농본초병도경』에 가해진 있는 진승의 설명

당신미가 『증류본초』에서 가한 부분

　　여기에 연의(衍義)라고 말한 것은 구종석(寇宗奭)의 『본초연의(本草衍義)』(1116년)이며, 별설(別說)이라는 것은 『가우보주본초(嘉祐補註本草)』와 『도경본초(圖經本草)』를 합하고(『증류본초』와 같은 시도), 거기에 진승(陳承)이 자기의 생각을 첨가하고 『중광보주신농본초병도경(重廣補注神農本草幷圖經)』(1092년)이라고 이름붙인 서적 중에서 진승의 설만을 인용한 것이다.

　　이러고 보니 증류본초의 가치는 다음의 4가지로 정리할 수 있다.

⑴ 송(宋)이 흥(興)하여 13년 만인 개보(開寶) 6년에 태조의 명에 의해 여러 본초서를 대조·교정하고 주해를 단 『개보신상정본초(開寶新詳定本草)』(973년)를 편찬하고, 다음해 다시 교정하고, 『개보중정본초(開寶重定本草)』(974년)라고 이름을 붙여 출판했다. 이것이 판본으로서의 본초서의 시작이기 때문에 여기서부터 여러 가지 연구가 이루어졌다. 그때까지는 『신

농본초경』의 문장은 빨간 글씨로 씌어 있었기 때문에『명의별록』의 검은 글씨와 구별하기 위하여, 여기에 검은 종이 위에 흰 글씨의 형식을 생각해냈다. 그 뒤로 80년이 지난 가우(嘉祐) 2년, 인종(仁宗)의 명에 따라 장우석(掌禹錫), 임억(林億), 소송(蘇頌), 장동(張洞) 등은 다시 교정하여『가우보주본초(嘉祐補註本草)』(1060년)를 만들고, 또한 소송(蘇頌) 등은『도경본초(圖經本草)』(1061년)를 만들었다. 이렇게 훌륭하게 정리된 본초서의 형태를 그대로 지금까지 전하는 역할을 했다는 것, 이것이 첫번째 공적이다.

(2)『가우보주본초』20권과『도경본초』21권은 각각 다른 서적이었는데『도경본초』를 약물별로『보주본초』속에 엮어 넣어서 읽기 쉽게 한 것. 이것이 두번째 공적이다.

(3) 묵개자로부터 이후의 당신미가 이루어 놓은 부분은 이시진이『본초강목』의 제1권 서례상(序例上)의 역대제가본초에서 "제가의 본초 및 각 약을 후세에 남겨 없어지지 않게 한 것은 모두 그 공적이다."라고 적절하게 평가하고 있다. 이것이 세번째 공적이다.

(4)『가우보주본초』는 1082종의 약물을 기재하고 있었는데『증류본초』에서는 436종을 추가하여 1518종으로 한 것. 이것이 네번째 공적이다.

13. 본초학의 역사

『증류본초』의 기재, 즉『가우보주본초』의 기재는 본초학의 역사

를 그대로 반영한 형식으로 되어 있다. 송대까지의 중요한 본
초서를 예로 들면 다음과 같다.

『신농본초경(神農本草經)〔옛날에는 신농본초(神農本草)라고 했
　　다〕 365종

『명의별록(名醫別錄)』〔도씨찬(陶氏撰)〕

『본초경집주(本草經集註)』〔도홍경(陶弘景), 500년경〕 730종

『신수본초(新修本草)』〔당본초(唐本草)라고도 한다. 이적(李勣),
　　소경(蘇敬) 등 23인, 659년〕 약물도(藥物圖) 26권, 합계 53권,
　　844종

『본초습유(本草拾遺)』〔진장기(陳藏器), 당본초(唐本草)의 속편
　　(續編)에 해당, 739년〕 10권, 488종

『가우보주본초(嘉祐補註本草)』〔장우석(掌禹錫) 등, 1060년〕
　　20권, 1082종

『본초도경(本草圖經)』〔소송(蘇頌) 등, 1061년〕 21권

『증류본초(證類本草)』〔당신미(唐愼微), 1082년경〕 32권,
　　1518종

송 이후의 금(金), 원(元), 명(明), 청대(淸代)에 금원사대가
(金元四大家)가 형성되고 명대에 서양의학이 도입됨으로 인해 사정
은 달라졌다. 중요한 서적의 이름을 연대순으로 들면 다음과 같다.

『본초품휘정요(本草品彙精要)』〔유문태(劉文泰) 등, 1505년〕
　　42권, 1815종

『본초강목(本草綱目)』〔이시진(李時珍), 1590년〕 52권, 1892종

『본초비요(本草備要)』〔왕앙(汪昂), 1664년, 증정본(增訂本)은
　　1694년〕 474종

『본초종신(本草從新)』[오의락(吳儀洛), 1757년] 721종
『본초술구원(本草述鉤元)』[양시태(楊時泰), 1833년]
『식물명실도고(植物名實圖考)·장편(長編)』[오기용(吳其濬),
　　1880년] 60권, 1922종

　한편 이 밖에도 유명무명한 많은 본초서들이 있다. 그러나 위에
열거한 중요한 본초서에 대하여도 한방연구가 중에는 『신농본초경
(神農本草經)』밖에 참고할 것이 없다거나, 『증류본초(證類本草)』
밖에 볼 것이 없다고 하는 사람이 적지 않다. 하지만 『증류본초』의
내용을 상세히 검토해 보면 그것은 송 이전의 중요한 문헌이 모두
인용되어 있고, 제각기 새로운 견해가 가해져 있음을 알 수 있어,
특정 서적만을 읽으면 충분하다고 하는 것이 아님을 알 수 있다.
그렇다면 금원 이후의 본초서에 대해서도 같은 말을 할 수가 있으
며 결코 이러한 것을 소홀히 해서는 안된다. 후세에 가면 갈수록
약물의 수가 증가하고 있는 것은 각 지방의 민간약이 받아들여지고
있다는 것을 나타내고 있으며, 또한 옛날의 약물에 임상상의 새 지
식이 첨가되어 있는 것도 있어서 이러한 점이 후세 본초서적의 존
재가치이다.

　그런데 지금까지의 본초서의 연구라고 한다면 유명한 특정 본초
서에 대하여 서지학적(書誌學的)으로 검토하는 것이 대부분이며,
이러한 논문은 읽어 봐도 하나도 재미가 없다. 같은 책이름인데 간
행년도에 따라 권 수에 차이가 있으면 그 뜻을 여러 가지 자료를
사용하여 논하고 있거나, 간행년도에 따라 내용에 약간의 차이가
있으면 그것을 자세히 논한 것들이었다.

　이러한 서지학적인 지식과 견해라는 것은 약물을 연구할 때 기초

적인 것임은 말할 필요가 없지만, 이러한 연구만이 본초학이라는 형식으로 되어 버리고 있는 것은 부정할 수 없다.

나는 학생 때부터 본초서적을 읽어 보고 싶어서 선배들의 논문과 저서를 닥치는 대로 읽었는데, 몇 번이고 읽어 봐도 전혀 흥미가 생겨나지 않아 본초학이란 도대체 무엇인가라는 고민을 했었다. 그런데 다행인지 불행인지, 병에 걸려 서양의학으로 3년 치료를 받아도 낫지 않았을 때 한방처방으로 말끔히 나았던 것이 계기가 되어 상한론 공부에 몰두하게 되었다. 그리고 한방 처방의 뜻을 알고자 할 때 본초서를 읽으니 모래를 씹은 듯이 무미건조하다고 생각했던 본초서들이 생생하게 보이게 되었다. 필요를 느낄 때가 아니면 책의 재미를 모르는 것을 절실히 깨닫게 되었다. 그러나 교육과 계몽의 경우에는 이러한 낡은 형식을 깨뜨려야 한다는 것이 그 후 내 생각의 기본이 되었다.

이와 같은 사고방식을 가지고 있을 때 먼저 각각의 본초서의 서문과 총론적인 부분을 특히 주의하며 읽도록 마음에 두었다. 전문가들은 책을 읽을 때 각론만 읽는 경우가 많다. 서문이나 총론 부분은 딱딱한 문장으로 된 것이 많기 때문에 읽기 힘든 점도 원인이 되는 것 같다. 중국책의 서문은 이해하기가 정말 어렵다. 그 때문에 본초서의 연구가들도 서문은 뛰어넘는 것 같다는 생각이 든다. 어렵기 때문에 절반만 이해했다고 쳐도 그것만으로도 저자의 주장과 용도까지를 직접 알 수 있었으며, 한 권 한 권씩 친숙해져 갔다. 그 책의 시대적 배경도 점차 알게 되었다.

이와 같은 지식을 가진 후에 여러 선배들이 저술한 본초학사와 그것에 관련된 책을 다시 읽어 보니 그것들은 본초서를 그 간행년대 순서로 해설한 것에 지나지 않는다는 것을 알게 되었다. 그리고 일반 역사서로부터 각각의 시대의 특징을 본초서의 배경으로서 빌릴 뿐이기 때문에 내적(內的)인 관련을 지적하지 않고 있었다. 이와 같이 전문가라 할지라도 여기까지 단숨에 읽는 사람은 지극히 적다는 것을 알았다.

일반적인 해설서와 연대순서로 배열한 것에 지나지 않는 설명문을 아무리 많이 읽어도 역사적인 견해를 만들어 낼 수는 없다. 각론을 읽지 않으면 구체적인 지식을 얻을 수 없음은 말할 나위도 없지만, 서문과 총론 부분을 읽는 것도 이러한 의미로서는 매우 중요한 것이다.

중국에서 약물에 대하여 깊은 관심을 돌리고 있다는 것은 본초학의 발달에 의해 잘 알 수 있지만, 이에 반해 일본에서는 그다지 훌륭한 것을 만들어 내지 못했다. 유명한 오노 란잔(小野蘭山, 1729~1810)의 『본초강목계몽(本草綱目啓蒙)』(1802년)은 1882종의 천연물을 다루고 있는데, 그 약효나 사용방법 등은 전혀 언급하지 않고 한결같이 박물학적(博物學的)으로 약물을 보고 있는 것이 특징이다. 박물학으로 혹은 식물학으로 분화한 것을 학문의 발달이라고 보아야 할까, 아니면 약물론(藥物論)의 경시(輕視)라고 보아야 할까는 의론으로 알게 된 것이지만 다음에 나타낸 약효를 주로 논한 서적들이 갖고 있는 공통된 특성과 관련시켜 생각해 보면 약효의 경시와 박물학의 발달, 이 두 가지가 관계되어 있음을 알 수 있다.

일본의 대표적인 약물서적을 연대순으로 배열하면 다음과 같다.

『약성능독(藥性能毒)』[미나세 토오산(曲直瀨道三), 1608년]
　　6권, 166종

『일본당약선(一本堂藥選)』[가가와 슈우토꾸(香川修德), 1731~8년] 4권, 210종

『약징(藥徵)』[요시마스 토오도오(吉益東洞), 1785년] 3권,
　　53종

『약성제요(藥性提要)』[타끼 모도야스(多紀元簡), 1807년] 1권,
　　471종

『고방약품고(古方藥品考)』[나이또 쇼오겐(內藤尙賢), 1841년]
　　5권, 220여 종

『고방약의(古方藥議)』[아사다 쇼우하쿠(淺田宗伯), 1863년]
　　5권, 126종

　이와 같이 다루고 있는 약물의 수가 중국의 본초서와 비교하면 한 급수 아래에 있다는 것을 알 수가 있다. 게다가 각각의 약물에 대해 언급하는 정도도 아주 적다.

　중국의 경우 약물을 조합하여 처방을 만든다는 생각이 기본이므로, 지금까지 낫지 않았던 병을 치료하는 방법을 연구할 때 새 약물을 쓰거나 새 처방을 쓰거나 하는 것이 필요하다는 길을 열어 놓고 있다. 또한 민간약 중에서 발견해 낸 약물을 채용하여 전혀 다른 처방을 만드는 시도를 어느 시대나 거듭하고 있다. 이와 같은 태도가 약물에 대한 강한 관심으로 드러나고 있는 것이다.

　일본의 경우 고방파(古方派) 사람들에게서 전형적으로 볼 수 있는 전혀 반대적인 사고방식이 있다. 요시마스 토오도오(吉益東洞)처럼 '의학(醫學)은 방(方)뿐'이라고 단정짓는 견해는 오오츠카 게이세츠(大塚敬節) 씨의 『근세과학사고』·하권[이와나미(嚴波)·일본사상대계(日本思想大系) 63, 1971년]에서의 약징의 해설문에서도 볼 수가 있다. 즉 "동양의학의 약방(藥方)은 환자를 본 다음에 그 자리에서 만드는 것이 아니라, 이미 성인(聖人)들에 의해 만

들어진 약방(이것에는 각각 명칭이 나뉘어져 있다)을 그 환자의 병증(病證)에 따라서 쓰는 것이다.” 여기에 일본적인 발상법(發想法)이 분명하게 나타나 있다. 이것이 일본의 한방가에 의하여 강조되고 있는 증(證)이라는 것이고, 실제 임상에 있어서 과거에 만들어진 훌륭한 처방 중에서 적당한 것을 골라낸다는 작업은 머리 속에서 컴퓨터를 사용하고 있는 것과 같은 것이기 때문에 편리한 것은 사실이다. 그러나 약물을 단위로 하는 사고방식을 취하고 있지 않은 점에 주목해야 한다.

모든 임상가에게 1000개 이상의 약물을 공부할 것을 강요하는 것은 도움이 되기보다도 오히려 해가 될 것이다. 오히려 더욱 적은 것으로 하는 편이 실제적인 것은 사실이다. 그러나 그렇다고 해서 새로운 약물의 탐구가 무의미하다고 말할 수는 없는 것과 같이, 수많은 천연물 중에 더 좋은 약은 없을까 하고 연구의 손을 뻗어 나가야 한다. 본초학이 이 일을 분담하고 있다고 생각한다.

일본에서는 한방가가 본초학을 소홀히 함으로 인해 본초학에 있어서 본래 있었던 분야가 한방의학 중에서 탈락되고 말았던 것이다. ‘의학은 처방뿐’이라는 토오도오(東洞)류의 사고방식이 이와 같은 결함을 낳았던 것을 반성하고, 한방가도 또한 의학전체의 발전을 생각해야 한다. 한 사람이 인간으로서 할 수 있는 한계가 있듯이, 임상가에게 모든 것을 기대하는 것도 또한 잘못된 것이다. 토오도오(東洞)는 임상가에 지나지 않기 때문에 토오도오에게 학문의 한계를 없애 달라고 할 필요는 전혀 없는 것이다.

아래에 본초학사 및 그와 관련된 서적을 소개한다.

『생약학(生藥學)』[기무라 고이찌(木村康一), 1949年], 약학대전서(藥學大全書)[비범각(非凡閣)] 제8권의 후반. 그 제3장에

20쪽에 걸쳐 「중국본초와 한약(漢藥)」이라는 절(節)이 있다.

『본초의 사조(思潮)』[나까오 만죠(中尾萬三), 1934년], 이와나미(巖波)강좌·동양사조(東洋思潮)[제3회 배본(配本)] 중 지나사상(支那四象)·과학(科學)의 부분, p.61.

『지나 및 일본 본초학의 연혁 및 본초학의 전기(傳記)』[시라이 코타로오(白井光太郎), 1933년], 이와나미(巖波)강좌·생물학(生物學)[제10회 배본(配本)의 5], p.57, 이것은 출판과학총합연구소(出版科學總合硏究所)로부터 최근에 복간(復刊)되었다.

『중국약물요법(中國藥物療法)과 그 영향』[다카하시 신타로(高橋眞太郎), 1958년], 메이지전일본약물학사(明治前日本藥物學士)[일본학술진흥회(日本學術振興會) 간행] 제1권의 후반, p.269-513. 이것은 다카하시 신타로(高橋眞太郎) 선생의 유고집 『한방약(漢方藥)과 그 발전사』(1976년)에 수록되어 있다.

『중국본초의 도래(渡來)와 그 영향』[오까니시 다메또(岡西爲人), 1958년], 메이지전일본약물학사(明治前日本藥物學史) 제1권의 전반, p.1-265.

『중국의서본초고(中國醫書本草考)』[오까니시 다메또(岡西爲人), 1974년], 미나미오오사카(南大阪)인쇄센터 간행, A4, 약 700쪽.

『한서예문지(漢書藝文志)로부터 본초연의(本草衍義)에 이르는 본초서목(本草書目)의 고찰(考察)』[나까오 만죠(中尾萬三), 1928년], A5, 170쪽.

『일본약학사(日本藥學史)』[시미즈 토타로오(淸水藤太郎), 1949년], 남산당(南山堂), A5, 531쪽, 1971년에 복간되었다. 4000엔.

『생약학(生藥學)』[이나가끼 이사오(稻垣勳)·시마노 다케시
(嶋野武), 1966년], 남강당(南江堂), 생약학소사편(生藥學小
史篇) p.19-37.

14.『본초강목』에 대하여

호북성(湖北省) 기주(蘄州)의 이시진(李時珍, 1518~93)이 35
세쯤부터 역대 본초서의 정리와 약물의 새로운 지식을 수집하는 작
업을 시작하여 27년이 지난 1578년에 탈고하고 더욱 퇴고를 가해
서 1590년에 완성시킨 것이『본초강목』52권, 부도(附圖) 3권,
목차 1권으로 된 것이며, 이것은 명대의 위대한 업적일 뿐만 아니
라, 이처럼 내용이 풍부한 약물서는 세계적으로 보아도 이에 비길
만한 것을 찾아볼 수 없다.

제1권과 제2권은 서례(序例) 부분으로 여기서는 역대 본초서를
해설하고, 인용 서적을 들고, 처방과 약물에 관한 기본적인 문제점
을 상세하게 논하고, 약물의 배합(配合)과 금기(禁忌)가 정리되어
있다.

제3권과 제4권은 백병주치약(百病主治藥) 부분이며, 여기서는
병명별(病名別), 증상별(症狀別)로 치료에 쓰이는 약물을 정리하
고, 그 사용법의 요점을 부기(附記)하고 있다. 이상의 형식은 증류
본초의 서례(제1권, 제2권)와 같은데 서례 중의 통용약(通用藥)
이라고 부르는 부분을 확대한 것이 백약주치약 부분으로 되어 있
다. 이것을 별권(別卷)으로 한 것에서 이시진이 이것을 중시했음을
볼 수 있다. 사실 이 부분은 약의 개발에도, 처방을 만들 때에도 도

움이 되는 것이다.

제5권 이후가 각론(各論) 부분이며, 다음과 같이 배열되어 있다.

제 5 권   수부(水部)[천수류(天水類), 지수류(地水類)]
제 6 권   화부(火部)
제 7 권   토부(土部)
제 8 권   금석부(金石部)[금류(金類), 옥류(玉類)]
제 9 권   〃   [석류(石類)]
제10권   〃   (〃)
제11권   〃   [노석류(鹵石類)]
제12권   초부(草部)[산초류(山草類)]
제13권   〃   (〃)
제14권   〃   [방초류(芳草類)]
제15권   〃   [습초류(濕草類)]
제16권   〃   (〃)
제17권   〃   [독초류(毒草類)]
제18권   〃   [만초류(蔓草類)]
제19권   〃   [수초류(水草類)]
제20권   〃   [석초류(石草類)]
제21권   〃   [태초류(苔草類), 잡초류(雜草類)]
제22권   곡부(穀部)(삼, 밀, 벼류)
제23권   〃   (기장, 조류)
제24권   〃   [숙두류(菽豆類)]
제25권   〃   [양조류(釀造類)]
제26권   채부(菜部)[훈신류(葷辛類)]
제27권   〃   [유활류(柔滑類)]

제51권　　　〃　　　　　[수류(獸類), 서류(鼠類), 우류(寓類),
　　　　　　　　　　　　　　괴류(怪類)]
제52권　　인부(人部)

　이와 같이 부(部)와 유(類)라는 계층적 분류개념을 사용하여 가지런히 배열한 이시진의 마음이 『본초강목』이라는 책의 이름에서 드러나고 있다. 후술(後術)하는 것과 같이 개개의 약물의 설명문에도 같은 시도가 적용되고 있는 것은 훌륭하다. 『본초강목』을 나쁘다고 말하는 사람이 많았지만 그 중 한 사람인 청대의 학자 손빙익(孫憑翼)이 "명대의 이시진은 본초강목을 만들었다. 그 이름이 이미 어리석다. 단지 『대관본초(大觀本草)』를 취하여 구문(舊文)을 뜯어 버리고 함부로 반박을 가하여 후학(後學)을 망칠 뿐이다."라고 말하고 있는 것은 아무런 근거도 없이 그저 감정적으로 붓을 움직였다는 것을 잘 알 수 있게 한다.

　『대관본초』, 즉 『증류본초』에 있는 약물의 분류와 비교해 보면 『본초강목』에는 자연과학적으로 사물을 보는 견해가 확립되어져 있는 것이 분명하다. 『증류본초』는 제3권 이후가 각론으로 되어 있다.

제3권　　옥석부(玉石部)[상품(上品)]
제4권　　　〃　　　　[중품(中品)] 금은철염토(金銀鐵鹽土) 등
제5권　　　〃　　　　[하품(下品)] 동석와염수토회(銅錫瓦鹽水
　　　　　　　　　　　　土灰) 등
제6권　　초부(草部)[상품(上品)]
제7권　　　〃　　　　（　〃　）
제8권　　　〃　　　　[중품(中品)]

여기서 옥석부(玉石部) 중의 옥(玉), 석(石)은 처음에 놓이고, 토(土), 수(水)는 나중에 놓여 있다. 과부(果部), 미곡부(米穀部),

채부(菜部)는 식물 부분에서 벗어나서 동물 뒤에 놓여 있다. 또한 동물 부분에서는 인부(人部)가 맨처음에 놓여 있고, 충어부(蟲魚部)가 맨뒤에 놓여 있다. 이 순서는 『본초강목』과 정반대로 되어 있으며, 게다가 수성(水生)과 육성(陸生)을 구별하지 않고 있다. 충어부(蟲魚部)에는 뱀도, 거북이 따위도 함께 있다. 이 부분의 배열은 자연과학적으로 사물을 보는 견해가 아직 서지 않았다는 것을 나타내고 있다. 따라서 각 부(部)를 상품, 중품, 하품으로 나누고 있는 것은 『신농본초경(神農本草經)』 이래의 독성(毒性)의 유무(有無), 강약(強弱)에 따른 약물분류를 채용하고 있다는 것인데 나로서는 동의할 수 없다.

『본초강목』에서는 천산갑(穿山甲)을 몸에 비늘이 있다는 점에서 인부(鱗部)에 넣고 있으며, 갈호(蝎虎, 도마뱀붙이)와 도마뱀 종류라고 하고 있는데, 현재의 동물분류학에서는 포유류(哺乳類)의 유인목(有鱗目)에 속하는 특수한 종류로 되어 있으므로 수부(獸部)에 들어가야 하는 것이다. 또한 식물에서 초부(草部)를 앞에 두고 목부(木部)를 뒤에 두고 있는데, 서양의 식물분류학에서 초목(草木)이 진화형(進化型)인 것이 판명된 것은 오래된 것이 아니므로 이러한 점을 지금 꾸짖을 필요는 없다.

15. 『본초강목』의 각론에 대하여

『본초강목』은 전체 배열이 합리적일 뿐만 아니라 개개의 약물에 대해서도 가지런하게 항목을 나누어 정리하여 서술하고 있다. 그래서 다음의 8개 항목으로 나뉘어 있는데 약물에 따라서는 항목이 3,

4개밖에 없는 것도 많이 있다.

(1) **석명**(釋名) …… 이명(異名)을 열거하고, 그 이름을 처음 사용한 책 이름을 세자쌍행(細字雙行)으로 기입하고, 또한 명명(命名)의 유래를 설명하고 있다. 따라서 많은 명칭 중에서 하나를 고르고 그것을 정명(正名)으로 하여 제목에 쓰고 있다. 예를 들면 갈근(葛根), 갈화(葛花), 갈곡(葛穀), 갈엽(葛葉), 덩굴 등 칡의 각 부분이 약으로 쓰이고 있으며, 각각 명칭을 달고 있으므로 그 정명(正名)을 '갈(葛)'로 쓰고 있다. 이 경우 식물명의 칡에 해당하는 명칭인데 언제나 이와 같이 되는 것은 아니다. 한국(韓國)의 오미자(五味子)의 경우 오미자(五味子)가 정명(正名)으로 되어 있다. 이것은 과실(果實)의 명칭이다. 즉 논리적으로 일관된 것이 아니고 편리한 정명(正名)에 지나지 않는다.

(2) **집해**(集解) …… 기원 동식광물(動植鑛物)의 형태, 산지, 채집 시기, 채집방법 생약의 형상(形狀) 약물의 품질 등을 논한다.

(3) **정오**(正誤) …… 약물의 이동(異同)에 관하여 역대 본초서에 틀린 것이 있는 경우 그것을 논하고 정정(訂正)한다.

(4) **수치**(修治) …… 약물의 조제법(調製法), 사용 부분의 선택방법 등을 논한다.

(5) **기미**(氣味) …… 약물의 사기(四氣)[한열온량(寒熱溫凉)]와 오미(五味)[산함감고신(酸鹹甘苦辛)] 및 유독(有毒), 무독(無毒)의 구별을 밝혀 놓았다.

(6) **주치**(主治) …… 약물의 약효에 대하여 역대 본초서의 문장을 인용하고, 마지막에 이시진이 추가해야겠다고 판단한 약효를 든다.

(7) **발명(發明)** …… 약효 용법에 대하여 역대 본초서나 의서에 실려 있음에도 불구하고, 그 의미가 부당하게 경시(輕視)되어 있는 경우 그 올바른 해석을 나타내거나, 혹은 이시진 자신이 경험했거나 보고 들은 새로운 지식에 대해 논하고 있다.

(8) **부방(附方)** …… 단미(單味)나 비교적 간단한 처방의 용례(用例)를 나타내고 그 약물의 약효를 증명해 보여 주기 위한 것이며, 다미약제(多味藥劑)에 대해서는 특히 유명한 것에 한해 그 응용을 나타내고 있다. 처음에는 세자쌍행(細字雙行)[5]으로 「구오신칠(舊五新七)」 등으로 기록하고 있는 것은 구(舊), 즉 『중류본초(證類本草)』에서는 묵개자(墨蓋子) 뒤에 5가지 예를 들고 있지만, 신(新) 즉 『본초강목(本草綱目)』에서는 그 밖에 7가지 예를 첨가해서 모두 12가지 예로 했다는 뜻이다.

  이와 같이 개개의 약물에 대해 항목(項目)으로 나누어 설명하고 있기 때문에 『신농본초경(神農本草經)』, 『명의별록(名醫別錄)』, 『신수본초(新修本草)』, 『개보본초(開寶本草)』, 『보주본초(補注本草)』, 『도경본초(圖經本草)』 등의 문장도 또한 항목별로 분산시켜 버리고 전통적인 본초서의 형식은 완전히 깨져 버리고 말았다. 여기에서 이시진이 과거의 전통과 형식에 사로잡히지 않고 합리성을 추구하고 있는 자세를 볼 수 있다. 이 점을 평가한 학자는 오까니시 다메또(岡西爲人) 씨로서 "시진(時珍)의 목적은 무질서로 축적된 수많은 고래(古來)의 여러 설들을 총합(總合)하고, 그것을 가지런하게 배열하여, 본초의 온전한 모습을 일목요연하게 한 것에

---

5) 역자주 : 한 줄의 글이 씌어 있는 공간에 작은 글씨체로 두 줄을 써 놓는 것.

『본초강목』 권41, 충부의 좀을 각론의 전형적인 예로 나타내었다. 여
기에는 정오(正誤)와 수치(修治)의 항(項)이 빠져 있다.

있다."고 서술하고 있는 것은 전적으로 옳은 말이다.

발명(發明)에서는 금원(金元) 의가의 설에 의해 의론을 하는 것
이 많으므로, 일본에서는 이것을 싫어하여 무라이 긴잔(村井琴山)
과 같이 "제가(諸家)의 본초는 다만 약물의 형상을 말한 것만을[본
초강목에서는 집해(集解)에 해당한다] 취해야 한다. 그 나머지는
볼만한 것이 없다."[『의도이천년안목편(醫道二千年眼目篇)』권5]
고 말하고 있다. 사실 집해만을 읽으면 된다고 나도 배웠던 것이다.

그러나 발명에서는 이시진이 각종 실험을 했다는 것도 기록되어
있기 때문에 대단히 흥미가 있는 곳이다. 예를 들면 대두(大豆)에
대하여 "시진이 말하기를 고방(古方)에 의하면 대두(大豆)는 백약
(百藥)을 해독(解毒)한다고 했지만 내가 항상 이것을 시험해 보니
크게 다르고, 또한 감초(甘草)를 가해 보니 그 효험이 기이하더라.
이와 같이 다 알아내야 한다."라고 논하고 있다. 만다라화(曼陀羅
花)[독초(毒草) 이름]에 대해서도 실험을 했다. 이와 같이 때로는
이시진이 자신 있게 '불가부지(不可不知)'라는 표현을 가끔 쓰곤

했다.

부방(附方)은 가장 중시해야 할 부분이다.『증류본초』에서 묵개자 뒤에 당신미가 첨가한 것의 개수는 모두 2935이다.『본초강목』에서는 8161을 더 추가하여 모두 11096이라는 놀랄만한 숫자의 용례(用例)를 기록하고 있다.『증류본초』의 이러한 부분을 옳게 평가한 것은 이시진으로『본초강목』의 서례 부분에서 "제가 본초 및 각 약을 단방(單方)으로 하여, 이것을 천고(千古)에 남기고 없어지지 않게 한 것은 모두 그 공적이다."라는 표현으로『증류본초』가 본초서의 전통적 형식을 전하고 있는 것과 동등하게 이것을 높이 평가하고 있다.

그러므로 부방(附方) 부분을 약 4배 확장했다고 할 수 있다. 부방의 중요성을 지적하여 타끼 모토야스(多紀元簡, 1755∼1810)는 "민간에서 전하는 기방(奇方)은 대부분 본초의 부방(附方)에 나온다. 읽지 않으면 안된다."고 서술했다. 기방(奇方)이란 단방(單方)이며, 민간약(民間藥)의 형식으로 알려져 있는 단방(單方)을 조사해 보면 그 모두가 부방에서 나오고 있다는 것이다. 즉 에도(江戶) 시대의 의사는『본초강목』을 잘 읽고 있었으며, 부방에 씌어 있는 간편하고도 유효한 처방을 비전문가에게 가르쳐 주기도 했을 것이다. 이것이 구두(口頭)로 전해져서 민간에 유포되었을 것이다. 어쨌든 이 부분에는 중요한 자료가 가득 들어 있다고 말해도 좋다.

『본초강목(本草綱目)』은 이와 같이 낡은 본초서를 다시 편성하고 있기 때문에『증류본초(證類本草)』를 읽을 때의 약속 같은 것은 이미 필요하지 않게 되었지만 다음에 표시하는 인명과 책 이름에 대해서는 정확한 명칭을 알지 않으면 읽을 수 없다.

본경(本經) —— 신농본초경(神農本草經)

별록(別錄) —— 도씨(陶氏)의 명의별록(名醫別錄)[도홍경(陶弘
景)이라는 말도 있지만 다른 사람 같다]

굉경(宏經) —— 정확하게는 홍경(弘景), 도홍경(陶弘景)의 본
초경집주(本草經集註) 혹은 도씨(陶氏)의 약총
결(藥總訣)

오씨(吳氏) —— 오보(吳普)의 오보본초(吳普本草)＝오씨본초
(吳氏本草)

보(普) ——— 오보(吳普)

당지(當之) —— 이당사(李當士)의 이씨약록(李氏藥錄)

지재(之才) —— 서지재(徐之才)의 약대(藥對)[북제(北齊)]

효(斅) ——— 뇌효(雷斅)의 뇌공포자론(雷公暑炙論)[유송(劉
宋)]

권(權) ——— 견권(甄權)의 약성본초(藥性本草) 또는 약성론
(藥性論)[당(唐)]

공(恭) ——— 정확하게는 경(敬), 소경(蘇敬)의 신수본초(新
修本草)＝당본초(唐本草)[당(唐)]

장기(藏器) —— 진장기(陳藏器)의 본초습유(本草拾遺)[당(唐)]

선(詵) ——— 맹선(孟詵)의 식료본초(食療本草)[당(唐)]

맹선(孟詵) —— 식료본초(食療本草)[당(唐)]

사막(思邈) —— 손사막(孫思邈)의 천금식치(千金食治)[당(唐)]

구은(咎殷) —— 정확하게는 구은(咎殷)의 식의심경(食醫心鏡)
[당(唐)]

순(珣) ——— 이순(李珣)의 해약본초(海藥本草)[당(唐)]

이순(李珣) —— 해약본초(海藥本草)[당(唐)]

손지(損之) —— 양손지(楊損之)의 산번본초(刪繁本草)[당(唐)]

보승(保昇) —— 한보승(韓保昇)의 중광영공본초(重廣英公本草)
＝촉본초(蜀本草)

사량(士良) —— 진사량(陳士良)의 식성본초(食性本草)[남당(南
唐)]

대명(大明) —— 일화자(日華子)의 일화제가본초(日華諸家本草)
[송(宋)]

일화(日華) —— 일화자(日華子)[송(宋)]

지(志) ——— 마지(馬志)의 개보본초(開寶本草)[송(宋)]

우석(禹錫) —— 장우석(掌禹錫)의 가우보주본초(嘉祐補註本草)
[송(宋)]

송(頌) ——— 소송(蘇頌)의 도경본초(圖經本草)[송(宋)]

소송(蘇頌) —— 도경본초(圖經本草)[송(宋)]

종석(宗奭) —— 구종석(寇宗奭)의 본초연의(本草衍義)[송(宋)]

승(承) ——— 진승(陳承)의 중광보주신농본초병도경(重廣補註
神農本草幷圖經)[송(宋)], 증류본초에서「별설
(別說)」이라고 되어 있는 것.

신미(愼微) —— 당신미(唐愼微)의 증류본초(證類本草)[송(宋)]

원소(元素) —— 장원소(張元素)[장결고(張潔古)]의 결고진주낭
(潔古珍珠囊)[금(金)]

고(杲) ——— 이고(李杲)[이동원(李東垣)]의 용약심법(用藥
心法), 약류법상(藥類法象)[금(金)]

진형(震亨) —— 주진형(朱震亨)[주단계(朱丹溪)]의 본초연의보
유(本草衍義補遺)[원(元)]

호고(好古) —— 왕호고(王好古)의 탕액본초(湯液本草)[원(元)]

기(機) ———— 왕기(汪機)의 본초회편(本草會編)[명(明)]

왕기(汪機) —— 본초회편(本草會編)[명(明)]

가모(嘉謨) —— 진가모(陳嘉謨)의 본초몽전(本草蒙筌)[명(明)]

이상과 같은 것은 『신주교정국역(新註校定國譯) 본초강목』 제2권의 월보(月報)에서 미야시타 사부로오(宮下三郎) 씨가 「본초강목역대제가본초(本草綱目歷代諸家本草)의 인명색인」의 제목 아래에 좀더 상세하게 해설해 놓았으므로 참고하기 바란다. 또한 『본초강목』 제1권 서례상(序例上)에도 적혀 있다.

16. 『본초강목』에 있어서의 문제점

이시진이 역대 제가의 본초를 모두 이용하여 실용적으로 편리하게 항목별로 나누어 정리한 것은 획기적인 것이었는데, 중복을 피하고 알기 쉽게 표현했기 때문에 나중에 와서 이것이 큰 문제가 되었다. 오까니시 다메또(岡西爲人) 씨가 "고래(古來)의 여러 설(說)들을 모으고 그것을 가지런하게 배열하여 본초(本草)의 온전한 모습을 일목요연하게 하였기 때문에, 고문(古文)의 가장 중요한 점을 취하고 낭비를 줄이는 것은 부득이한 것이었다. …… 이 책의 이름이 높아지면서 아무런 비판도 하지 않고 맹목적으로 믿는 경향이 있는데, 원래부터 개인의 견해에 의해 정리한 것이기 때문에 독단과 오류도 적지 않다. 이 책을 이용할 때에는 이러한 점을 고려하고 특히 인용문에 대해 될 수 있는 한 원본을 확인하는 배려가 필요하다."[『신주교정국역본초강목(新註校定國譯本草綱目)』·제1

권의 월보(月報)]라고 논하고 있는 것이 바로 이 문제이다.

이 문제를 구체적으로 조사한 논문―장조상(莊兆祥) 씨의 「본초강목비평(本草綱目我評)」 No.9(「중국신의약」, 1960년 10호, p. 9-13)에 따라 문제점을 밝혀 보기로 하자. 장씨는 차전(車前 : 차전초·질경이)에 대하여 원문과 하나하나 대조해 가면서 검토하고 있다.

집해(集解)에서 "공(恭)이 말하기를, 지금은 개주(開州)에서 나는 것이 더 낫다."고 한 것에 대해 공(恭), 즉『신수본초(新修本草)』에서는 '승(勝)'이 '위최(爲最)'로 되어 있다. 그 뜻은 변함이 없지만 표현이 다른 것이다. 한편 부방(附方)의 음랭민동(陰冷悶疼)의 예에서 '점입낭내(漸入囊內), 종만살인(腫滿殺人), 차전자말음복방촌비(車前子末飲服方寸匕), 일이복(日二服), 천금방(千金方)'이라고 세자쌍행(細字雙行)으로 적혀 있는 것은 천금방·권 24에 '유인음랭(有人陰冷), 점점냉기입음낭(漸漸冷氣入陰囊), 종만공사(腫滿恐死), 일야동민(日夜疼悶), 부득면방(不得眠方), 말차전자음복지(末車前子飲服之)'라고 되어 있다. 26자(字)의 원문을 20자(字)로 줄여 쓰고 있는데 내용은 변함이 없다.

이와 같이 원문을 까닭 없이 변경하거나 반대로 원문에 없는 문자를 첨가하거나 한 곳이 많이 있고, 장조상(莊兆祥) 씨의 계산에 의하면 차전(車前)의 약 2000자 중에서 원문과 다른 부분이 50~100자나 있다고 한다. 즉 20자에서 40자 간격에 1자씩 문제가 있는 셈이다. 그러므로『본초강목』을 이용하여『천금방』에 이와 같이 씌어 있다고 말하는 것은 대단히 잘못된 것이다. 반드시 원문(原文)에 비추어서 문장을 확인해야 한다. 만약 원문과 대조할 수 없을 경우에는『천금방』에는 이와 같은 뜻이 씌어 있다라고 해야 한다.

이것을 와타나베 타쯔죠(渡邊達三) 씨는 「이시진의 『본초강목』과 그 판본」이라고 제목을 붙인 동방학보(東方學報) 1953년 12권 4호, p.333-357의 논문에서 다음과 같이 말하고 있다. "고증학적(考證學的)인 입장에서 『본초강목』을 이용할 때는 반드시 이시진이 인용한 원전(原典)과 대조해야 하며, 『본초강목』은 다만 색인의 역할을 한 것에 지나지 않는다. 『본초강목』의 진면목은 본초의 통속적(通俗的)인 실용화에 있는 것이지 심오한 고전주의적 고증학에 있는 것이 아니다."

『본초강목』에 이와 같은 결점이 있는 것은 사실이며, 이것은 또 다른 측면으로는 뜻만 틀리지 않는다면 표현을 조금 달리 해도 별로 큰 문제는 아니라는 근대적 사고방식에 의한 것이라고 말할 수 있다. 명대(明代)에는 이러한 종류의 책이 적지 않았기 때문이다. 유교적(儒敎的)인 상고사상(尙古思想)에서는 공자(孔子)가 말한 것처럼 '술이부작(述而不作)'이라고 하는 입장을 취하므로 고태(古態)를 끝까지 보존하고, 새로운 견해는 세자쌍행(細字雙行)으로 기록하며, 눈에 띄지 않도록 힘쓰고 있다. 송대의 『증류본초』에서 그 전형(典型)을 볼 수 있다. 그러나 다른 면에서는 고증학적으로는 크게 문제가 되지 않지만, 와타나베 타쯔죠(渡邊達三) 씨처럼 실용화(實用化)를 통속적(通俗的)인 것으로 표현하고, 고증학(考證學)을 심원한 것으로 표현하는 것에는 찬성할 수 없다. 의학(醫學)과 약학(藥學)은 실용적인 면이 충실하지 않으면 아무런 가치도 없는 것이다. 병의 이론을 아무리 상세하게 설명할 수 있다 할지라도 눈앞의 환자를 치료할 수 없는 의사는 존재가치가 없다. 학문(學問)은 이래서는 안되는데도 불구하고 그것을 심원(深遠)하다라고 하는 것은 우습다.

이런 점에서 오까니시 다메또(岡山爲人) 씨는 서지학적(書誌學的) 업적을 많이 남긴 사람이었는데,『본초강목』의 장점을 정확하게 이해하고 있었던 몇 안되는 사람 중의 한 사람이었다. 그리고 "특히 주의해야 할 것은 권두(卷頭)의 역대 제가본초의 조하(條下)에서 볼 수 있는 시진(時珍)의 설(說)에는 오류가 많은데, 예부터 이것을 소홀히 하여 오류를 전한 사람이 적지 않으므로 이하 그 분명한 것을 들어서 정정(訂正)해 둔다."고 하면서 명의별록(名醫別錄), 당본초(唐本草), 촉본초(蜀本草), 증류본초(證類本草), 구황본초(救荒本草)에 대하여 상세히 설명하고 있다. 이것은 서례상(序例上)의 부분에 있는 진짜 착오이기 때문에 앞서 말한 월보(月報)의 「강목잡기(綱目雜記)」라고 제목을 붙인 오까니시(岡西) 씨의 문장을 잘 이해해 두지 않으면 안된다.『신농본초경(神農本草經)』의 복원을 시도한 에도(江戶) 말기의 고증학가(考證學家) 모리 다쯔유끼(森立之)가 "『증류(본초)[證類(本草)]』를 읽고 나서야 비로소『본초강목(本草綱目)』이 두찬망개(杜撰妄改)[6]에 의한 것임을 알았다."라고『본초강목』을 매도한 것에 대하여 오까니시(岡西) 씨는 이것은 고증학·서지학의 입장에서의 견해라는 것과, 그리고 이렇다고 해서『본초강목』의 가치가 전면적으로 부당하는 것은 아니라는 것을 명확하게 지적했다.

---

6) 역자주 : 근거(根據)나 출처(出處)가 없는 문자(文字)를 써서 틀린 곳이 많은 글.

17. 『본초강목』의 이용방법

명대 후기의 학자 왕세정(王世貞, 1529~93)이 서문(序文) 중에서 "실로 성리(性理)의 정미(精微), 격물(格物)의 통전(通典), 제왕(帝王)의 비록(秘錄), 신민(臣民)의 중보(重寶)이다."라고 표현했듯이 『본초강목』은 읽으면 읽을수록 재미있다. 그러나 1892종의 약물을 전부 읽는 것은 거의 불가능하며 특히 진료에 참여하고 있는 사람에게는 정말 무리가 있다. 그러나 치료에 늘 쓰이는 약물에 대해서는 꼭 읽어 주기 바란다. 그것조차 할 수 없다는 사람들을 위하여 청대에 와서 간편한 책이 편찬되었다. 그것이 유명한 『본초비요(本草備要)』[1664년, 증정본(增訂本)은 1694년]이다. 증정본(增訂本)에서는 478종의 약물이 수록되어 있다. 이 숫자가 중국에서의 상용약물수(常用藥物數)이다. 『상한론(傷寒論)』에서 쓰이고 있는 약물이 92종, 『금궤요략(金匱要略)』과 합하여 221종이므로 478이라는 숫자는 크다.

왕앙(汪昂)은 서문의 처음에 "의학의 중요한 것은 절맥(切脈)부터 먼저 해야 한다. 맥후(脈候)가 진실하지 않으면 허실(虛實)을 분별할 수 없고, 공보(攻補)를 함부로 실행하여 사람의 수명을 요절(夭折)하게 하는 자가 적지 않다. 그 다음에는 그야말로 약성(藥性)을 분명하게 해야 한다."고 씌어 있는 것은 중국에서는 맥진(脈診)에 의해 모든 증상을 판단하는 방법이 발달했기 때문이다. 그러나 약제에 관한 지식을 이와 같이 중시하고 있는 것에 주목하지 않으면 안된다.

이러한 왕앙에게 『탕두가결(湯頭歌訣)』(1694년)이라는 저서가 있다시피 중국에는 약물에 대하여도 약성가(藥性歌)와 약성부(藥

性賦)가 있다. 이러한 것은 탕제(湯劑)와 개개의 약물의 약효와 사용방법의 요점을 1구(句)를 3, 5, 7자(字)로 만들고, 운(韻)을 밟아 노래처럼 지어서 따라 외우기 쉽게 한 것이다. 이와 같은 책으로 공부하는 것도 하나의 방법이다. 한편 탕두(湯頭)라는 말의 의미에 대해『중일대사전(中日大辭典)』에서는 약종(藥種)이라고 설명되어 있는데 이것은 잘못된 것이며, 돌을 석두(石頭)라고 하고, 나무를 목두(木頭)라고 구어(口語)로 말하는 것처럼 탕제(湯劑)와 다름없다.

『본초강목』을 읽을 때 한화사전(漢和辭典)을 옆에 두고 가끔 이용하지 않으면 문장을 정확하게 이해할 수 없기 때문에 현대문을 위하여 중일사전(中日辭典)도 필요하다. 이시진은 구어를 가끔 사용하기 때문이다. 제44권에서 하돈(河豚)의 간(肝) 및 기미(氣味)의 항에서 하돈(河豚)의 피에는 독(毒)이 있고, 그 기름을 먹으면 눈이 흐려지고 만다는 것을 서술했는데, 눈이 흐려진다는 것을 '안령목화(眼鈴目花)'로 표현하고 있다. 이것을 스즈끼 신가이(鈴木眞海) 씨는 『국역본초강목(國譯本草綱目)』·제10책, p.604에서 "눈은 안화(眼華)를 생기게 한다."라고 번역하고 있다. 이것이 무엇인지 아무도 모른다. 또한 원문에는 그 다음에 '유마자창안정화(油麻子脹眼睛花)'라는 구절이 민간에 전해지고 있다고 씌어 있다. 이것을 스즈끼(鈴木) 씨는 "기름은 마비하고, 알은 팽창하며, 안정(眼睛)은 화(花)한다."라는 말이라고 번역하고 있다. "안정화(眼睛花)한다."라는 것이 무엇인지 스즈끼(鈴木) 씨 자신도 몰랐던 것이다. 화(花)와 화(華)는 아무리 한화사전(漢和辭典)을 뒤져도 알맞은 번역을 찾지 못한다. 중일사전(中日辭典)을 펼치면 눈이 흐린 것이라고 씌어 있다. 결국 이것은 문어(文語)가 아니라 구어(口語)인 것이다. 마찬가지로 안정(眼睛)도 구어이며, 눈이라는 뜻이다.

왜 이런 것이 생기는가 하면 이시진은 약초채집인, 나무꾼, 어부, 땅꾼, 비전문가 등과 열심히 약에 대한 이야기를 하여 유익한 말을 들으면 그대로 기록하여 원고로 사용했던 것 같다. 이시진이 다만 낡은 본초서를 정리했을 뿐만 아니라 널리 지식을 탐구하고 있었다는 좋은 증거이다.

18. 『본초강목』의 교과서

현재 새책으로 구할 수 있는 『본초강목』은 다음의 종류이다.

(1) 『**신주교정국역본초강목**(新註校定國譯本草綱目)』[춘양당(春陽堂) 간행, 1973~8년], A5판, 15책, 72000엔, 스즈끼 신가이(鈴木眞海) 역, 기무라 고이찌(木村康一) 감수, 기타 13명 교정. 이것은 1929년에 **두주국역본초강목**(頭註國譯本草綱目)[춘양당(春陽堂) 간행, 스즈끼 신가이(鈴木眞海) 역, 시라이 코타로오(白井光太郎) 감수 및 주해, 기타 6명 교정]이라고 하여 출판된 것에 새로 주(注)를 가한 것이다. 강서본(江西本)의 화각본(和刻本)[칸에이(寬永) 14년 간행 및 죠요오(承應) 2년 간행]을 바탕으로 하고 있다. 한편 권13, 제14는 본초강목습유(本草綱目拾遺)의 국역이며, 제15에 색인이 붙어 있다.

(2) 『**본초강목**(本草綱目)』[상무인서관(商務印書館) 간행], B6판, 6책, 3600엔. 1930년간의 만유문고(萬有文庫)판의 복각본(覆刻本)이며, 현재 중국서적을 취급하고 있는 서점에서 구입할 수 있

다. 장씨미고제본(張氏味古齋本)을 바탕으로 하고 있는데 부각(付刻)되고 있는 맥학(脈學)과 습유(拾遺)는 제외하고 있다. 권6에 사각호마색인(四角號碼索引)이 붙어 있다.

(3)『**본초강목**(本草綱目)』[인민위생출판사(人民衛生出版社) 간행], B5판, 4책. 제1책(1975년), 1500엔. 제2책(1977년), 제3책(1978년)까지 간행되고 있다. 강서(江西) 초각본(初刻本)을 바탕으로 하고 간화문자(簡化文字)를 쓰고 활자는 커서 읽기 쉽다. 증류본초(證類本草), 천금익방(千金翼方)[신수본초(新修本草)의 정문(正文)이 수록되어 있다], 본초경집주(本草經集註)의 돈황잔권(敦煌殘卷), 본초강목(本草綱目)의 금릉본(金陵本)을 참고로 하여 교감(校勘)했으므로 이것을 교점본(校點本)이라고 한다. 지금까지 출판된 것 중에서 가장 좋은 것이라고 말할 수 있는데 간화문자(簡化文字)에 익숙할 때까지는 읽기 어려울지도 모른다. 현재 중국책을 취급하고 있는 서점에서 구입할 수 있다.

(4)『**본초강목**(本草綱目)』[인민위생출판사(人民衛生出版社)], A5판, 2책, 1957년. 장씨미고제본(張氏味古齋本)의 영인축쇄본(影印縮刷本)으로서 금릉본(金陵本)과의 차이점을 권말(卷末)에 교감표(校勘表)로서 붙였으며, 약명(藥名)에 의한 색인도 붙어 있다. 다만 원본에서 강서본(江西本) 이하의 여러 서문들과 맥학(脈學) 3책과 본초강목습유(本草綱目拾遺)를 제외하고 있다. 이것은 현재 구입할 수 없지만 그다지 멀지 않은 장래에는 구입할 수 있을 거라고 생각한다.

(5)『**본초강목**(本草綱目)』[정문서국인행(鼎文書局印行)] B6판, 2책, 3700엔, 양가락(楊家駱) 주편. 대만(臺灣)에서 출판된 국학명저진본휘간(國學名著珍本彙刊)의 시리즈에 포함되어 있고 대만출

판서적(臺灣出版書籍)을 취급하고 있는 서점에서 구입할 수 있다.

(6)『신교증정본초강목(新校增訂本草綱目)』[굉업서국인행(宏業書局印行)] A5판, 3책, 6600엔, 1974년. 감위송(甘偉松) 증보·교정. 대만출판서적을 취급하고 있는 서점에서 구입할 수 있다.

이상의 설명문에 있어서 금릉본(金陵本), 강서본(江西本), 장씨미고제본(張氏味古齋本) 등의 용어를 사용했으므로 이것에 대해 설명해 두기로 하겠다.

금릉본(金陵本) : 이시진의 원고를 최종적으로 완성시킨 때가 만력(萬曆) 18년(1590년)이며, 그 해에 개각(開刻)했다고 하므로 초판본(初版本)은 1590년에 출판되었다고 하는 사람도 있는데 그보다 몇 년 후에 간행되었다고 보는 것이 타당하다. 왕세정(王世貞)의 서문(序文)은 만력(萬曆) 경인(庚寅)(18년)으로 되어 있는데 간본(刊本)은 만력 24년(1596년)에 황제에게 진헌(進獻)했고, 동시에 시진(時珍)의 차남(次男) 건원(建元)이 황제에게 제출한 편지[진소(進疏)라고 한다]에서 "이전에 본초 한 부(部)를 저술하여 처음 인쇄하게 되고 이제야 숫자대로 갖추었나이다."라고 씌어 있는 것으로부터 오까니시 다메또(岡西爲人) 씨는 1590~96년 사이에 초판본이 간행되었다고 추정하고, "시진이 별세(別世)한 만력 21년(1593년)경에 완성되었다고 추정된다."고 말하고 있다. 이 초판본은 그 당시에 가장 문화가 번영했던 남경(南京)의 호승룡(胡承龍)에게 의뢰하여 만들어진 것이며, 당시 남경(南京)을 금릉(金陵)이라고 부르고 있었으므로 이것을 금릉본(金陵本)이라고 했던 것이다. 이것이 현재 세계에 4부밖에 남지 않았다고 한다.

강서본(江西本) : 만력 31년(1603년)에 강서순무(江西巡撫) 벼슬을 하고 있었던 하량심(夏良心)이 간행한 제2판이며, 금릉본의 오자를 정정하고, 거기에 이시진이 저술한 빈호맥학(瀕湖脈學), 맥결고증(脈訣考證), 기경팔맥고(奇經八脈考)의 3책을 부각(付刻)한 것이다.

　장씨미고제본(張氏味古齋本)：제14판에 해당하는데 청대의 광서(光緒) 11년(1885년)에 안휘성(安徽省) 합비(合肥)의 장소당(張紹棠)이 통행본(通行本)에 오류가 많은 것을 한탄하고 금릉본(金陵本) 제5판에 해당하는 오씨중정본(吳氏重訂本) 등과 비교하고 충분히 정정하여 식물명실도고(植物名實圖考)[오기용(吳其濬), 1848년] 등에 의해 잘못된 그림을 바로잡아 놓고 본초강목습유(本草綱目拾遺)[조학민(趙學敏), 1765년 저술, 1871년 간행]도 부각(付刻)하고 모두 76권으로 만들어 가장 완비된 체재를 취한 것이다.

19. 중국의 최근 한방약물서적

　잘 알고 있다시피 1949년에 중화인민공화국(中華人民共和國)이 성립된 이래, 중국은 한방의학(漢方醫學)의 성과를 높이 평가하고 서양의학과 같은 입장에서 국민의 보건위생에 관여하게 되었다. 그 기본방침이 토론된 후에 확립된 1955년 북경(北京)에 중의연구원

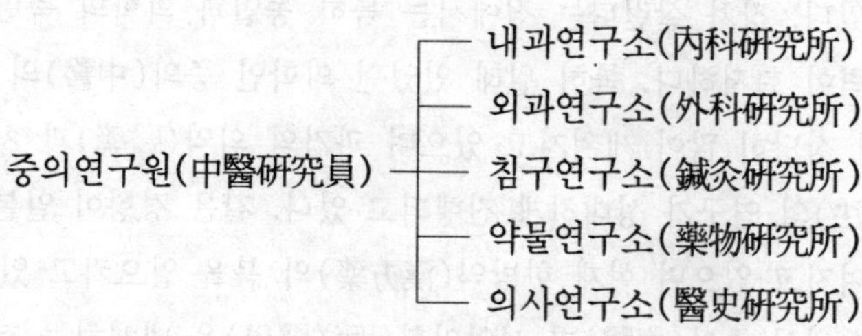

이 설립되고 앞의 5개 부문으로 나누어져서 한방연구의 전국적인 중심 역할을 담당하게 되었다.

연이어 전국의 대도시에 중의학원(中醫學院)이라는 한방의과대학(漢方醫科大學)도 설립되었다. 또한 병원에는 서양의학에 의한 진찰실(診察室), 치료실(治療室)과 같은 수의 한방의학에 의한 치료실이 세워져서 서양의학에 내과(內科), 외과(外科), 소아과(小兒科), 산부인과(產婦人科), 안과(眼科), 비뇨기과(泌尿器科), 이비인후과(耳鼻咽喉科), 피부과(皮膚科) 등이 있듯이 한방의학에도 내과(內科)[산부인과(產婦人科)를 포함], 외과(外科)[피부과(皮膚科, 안과(眼科)를 포함], 소아과(小兒科), 치과(痔科), 침구과(鍼灸科), 비뇨과(泌尿科), 구강과(口腔科), 창과(瘡科) 등의 치료실이 있으며, 결코 한방과(漢方科)라는 일실(一室)로 갖추어진 것은 아니다.

이와 같은 중국의 동향에 대하여 수내청(藪內淸) 씨는 「중국고대과학(中國古代科學)」[가꾸세신서(角川新書), 1964년]의 마지막 부분에서 다음과 같이 논하고 있다. "과거의 중국문명은 여전히 낮은 단계를 바탕으로 평가해야 할 것이다. 물론 과거의 유산은 귀하게 보존하고 또한 장래에 활용될 것이다. 신중국(新中國)에 있어서 이와 같은 유산의 보호와 이것을 장차 살리는 노력이 바야흐로 진행되고 있다. 장차 살린다는 점에서는 특히 농업과 의학의 측면에서의 노력이 현저하다. 특히 원래 있었던 의학인 중의(中醫)의 연구기관이 상당히 많이 세워지고 있으며 과거의 의약(醫藥)과 치료법(治療法)의 연구가 성대하게 진행되고 있다. 같은 경향이 일본에서도 보여지고 있으며 현재 한방약(漢方藥)의 붐을 일으키고 있다. 이렇다고 해서 중의(中醫)가 서양의학(西洋醫學)을 대체하는 것은 불가능하며, 따라서 장차 의학에 있어서 없어서는 안될 부분으로 인정될 가능성은 거의 생각할 수 없을 것이다. 아무리 과거에 대한 애착을 갖고 있다고 할지라도 크나큰 역사의 흐름에 대항할 수는 없다.”라고. 그러나 이것은 분명하게 잘못된 견해이며, 중국에서는 서양의학 대신에 한방의학을 가지고 오려고 생각하고 있는 것이 아니라, 바로 변증법(辨證法)으로 말하고 있는 정(正)→반(反)→합(合)의 형식으로 두 의학을 지양하고 두 의학의 요소를 속에 품어 가면서 더욱 고도(高度)의 새로운 의학을 만들려고 시험하고 있으며, 이렇게 하는 것이 중국 국민에 대해서도 필요할 뿐만 아니라 세계의 의학발전에 기여하는 방향이라고 여기고 있는 것이다.

　이와 같은 움직임 가운데에서 전국 중의학원(中醫學院)의 약물학(藥物學) 교과서로서 다음과 같은 책들이 출판되었다.

『중약학개론(中藥學槪論)』[인민위생출판사(人民衛生出版社), 1958년] A5판, 203쪽, 남경중의학원(南京中醫學院) 편저. 내용은 2부(部)로 갈라져 있고, 상편(上編)은 총론(總論)이고, 하편(下篇)은 각론(各論)이며, 상용중약(常用中藥) 398종을 설명하고 있다. 이것은 1969년에 홍콩의 의약위생출판사(醫藥衛生出版社)에서 복각본(覆刻本)이 간행되었으므로 일본에서도 이것을 구입할 수 있다.

『중약학강의』(中藥學講義)[상해과학기술출판사(上海科學技術出版社)? 1960년] A5판, 481쪽, 성도중의학원(成都中醫學院) 주편. 내용은 상편이 총론이고, 하편이 각론이며, 상용중약 398종을 취급하고 있다. 이것은 1966년에 의약위생출판사(醫藥衛生出版社)로부터 복각(覆刻)되어 일본에서도 이것을 구입할 수 있다.

한편 건국 10주년을 기념하여 다음의 두 책이 출판되었다.

『중약지[(中葯志)』로서 중약지(中藥志)의 간화자(簡化字)이다.

인민위생출판사(人民衛生出版社) 간행, B5판]

제1책(1959년, 564쪽), 근(根) 및 근경류(根莖類) 113종.

제2책(1961년, 530쪽), 종자 및 과실류 125종.

제3책(1960년, 677쪽), 전초류(全草類) 45종, 엽류(葉類) 11종, 화류(花類) 25종, 피류(皮類) 14종, 등목류(藤木類) 23종, 수지류(樹脂類) 8종, 조균류(藻菌類) 7종, 기타 7종.

제4책(1961년, 326쪽), 동물류(動物類) 52종, 곤충류(昆蟲類) 18종, 광물류(鑛物類) 46종. (모두 494종을 기재)

이 책의 편찬에는 중국의학과학원약물연구소(中國醫學科學院藥物研究所), 중국과학원남경중산식물원(中國科學院南京中山植物園), 북경의학원약학계(北京醫學院藥學系), 천진시약재공사(天津市藥材公社), 북경중의학원(北京中醫學院), 북경시약재공사(北京市藥材公社)가 맡았기 때문에 국가적인 규모로 행해진 것이다.

『약재학(藥材學)』[인민위생출판사(人民衛生出版社) 간행, 1960년], B5판, 1416쪽, 남경약학원(南京藥學院), 약재학교연조(藥材學教研組) 편저, 내용은 제1편 총론(總論), 제2편 식물성(植物性) 약재에 대하여 498종, 제3편 동물성(動物性) 약재에 대하여 82종, 제4편 광물성(鑛物性) 약재에 대하여 54종. 합계 634종. 이에 관한 약재 약 160종을 가하여 합계 794종이 된다. 홍콩의 소화문화복무사출판(劭華文化服務社出版)의 복각본(覆刻本)을 구입할 수 있다.

이것들은 모두 양서(良書)이며, 특히 중약지(中藥志)는 높이 평가되고 있는데 현재는 구입이 불가능하다.

20. 맨발의 의사를 위한 교과서

중국에서는 1960년 이후로 대학에서 의학을 배운 졸업생은 의학학원(醫學學院), 중의학원(中醫學院) 중 어느 졸업생이든지 모두 서양의학(西洋醫學)과 한방의학(漢方醫學)의 두 방면을 배우고 있다. 이러한 사람들 가운데에서 장래에 훌륭한 임상가(臨床家), 연구자(研究者)가 나올 수 있는 기초가 겨우 이루어졌다고 할 수 있다. 그러나 1966년부터 시작된 이른바 문화혁명(文化革命)에 의하여 의학(醫學)과 약학(藥學) 분야에 있어서도 큰 변동이 생긴 것 같은데 그 상세한 것을 아직 알아내지 못하고 있으므로 여기서는 약물서(藥物書)에 관한 것만을 논하기로 하자.

모택동(毛澤東) 주석이 "의료위생활동(醫療衛生活動)의 중점을 농촌에 두자."고 하는 유명한 지시를 발표한 것은 1965년이다. 이 것을 수내청(藪內淸)이 "중국은 7억의 거대한 인구를 안고 있으며, 그 대부분이 농촌에 살고 있다. 이 농민대중을 기반으로 하여 혁명을 진행한다고 하는 모택동이 농촌을 중시하는 의료정책을 취한 것은 당연하다."[이와나미신서(嚴波新書) 『중국의 과학문명』 p.219, 1970년]고 단순하게 고려한 것은 잘못이라고 생각한다.

최근까지 중국에는 주혈흡충병(住血吸蟲病)의 만연으로 인하여 황폐해진 농촌이 많았다. 그래서 중국정부로서는 주혈흡충병을 박멸하는 것이 농촌을 개선하는 하나의 큰 문제였기 때문에 "7년 동안 주혈흡충병을 박멸하자."라고 사람들에게 호소하고, 철저한 대책을 실시했다. 1958년 6월 30일의 인민일보는 강서성(江西省) 여강현(余江懸)에서 주혈흡충병을 완전히 소멸시켰다는 기사를 크게 보도했다. 이것을 읽고 모택동 주석은 감격하여 자기들의 장기간의 고생이 이와 같은 형식으로 구체적인 성과를 거두기 시작한 것에 감동이 용솟음치면서 "온신(瘟神)[역병신(疫病神)]을 내보낸다."라고 제목을 붙인 시 2편을 지었다. 이 시가 그해 10월에 인민일보에 발표되자 이것을 읽은 사람들은 모두 작자와 같은 감격을 느꼈던 것이다. 상해(上海) 의료계의 사람들도 감격하여 지금까지 도시에 집중되어 있었던 활동을 농촌으로 펼쳐가기 위하여 10,000명이 넘는 대규모의 부대를 편성하고 분산하여 농촌으로 들어가, 거기서 진료를 했을 뿐만 아니라 인민공사(人民公社)의 보건소와 협력하여 다수의 보건요원을 단기간에 양성하고 농촌에서의 의료와 위생상태의 개선에 크게 도움이 되도록 하였다.

그러나 상해시 위생부(上海市衛生部)에서는 의사 자격을 갖지 않은 자가 치료를 행하고 약제사 자격이 없는 자가 투약하는 것을 바람직하지 않다고 판단하여 이와 같은 보건요원을 양성하는 것을 금지하는 조치를 취했다. 그러나 중국 각지에서 부분적인 것 같지만 1960년 이후로 이와 같은 보건요원을 양성하는 움직임이 계속 이어진 것 같다. 인구가 분산된 농촌에 있어서는 이 방법 이외에는 의료상황을 개선할 가망성이 없었기 때문이다. 의료계의 동정은 보고서 형식으로 정부기관까지 전송되어져 있었는데 하물며 위생부의 견해가 분열되어 있었더라면 그것은 큰 문제로 떠올랐을 것이다. 이러한 것을 검토한 결과, 상술한 모택동 주석의 지시는 1965년에 발표되었다고 보아야 할 것이다. 이것을 모택동의 개인적인 지향이라고 보아서는 안된다. 발표 후 반농반의(半農半醫)의 '맨발의 의

사(赤脚醫生)'가 조직적으로 훈련되었다.

중국에는 각 성(省), 각 지구(地區)가 자력갱생(自力更生), 즉 자력(自力)으로 일을 해나가는 것을 기본방침으로 하고 있었으므로 합성약품제조공장(合成藥品製造工場)을 분산시킨 것처럼 생약(生藥)도 각각의 토지에서 생산한 것을 이용하는 것을 기본으로 한다. 예를 들면 식물성(植物性) 약재는 야생(野生)하고 있는 것을 채집하고, 또한 될 수 있는 한 재배화(栽培化)하여 증산(增産)하도록 요청되었으므로 맨발의 의사들은 각각의 지역에서 실제로 도움이 되는 지식을 습득해야 했다. 그 때문에 각 지역에서 약물서적이 포켓(pocket)판으로 많이 출판되었다. 내가 구입할 수 있었던 것은 다음과 같은 종류였다.

『**동북상용중초약수책**(東北常用中草藥手冊)』[심양부대후근부위생부(沈陽部隊後勤部衛生部) 편, 1970년]

『**북방상용중초약수책**(北方常用中草藥手冊)』[북경·심양·난주·신강각부대후근부위생부(北京·沈陽·蘭州·新疆各部隊後勤部衛生部) 편, 1971년]

『**요녕상용중초약수책**(遼寧常用中草藥手冊)·속편(續編)』[요녕중의학원(遼寧中醫學院) 편, 1973년]

『**절강민간상용초약**(浙江民間常用草藥)』[절강성혁명위원회생산지휘조위생변공실(浙江省革命委員會生産指揮組衛生辨公室) 주편, 1970년]

『**절강금화지구상용중초약단방험방선편**(浙江金華地區常用中草藥單方驗方選編)』[금화지구혁명위원회정공조위생혁명변공실, 항주대학생물계혁명위원회(金華地區革命委員會政工組衛生革命辨公室, 杭州大學生物系革命委員會) 편, 1971년]

『상해상용중초약(上海常用中草藥)』[상해상용중초약편사조(上海常用中草藥編寫組) 편, 1970년]

『하북중약수책(河北中藥手冊)』[하북성혁명위원회상업국의약공응참, 중국과학원식물연구소, 위생부중의연구원(河北省革命委員會商業局醫藥供應站, 中國科學院植物研究所, 衛生部中醫研究院) 편, 1970년]

『산동중초약수책(山東中草藥手冊)』[산동중초약수책편사소조(山東中草藥手冊編寫小組) 편, 1970년]

『섬서중초약(陝西中草藥)』[섬서성혁명위원회위생국상업국(陝西省革命委員會衛生局商業局) 편, 1971년]

『귀주초약(貴州草藥)』[귀주성중의연구소(貴州省中醫研究所) 편, 1970년]

『감숙중초약수책(甘肅中草藥手冊)』[감숙성혁명위원회위생국(甘肅省革命委員會衛生局) 편, 1971년]

『강서초약(江西草藥)』[강서성위생국혁명위원회(江西省衛生局革命委員會) 주편, 1970년]

『호남농촌상용중초약수책(湖南農村常用中草藥手冊)』[호남중의학원, 호남성중의약연구소(湖南中醫學院, 湖南省中醫藥研究所) 편, 1970년]

『사천상용중초약(四川常用中草藥)』[사천성중약연구소(四川省中藥研究所) 편, 1971년]

『운남중초약(雲南中草藥)』[운남성위생국혁명위원회(雲南省衛生局革命委員會) 편, 1971년]

『광서중엽약(廣西中葉藥)』[광서장족자치구혁명위원회위생관리복무참(廣西壯族自治區革命委員會衛生管理服務站) 편, 1970년]

『**상용중초약도보**(常用中草藥圖譜)』[중국의학과학원약물연구소혁명
　　위원회, 절강중의학원혁명위원회(中國醫學科學院藥物研究所革命
　　委員會, 浙江中醫學院革命委員會)편, 1970년]

　여기서 중약(中藥)이라는 것은 한약(漢藥)을 말하며 초약(草
藥)이라는 것은 민간약(民間藥)을 말한다. 수책(手册)이라는 것은
B7판 크기(9cm×12.5cm)이고, 두께는 1cm～4cm이다. 그리고
1972년 이후는 커져서 B6판으로 간행되었다. 예를 들면,
『**산서중초약**(山西中草藥)』[산서성혁명위원회위생국(山西省革命委
　　員會衛生局) 편, 1972년]
『**내몽고중초약**(內蒙古中草藥)』[내몽고자치구혁명위원회위생국(內
　　蒙古自治區革命委員會衛生局) 주편, 1972년]
『**청장고원약물도보**(靑藏高原藥物圖鑑)』[청해성생물연구소, 동인현
　　융무진료소(靑海省生物硏究所, 同仁懸隆務診療所) 편, 1972년]

　이러한 약물책은 각 약물에 대하여 별명(別名), 기원(基原), 식
물의 특징, 생장환경, 산지, 채집가공, 약재의 특징, 임상응용, 식물
의 그림(채색된 것도 있다)의 항목으로 나뉘어 기록되어 있다. 또
한 병명별(病名別)로 혹은 약효별(藥效別)로 사용방법을 구체적으
로 정리하여 기술한 것이다.
　이러한 수책에 대하여 내가 가장 흥미를 느끼고 있는 것은 다음
의 두 가지이다.
　⑴ 중국 각지의 야생식물(野生植物)에 대하여 그 이용법까지를
포함한 지식을 단번에 얻을 수 있는 것, 예를 들면 인삼(人蔘)과
유사한 약효를 가진 식물을 이러한 수책에서 조사해 보면 그 명칭

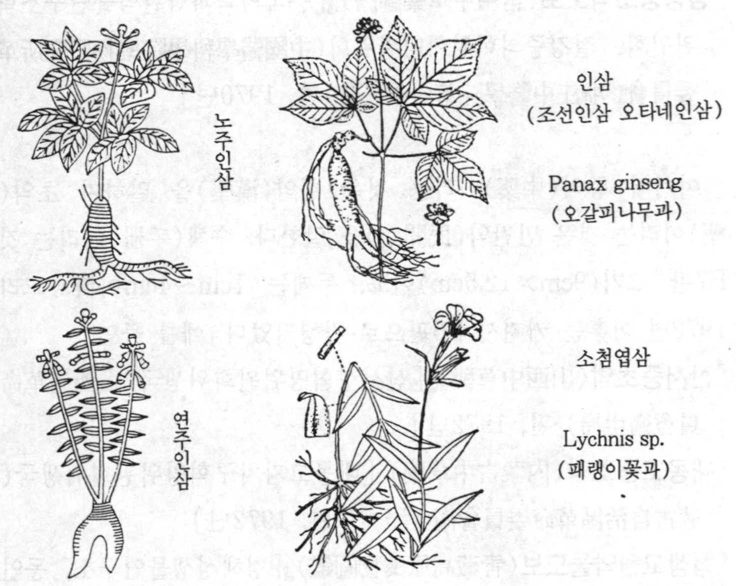

『대관본초』(가씨본)의 인삼 4도(圖)

은 대부분의 경우 토인삼(土人蔘), 소첨엽삼(小尖葉蔘), 태자삼
(太子蔘), 수장삼(手掌蔘), 화산삼(華山蔘), 토당삼(土党蔘), 황화
삼(黃花蔘)과 같이 삼(蔘)이라는 글자를 쓰고 있다. 이것을 증류
본초(證類本草)의 인삼(人蔘) 항에서 4종의 식물이 그려져 있는
것과 비교해 보았다.

1. 노주인삼(潞州人蔘) [산서성 노안부(山西省潞安府)의 인삼]

2. 연주인삼(兗州人蔘) [산동성 구동창부(山東省舊東昌府)의
인삼]

3. 저주인삼(滁州人蔘) [안휘성 저현(安徽省滁縣)의 인삼]

4. 위승군인삼(威勝軍人蔘)[섬서성 건현(陝西省乾懸)의 인삼]

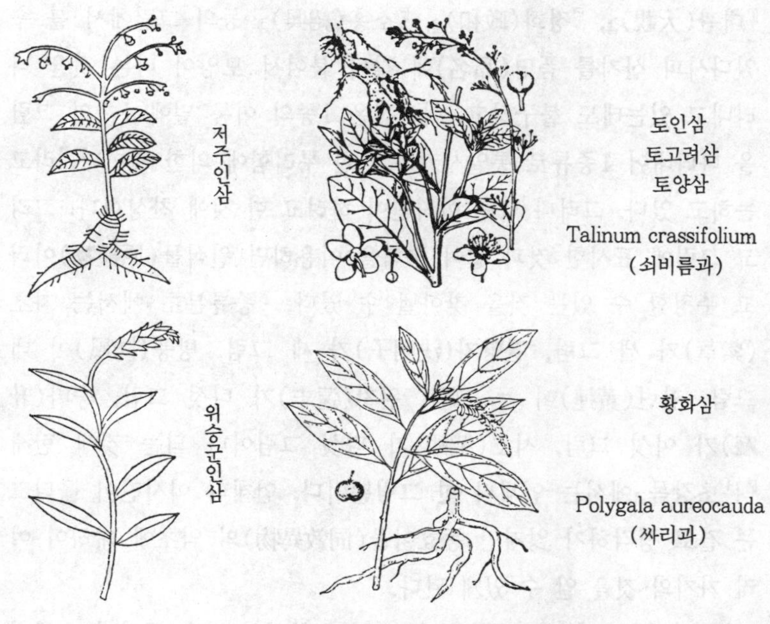

『중초약수책』의 그림과 비교한 것

이 4종의 그림이 원래는『본초도경(本草圖經)』의 그림인 것은
이미 서술했다. 그 하나인 노주인삼이 현재의 인삼(人蔘)이고, 원
식물을 한국인삼(韓國人蔘)[오타네인삼(人蔘)]이라고 한다. 그래
서 이시진은『본초강목』을 저술할 때에 동명이물(同名異物)을 엄
밀하게 구별하고, 이것만을 인삼(人蔘)으로 채용했다. 이것에 대하
여 기무라 고이찌(木村康一) 씨는『본초강목』은 "본문에서도 신구
설(新舊說)의 조합(組合) 등에 있어서 방방곡곡에서 잘못을 저지
르고 있어서 후세 사람들을 틀리게 한 것이 심한 것은 실로 유감이
다. 이러한 잘못의 원인 중 하나는『증류본초(證類本草)』에서조차
산지(産地)에 의한 이물(異物)이 있는 것을 구별하여 서술하고,

『대관(大觀)』, 『정화(政和)』, 『소흥(紹興)』 등의 그림에서 볼 수 있다시피 산지를 품명(品名)에 갖다 붙여서 모양이 다른 것을 나타내고 있는데도 불구하고, 이시진은 1종의 이름 밑에 1개의 그림을 나타내어 1종류로 통일시키려고 한 무리함에 의한 것이다."라고 논하고 있다. 그러나 나는 이시진이 하려고 한 것에 찬성한다. 그리고 그림에 표시한 것과 같이 수책을 이용하면 원식물(原植物)이라고 추정할 수 있는 것을 찾아낼 수 있다. 『증류본초』에서는 자초(紫草)가 세 그림, 결명자(決明子)가 세 그림, 방풍(防風)이 네 그림, 황련(黃連)이 두 그림, 원지(遠志)가 다섯 그림, 승마(升麻)가 여섯 그림, 시호(柴胡)가 다섯 그림이나 되는 것에 반해 『본초강목』에서는 언제나 한 그림뿐이다. 언제나 이시진이 옳다고는 결코 생각하지 않지만 동효이물(同效異物)의 약초에 대하여 여러 가지의 것을 알 수 있게 된다.

(2) 임상응용의 기술(記述)은 효과가 확실한 것을 골랐다고 생각되므로 지금까지 애매했던 민간약(民間藥)의 효과에 대하여는 지극히 중요한 자료가 된다는 것. 민간약에 대하여 씌어진 서적은 그대로 인용한 것이 많으므로 그 약효는 그다지 믿지 않는다. 그러나 『중초약수책(中草藥手冊)』에 약효가 확실하지 않은 것이 기록되어 있다면 그것은 맨발의 의사에 대한 신뢰의 문제가 되고, 나아가서는 그 제도 자체가 위기에 빠질 염려가 있기 때문에 수책을 편집할 때 이 점을 충분히 주의했을 것이라고 나는 추정한다. 지금까지 아무 이용법도 없다고 생각했던 식물이 대단히 재미있는 약효를 가지고 있었다는 것을 몇 가지 발견할 수도 있으며, 기술된 약효는 실제로 사용이 되고 있다고 생각하면 이것으로부터 여러모로 힌트를 얻을 수 있다.

내가 구입한 최신 『맨발의 의사 상용약물(赤脚醫生常用藥物)』 [상해인민출판사(上海人民出版社) 간행, 1975년]에는 생약 뿐만 아니라 합성약품 항생물질(抗生物質), 왁친(Vakzin)까지 걸쳐서, 나아가 단미(單味) 뿐만 아니라 복미(複味) 처방까지 수록되어 있다[생약(生藥)은 293종, 서약(西藥)은 299종]. 따라서 전체는 약효 또는 병명별로 배열되어져 있으며 생약은 약명(藥名), 용법(用法), 용량(用量), 작용(作用)과 용도(用途), 배합금기(配合禁忌)와 주의사항(注意事項)의 순서로 간단명료하게 표시되어 있다. 따라서 이것은 중서(中西) 두 의학을 결합시킨 하나의 시험이라고 기록되고 있다. 환자에게 있어서는 그때그때 가장 좋은 가장 적절한 약물치료를 받는 것이 바람직하기 때문에, 이러한 서적편집 방침을 나는 대단히 좋게 평가한다.

21. 한방 처방의 사고방식

한방 처방을 그 적응증(適應症)에 사용했을 경우 대단히 잘 듣는다는 것은 잘 알려져 있는 사실이다. 일본에서의 용량(用量)은 중국이나 한국에서의 용량과 비교했을 때 1/3~1/6의 소량(少量)인데도 불구하고 그것이 효과를 발휘하는 것은, 생약(生藥) 중에 포함되어 있는 유효성분의 양을 계산해 보면 이렇게 양이 적은데 왜 들을까 하고 불가사의하게 생각할 정도이다.

일본에서 사용되고 있는 마황(麻黃)은 에페드라 디스타키아(Ephedra distachya)의 초질경(草質莖)이 위주이다. 여기에 포함되어 있는 총알카로이드(Alkaloid)는 0.6~0.8%라고 하므로, 에페드린(ephedrine)은 약 0.5%라고 생각하면 될 것이다.

다쯔노 가즈오(龍野一雄) 씨가 편집한 한방 처방집에 의하면 1일분의 마황탕(麻黃湯) 중에서 마황(麻黃)은 3그램(g)이므로, 이 중 에페드린은 15밀리그램(mg)이 된다. 동시에 마행감석탕(麻杏甘石湯)의 마황(麻黃) 4그램(g) 중에는 20밀리그램(mg)의 에페드린이 존재한다. 대청룡탕(大靑龍湯)의 마황(麻黃) 6그램(g) 중에는 30밀리그램(mg)이 들어 있다. 그래서 염산(鹽酸)에페드린의 상용량(常用量), 극량(極量)과 비교해 보면 다음의 표와 같다.

	1회량 (mg)	1일량 (mg)
마황탕 중의 에페드린의 양	5	15
마행감석탕 중의 에페드린의 양	6.7	20
대청룡탕 중의 에페드린의 양	10	30
염산 에페드린의 상용량	25	75
염산 에페드린의 극량	50	150

이 표에서 염산염이 아닌 유리된 에페드린으로 계산해도 큰 차이는 없으므로 한방처방 중의 에페드린의 양은 상당히 적을 것이다. 게다가 이것은 전탕액에서 100% 용출했다고 가정한 계산이므로 실제상으로는 대단히 적은 양밖에 안된다.

마황(麻黃)의 1급품(級品)인 에페드라 시니카(Ephedra sinica)에서 총알카로이드(alkaloid)는 0.44~1.35%이며, 그 중에서 약 80%가 에페드린이기 때문에 마황 중의 에페드린은 0.35~1.08%가 된다. 최고 1%의 것을 사용하면 앞에서 들었던 에페드라 디스타키아(Ephedra distachya)의 경우의 배가 된다. 그러나 이와 같이 좋은 마황은 일본에서는 구입할 수가 없기 때문에 여기서는 위의 표와 같이 생각하면 된다. 그렇게 하면 마황탕에서는 4~5일분으로 에페드린의 상용량에 도달하게 된다.

에르리히(Paul Ehrlich, 1854~1915)가 유럽의 전통의학인 히포크라테스의학에서 사용되고 있는 처방 중의 유효성분의 양을 계산해 보니, 이와 같이 적은 양으로 어떻게 임상에서 유효한 것일까 하고 불가사의한 생각이 들어 여러모로 생각한 끝에 처방 중에 이밖의 동효약물(同效藥物)이 들어 있어서 그것과 병용(幷用)된 형식이 되므로 약효가 증대된다고 생각하지 않으면 납득할 수 없다고 생각했다. 이것이 이후에 약리학적으로 약물의 공력작용으로 증명되었다.

이와 같은 사고방식을 한방 처방에 적용하지 않으면 그 유효성을 증명할 수 없다. 이와 같이 적당한 약물을 배합함에 따른 약효의 증대를 측정하는 것이 이른바 다미약제(多味藥劑)의 비밀이라고 하는 것이다. 그러므로 약물의 대증요법(對症療法)적인 선택과 약물의 공력작용적인 배합에 의한 한방 처방은 해명할 수 있으며 또한 새롭게 처방을 구성할 수도 있다고 나는 생각한다.

한방의 세계에는 방증상대설(方證相對說)이라는 사고방식이 있다. 지금 『상한론』과 『금궤요략』에 실려 있는 10처방의 증(證)[적응증(適應症)]을 정확하게 이해했다고 하자. 이 증(證)을 드러내고 있는 환자가 눈앞에 나타났을 때 이러한 처방을 복용시키면 좋은 치료결과를 거둘 수 있다. 이와 같이 하여 응용할 수 있는 처방의 수를 30, 50, 100으로 증가시키면 그 응용범위는 대단히 확대되어 간다. 한편 이러한 처방에 대하여 1미(味) 혹은 2미(味)를 가감(加減)할 수 있게 된다면 응용범위는 더욱 넓어진다. 이와 같이 처방을 단위로 하여 적응증과 대응시키는 것이 방증상대설의 입장이며, 고방파 사람들은 처방을 이와 같이 보고 있다. 이것은 습득하기만 하면 편리한 방법인 것은 사실이지만 다미(多味)처방을 단위로 하기보다도 단미(單味)의 약물과 2~3미(味)의 처방을 단위로 하여 처방을 보아 가는 것도 필요하다는 것을 몇 가지 처방에 대하여 나타내 보고 싶다.

1. 반하사심탕(半夏瀉心湯)

이 처방은 『상한론』과 『금궤요략』의 두 곳에 나와 있으며 전자(前者)에서는 위부(胃部)가 막혀서 고통스러울 때 쓰고, 후자(後者)에서는 구토(嘔吐)가 나서 배가 꼬르륵꼬르륵 울릴 때 쓴다고 되어 있다. 즉 전자에서는 "태양병(太陽病)에 땀을 흘리고 이어서 또 설사를 한다. 그후 심하(心下)가 다만 충만(充滿)하나 아프지 않은 자는 가슴이 막히게 된다."고 되어 있다.

이 조문(條文)을 읽어 보면 『한방처방집(漢方處方集)』[다쯔노 가즈오(龍野一雄)]에서 '가슴 속이 막혀서 팽창(膨脹)되고 토(吐)하고 배에서 소리가 나고 혹은 하리(下痢)하는 자'를 목표로 하고, '급성위(急性胃)카타르(katarth), 급성위장(胃腸)카타르, 오저(惡阻), 숙취(宿醉), 위확장(胃擴張), 위궤양(胃潰瘍)'에 응용하게 되어 있다고 말하는 것처럼 전적으로 위(胃)와 장(腸)의 병에 사용하고 있음을 알 수 있다.

이러한 점은 다른 책에서도 마찬가지이며, 예를 들면 『한방처방해설(漢方處方解說)』[야카즈 미찌아끼(矢數道明) 저]에서는 "소양(少陽)의 병위(病位)에 속하는 것이다. 즉 열사(熱邪)와 수사(水邪)가 심하(心下)에 막혀서 비편(痞鞕)을 초래하고 상하(上

	송판상한론 (宋版傷寒論)	한방처방집 (漢方處方集)	한방진료의전 (漢方診療醫典)
반하(半夏)	반되(半升)	8.0g	5.0g
황금(黃芩)	3냥	8.0g	2.5g
건강(乾薑)	3냥	3.0g	2.5g
인삼(人蔘)	3냥	3.0g	2.5g
감초(甘草)	3냥	3.0g	2.5g
황련(黃連)	1냥	1.0g	1.0g
대조(大棗)	12개	3.0g	2.5g

下)로 동요(動搖)를 일으키고, 구토(嘔吐), 복중뇌명(腹中雷鳴), 하리(下痢) 등을 발하는 자에게 쓴다.”고 되어 있다.

그래서 처방의 해석방법도 모두 마찬가지로 그것에 따르는 것으로 되어 있다.

보통은 『송판상한론(宋版傷寒論)』의 약물배열과 분량을 채용하고 있기 때문에 황련은 마지막으로부터 두번째로 하든지 아니면 약물의 양이 많은 순서로 배열하기 때문에 그때는 가장 나중에 두게 된다.

『한방진료의전(漢方診療醫典)』[오오츠카(大塚), 야카즈(矢數), 시미즈(淸水) 공저]에서는 이 7미(味)를 4가지로 나누어서 설명하고 있다.

(1) 반하(半夏)는 위내(胃內)의 정수(停水)를 없애며 건강(乾薑)과 배합되어 오심(惡心), 구토(嘔吐)를 멈춘다.

(2) 황련(黃連)은 황금(黃芩)과 함께 위장(胃腸)의 염증(炎症)을 없앤다. 황련(黃連)과 황금(黃芩)은 고미건위제(苦味健胃劑)이기도 하다.

(3) 인삼(人蔘)은 건강(乾薑)과 배합되어 위장(胃腸)의 혈행(血行)을 돕고, 기능 회복을 촉진한다.

(4) 감초(甘草)와 대조(大棗)는 제약(諸藥)을 조화(調和)하여 그 협동작용을 증강한다.

(1)의 반하와 건강의 배합은 『금궤요략』의 반하건강산[半夏乾薑散 : 반하, 건강 각 등분(等分)]이 '건구(乾嘔), 토역(吐逆)하고, 연말(涎沫)을 토(吐)할' 때에 쓰는 것, 그리고 그것에 인삼(人蔘)을 가미(加味)한 건강인삼반하환(乾薑人蔘半夏丸 : 건강 1냥, 인삼 1냥, 반하 2냥)이 '임신하여 구토(嘔吐)가 그치지 않는 것'을 치료한다고 한 것으로부터 잘 이해할 수 있다. 게다가 건강(乾薑)은 생강(生薑)과는 달리 열약(熱藥)이기 때문에 (3)처럼 인삼과 건강의 배합으로 위장(胃腸)의 차가움에 의한 증상[복통(腹痛), 하리(下痢)]도 동시에 치료한다. 만약 위장(胃腸)의 냉(冷)이 심하지 않을 때에는 건강(乾薑)을 사용할 필요가 없다는 것은 대반하탕[大半夏湯 : 반하 2되, 인삼 3냥, 꿀(白蜜) 1되]이 '반위(反胃)로 구토(嘔吐)하는 자'에게 쓰이는 것으로도 알 수 있다.

(2)의 황련과 황금의 배합은 이른바 사심탕(瀉心湯)의 '사심(瀉心)'과 관계가 있는 것이지만 이 처방에서는 이 점을 주목하는 사람이 없다. 그것은 『송판상한론(宋版傷寒論)』의 조문(條文)과 처방 중의 황련의 분냥이 적은 것과 관계되어 있는 것인데, 이 점은 나중에 상세히 고찰하기로 한다. 따라서 오로지 심(心)[흉부(胸部)]이 아니라 위장(胃腸)과 결부되어 설명되고 있다. 『한방처방해설』에서도 "본문 중의 황련과 황금은 심하(心下)의 실열(實熱)을 삭히는 것이다."라고 설명하고 있다. 심하(心下)란 명치 부분을 가리킨다고 말하고 있지만 좀더 넓게 흉부(胸部) 바로 밑부분이라

고 보는 것이 좋지 않을까? 장기(臟器)로 말하면 위(胃)가 된다. 어쨌든 모두 심하(心下)의 실열(實熱)을 사(瀉)하는 것이 주된 목표라면 사심탕(瀉心湯)이라고 말하지 말고 사심하탕(瀉心下湯)으로 하면 좋을 것이다. 그러나 한방세계에서는 '위(胃)'로 표현하고 있는데 사실은 장(腸)을 가리키는 등의 해석이 잘 통하기 때문에 심하(心下)를 심(心)에 포함시켜도 이상하지 않을지 모른다. 그러면서 다른 처방에서는 일자일구(一字一句)도 소홀히 해서는 안된다고 하므로 이상한 것이다. (2)와 (3)을 합한 건강황금황련인삼탕(乾薑黃芩黃連人蔘湯 : 각 3냥)을 평소에 복중(腹中)이 차가운 사람의 토하(吐下)에 쓰고 있는 것은 황련과 황금의 배합을 위장(胃腸)에 작용시키는 사용방법 외에 아무것도 아니다.

(4)의 감초와 대조는 제약(諸藥)을 조화(調和)하는 것보다도 건강과 함께(생강과 같은 것으로 생각하고) 위장을 보호하고 약물이 잘 흡수되도록 하며 원기(元氣)를 북돋아주는 작용을 나타낸다고 보아도 좋지 않을까? 계지탕(桂枝湯)과 소시호탕(小柴胡湯)에서 이 배합을 볼 수 있으므로 나는 이와 같이 생각하고 싶다.

이와 같이 본다면 반하사심탕(半夏瀉心湯)은 반하(半夏)를 주약(主藥)으로 하고 거기에 건강황금황련인삼탕을 첨가한 것밖에 안된다는 생각이 든다. 이것을 증명이라도 하듯이 『한방고방요방해설(漢方古方要方解說)』[오쿠타 겐죠우(奧田謙藏) 저]에서는 반하사심탕(半夏瀉心湯)을 소반하탕(小半夏湯)의 가미방(加味方)으로 간주하고 있다.

이상의 처방의 견해는 자기 나름대로 도리에 맞아서 납득될 수 있는 것은 확실한데 사심탕(瀉心湯)이라는 명칭은 아무런 문제도 되지 않기 때문에 사심(瀉心)이라는 것을 중시한 다른 견해도 성립될 수 있지 않을까?

에도(江戶)시대에는 요시마스 토오도오(吉益東洞)의 약징에서 황련은 심중번계(心中煩悸)를 주치(主治)한다는 것이 분명하게 기록되어 있었으며 이것을 무시할 수 없었기 때문에『방극부언(方極附言)』에서는 "심번(心煩)하고 심하비편(心下痞鞭)하며 복중뢰명(腹中雷鳴)하고 혹은 건구(乾嘔)하는 자를 치료한다."라고 한 것과 같이 서두(序頭)에 심번(心煩)을 가져오고 있다. 또한『복증기람(腹證奇覽)』에서는 "이 처방은 황금이 있어서 심하비(心下痞)를 풀며, 황련이 있어서 흉중(胸中)의 열(熱)을 없애는 것으로서 사심(瀉心)의 이름이 있다. 하지만 그 대부분은 목표가 물기이므로 반하를 위주로 하여 물기를 없애고, 건강을 배합하여 막힘을 흩어버리고, 인삼을 배합하여 위구(胃口)를 열고, 감초와 대조는 경련(痙攣)할 때 급증(急證)을 풀어 준다. 서로 조화되어 흉중(胸中)의 열(熱)을 물리치고 수기(水氣)를 쫓음으로써 구토(嘔吐)를 치료하며 심하비(心下痞)를 없앤다."라고 말하고 있다. 확실히 사심(瀉心)이라는 표현을 하고 있으나 심번(心煩)이라는 증상이 부가된 경우에도 사용된다고 하는 정도이므로 크게는 영향을 주지 않는다.

그런데『강치본상한론(康治本傷寒論)』이라는『상한론』의 이본(異本)이 있다. 이것은 에도(江戶)시대 말기에 발표된『고본상한론(古本傷寒論)』의 하나로서 이것을 진본(眞本)으로 볼까, 위본(僞本)으로 볼까에 의하여 그 사람의 입장이 명확해지는 리트머스(litmus)시험지와 같은 역할을 하고 있는 책이다. 나는 이것을 진본(眞本)으로 보고 있으며 이것으로부터 많은 것을 배웠다. 반하사심탕의 조문도 문제 중의 하나이다. 그 조문을 4가지로 나누어 쓰면 다음과 같다.

⑴ 太陽病, 發汗而復下之後(태양병에 발한시키고 다시 설사를 시킨 후)

⑵ 心下滿, 鞭痛者, 爲結胸(심하비 편통이 있으면 결흉이다)

⑶ 但滿而不痛者, 爲痞(다만 그득하기만 한 자는 흉비이다)

⑷ 半夏瀉心湯, 主之(사심탕으로 치료한다)

이와 같은 구성을 취한 조문에서는 ⑵의 결흉(結胸)과 ⑶의 막힘에서 병(病)이 분열되고, 그 초기상태일 때는 어느 것이나 ⑷의 반하사심탕증(半夏瀉心湯證)으로 치료할 수 있다라고 해석할 수 있는 것은 『상한론』 이외에 유사한 조문을 해석하는 경우와 마찬가지이다.

결흉(結胸)이란 급성폐렴(急性肺炎)과 급성늑막염(慢性肋膜炎)을 말하는데 이것은 틀림없이 심(心)의 실열(實熱)을 사(瀉)해야 할 병(病)이기 때문에 사심탕(瀉心湯)이라는 처방명(處方名)이 생겨난 것이다. 나는 『강치본상한론(康治本傷寒論)』을 위서(僞書)가 아니라고 생각하고 있기 때문에 이와 같은 해석을 하는 것이다.

이에 반해 『송판상한론(宋版傷寒論)』에서는 ⑴에 해당하는 부분은 '상한오육일(傷寒五六日), 구이발열자(嘔而發熱者)' 이하(以下) 42자(字)가 이어지고, 시호탕(柴胡湯)을 준다는 말이 이어지기 때문에 여기서는 언급할 필요가 없다. 문제는 그 다음이다. ⑵의 부분은 송판(宋版)에서는 '만약'이라는 글자로부터 시작되고, 시호제(柴胡劑)를 줄 때와 다른 경우에 대해 논하고 있으며 마지막에 '대함흉탕주지(大陷胸湯主之)'라는 말로 마무리짓고 있다. 결흉(結胸)이므로 대함흉탕(大陷胸湯)을 쓴다는 것에 대해 누구나 납득하고 있는 것이다. 따라서 ⑶과 ⑷는 송판(宋版)에서도 마찬가지이므로 반하사심탕(半夏瀉心湯)은 위(胃)와 장(腸)의 병(病)

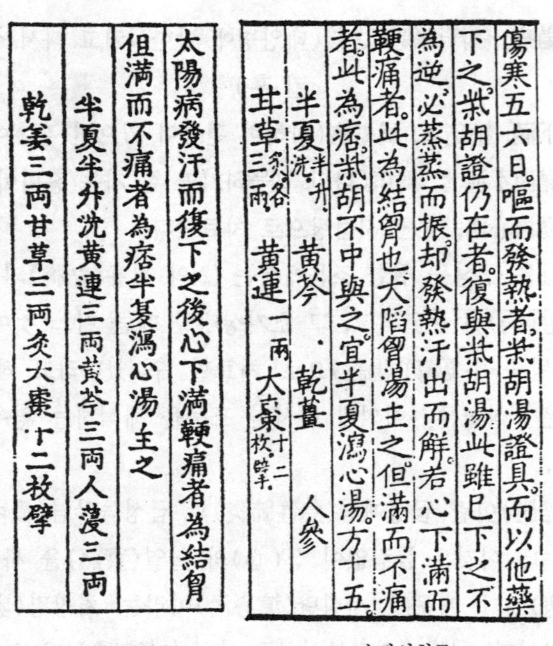

송판상한론

강치본상한론

반하사심탕의 조문

에 쓰는 것으로 되어 버린다.

송판의 이 문장을 읽으면서 한편 사심탕이 결흉의 치료와 관계가 있다고 논한 사람은 와끼사까 겐지(脇坂憲治) 씨[『음양역(陰陽易)의 상한론(傷寒論)』·오(五)'의 결흉증(結胸證) 장(章)]밖에 없다. 와끼사까(脇坂) 씨의 이 주장은 옳다고 생각한다. 그러나 나는 그 때는 황련이 1냥이 아니라 더 많은 양으로 써야 한다고 생각한다.

송판에는 결흉에 소함흉탕(小陷胸湯)을 사용하는 조문(條文)도 있다. "소결흉(小結胸)에 병(病)이 바로 심하(心下)에 있고, 이것을 손으로 누르면 즉시 아프고, 맥(脈)이 부활(浮滑)한 자는 소함흉탕(小陷胸湯)이 이것을 다스린다."고 하는 조문이 그것이며, 상술(上述)한 (2)와 같은 내용이므로 송판처럼 (2)의 경우 반드시 대함흉탕(大陷胸湯)이 아니라도 좋다는 것이다.

소함흉탕(小陷胸湯)의 처방내용은 다음과 같이 씌어 있다.

황련(黃連)　　　　1냥　　　　　　(1.0g)

반하(半夏)　　　　반되　　　　　　(8.0g)

과루실(括蔞實)　　큰 것 1개　　　(4.0g)

이것은 습성늑막염(濕性肋膜炎)의 처방이라고 하는데 아라기 세이인(荒木正胤) 씨가 지적한 바와 같이 황련은 다량으로 써야 한다. 금궤옥함경(金匱玉函經)에서는 황련 2냥으로 되어 있는데 더 많은 것이 좋다.

이 반하, 황련의 배합은 반하사심탕에서도 인정되고 있기 때문에 반하사심탕이 결흉의 치료에 쓰일 수 있다는 것을 알 수 있다. 이 관계를 분명하게 나타내고 있는 것이 『강치본상한론』의 반하사심탕의 약물 배열과 황련의 분량이다.

반하(半夏)　　　반되

황련(黃連)　　　3냥　(37.5×3＝112.5g)

황금(黃芩)　　　3냥　　〃

인삼(人蔘)　　　3냥　　〃

건강(乾薑)　　　3냥　　〃

감초(甘草)　　　3냥　　〃

대조(大棗)　　　12개

이 배열의 장점은 처음에는 반하와 황련으로 되어 있고 다음에 황련과 황금이 이웃이 되어 있는 것이다. 전자(前者)가 소함흉탕

(小陷胸湯)과의 관련을 나타내고 후자(後者)가 사심탕(瀉心湯)의
의미를 나타내고 있다. 이렇다면 반하사심탕(半夏瀉心湯)이라는 명
칭과 잘 어울린다고 말할 수 있다.

『금궤요략』의 사심탕[이른바 삼황사심탕(三黃瀉心湯)]은

      대황(大黃)　　2냥　(37.5×2=75g)

      황련(黃連)　　1냥　(37.5×1=37.5g)

      황금(黃芩)　　1냥

인데 이것은 돈복(頓服), 즉 1회량이기 때문에 하루에 3회량으로
는 황련 3냥, 황금 3냥이 되는데 이것은 강치본(康治本)의 반하사
심탕의 경우와 같은 것이다.

결흉(結胸)의 초기에 반하사심탕(半夏瀉心湯)을 사용하고, 그
시기가 지나면 소함흉탕(小陷胸湯) 혹은 대함흉탕(大陷胸湯)을 사
용하는 것으로 이해하면 된다고 생각한다.

한편 강치본에서는 3종의 사심탕에서의 약물배합이 가지런하게
배열되어 처방 구성을 바로 이해할 수 있게 되어 있다.

반하사심탕 (半夏瀉心湯)	생강사심탕 (生薑瀉心湯)	감초사심탕 (甘草瀉心湯)
반하(半夏)	생강(生薑)	감초(甘草)
황련(黃連) 황금(黃芩)	황련(黃連) 황금(黃芩)	황련(黃連) 황금(黃芩)
인삼(人蔘)	인삼(人蔘)	건강(乾薑)
건강(乾薑)	감초(甘草)	대조(大棗)
감초(甘草)	대조(大棗)	반하(半夏)
대조(大棗)	반하(半夏)	

이에 반해 송판(宋版)에서의 약물 배열은 엉터리이다.

반하사심탕 (半夏瀉心湯)	생강사심탕 (生薑瀉心湯)	감초사심탕 (甘草瀉心湯)
반하(半夏)	생강(生薑)	감초(甘草)
황금(黃芩)	감초(甘草)	황금(黃芩)
건강(乾薑)	인삼(人蔘)	건강(乾薑)
인삼(人蔘)	건강(乾薑)	반하(半夏)
감초(甘草)	황금(黃芩)	대조(大棗)
황련(黃連)	반하(半夏)	황련(黃連)
대조(大棗)	황련(黃連)	
	대조(大棗)	

『강치본상한론』을 부르짖는 사람들은 이 현상을 어떻게 생각할까? 반하사심탕의 해석으로 내가 시험한 것과 같은 방법은 에도(江戶)시대에 한 번도 논해진 적이 없기 때문에 위서(僞書)라고 하는 근거는 사라져 버렸다고 나는 생각한다. 도리어 강치본을 연구함으로써 지금까지 몽상(夢想)이라고 하여 연구하지 않았던 여러 가지 문제점이 분명해지는 것이다.

2. 오령산(五苓散)

이 처방은 『상한론』과 『금궤요략』 두 곳에 수록되어 있으며 관계 조문을 합하면 9조가 되는 것은 『유취방(類聚方)』과 『유취방광의(類聚方廣義)』를 보면 바로 알 수 있다. 게다가 한방치료가(漢方治療家)가 흔히 사용하는 처방이므로 완벽하게 알고 있는가 하면 사실은 그렇지 않고 대단히 이해하기 어려운 처방이다.

『방극(方極)』의 "소갈(消渴)하고, 소변불리(小便不利)하고, 혹은 목이 말라서 물을 마시고자 하며, 물이 속에 들어가면 바로 토하는 자를 치료한다."고 한 문장을 암기하고 있다가 이와 같은 환자가 눈앞에 나타났을 때에 오령산(五苓散)을 투여하여 잘 들었을 때에 오령산의 증(證)을 잘 알 수 있었다라는 생각이 든다. 그러나 이 구갈(口渴)은 어떻게 하여 일어났을까라든가, 처방 중의 계지(桂枝)는 왜 필요할까라든가, 이 증상에는 오한(惡寒)이 있을까 없을까 등의 의문이 또다시 생겨서 많은 선배들이 논한 각종 자료를 찾아 보아도 거의 얻을 것이 없었다. 나는 이러한 의문에 분명한 대답을 해놓은 책을 아직 본 적이 없다. 결국 아무것도 알지 못했다는 것을 깨닫게 되었다.

『한방치료(漢方診療)의 실제(實際)』 p.305에 "본(本) 방(方)은 표(表)에 사기(邪氣)가 있고, 리(裏)에 수(水)가 정체된 것을 치료하는 처방으로서 구갈(口渴)과 뇨감소(尿減少)를 목표로 하여 각종 질환에 응용한다."라고 씌어 있다.

여기서 "표(表)에 사기(邪氣)가 있다."라고 한 것은 발열(發熱)하고, 오한(惡寒) 또는 오풍(惡風)하는 표증(表證)이 있는 것이라고 일반적으로 설명되어 있다. 그러나 『유취방(類聚方)』의 9개의 조문을 모두 읽어 보아도 어디에도 오풍한(惡風寒)이 있다고는 씌어 있지 않다. 그 존재를 암시하는 것 같은 표현조차 없다. 그래서 나는 오령산증(五苓散證)에는 오풍한(惡風寒)이 없다, 가령 있다고 해도 지극히 적음에 지나지 않는다라고 생각하는데 재미있는 것은 모든 상한론의 해설서에는 오풍한이 있는 것처럼 설명되어 있다는 것이다.

다음에 '리(裏)에 수(水)가 정체(停滯)된다는 것'은 리(裏)란 무엇인가를 분명히 해두지 않으면 정확한 해석이 되지 않는다. 리(裏)는 위장(胃腸)을 가리킨다는 설이 있다. 위장(胃腸)에 수(水)가 정체된다면 그것은 정말 위내정수(胃內停水)이다. 하지만 한방병리학(漢方病理學)에서는 위내정수(胃內停水)가 있을 때에는 구갈(口渴)이 일어나지 않으므로 이것으로는 오령산의 병리(病理)를 설명할 수 없다. 마치 영계출감탕(苓桂朮甘湯)의 경우 구갈(口渴)은 전혀 생기지 않는 것과 같다.

리(裏)는 복부(腹部)를 가리킨다고 하는 설도 있다. 이때는 위내(胃內)와 신(腎)·방광(膀胱) 두 곳을 포함하기 때문에 위내정수(胃內停水)와 뇨감소(尿減少) 두 가지가 관계되지만, 리(裏)에 수(水)가 정체되는 것으로 구갈(口渴)을 설명할 수는 없다.

이상의 리(裏)의 설명만으로는 만족할 수 없으므로 원문과 대조해 보자.

오쿠타 겐죠우(奧田謙藏) 씨[『상한론경개(傷寒論梗槪)』, p.3-4, 1954년]는 "리(裏)란 내면(內面)이라는 뜻으로서 천부(淺部)에 대한 심부(深部)라는 뜻이다. 신체에 있어서의 최심부위(最深部位), 즉 소화관(消化管)의 주변을 가리키며 이것을 리(裏)라고 부른다. 리(裏)는 또한 때에 따라 위(胃)라고도 부른다."라고 했고, "내(內)란 외(外)에 상대적으로 부르는 말이며 그 뜻은 대개 리(裏)와 비슷하다. 다만 리(裏)는 그 가리키는 뜻이 좁고 내(內)는 그 가리키는 바가 넓다."라고도 말하고 있다.

모리타 코오몬(森田幸門) 씨[『상한론입문(傷寒論入門)』, p.22, 1958년]는 "리(裏)는 내(內)와 동일한 의미로 사용되기도 하지만 내(內)는 리(裏)의 일부처럼 취급되는 경우도 있다. 지금 시험삼아 이것을 대조해 보면 다음과 같다."

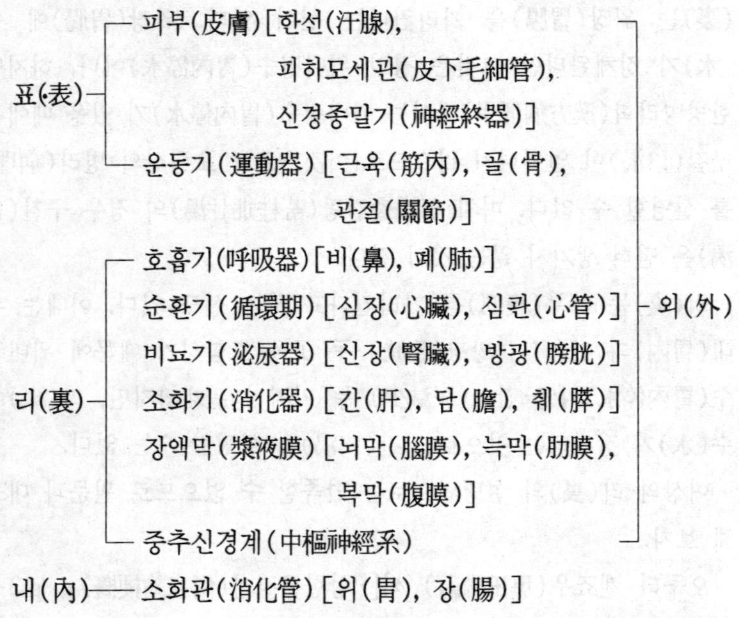

이것으로 알 수 있다시피 두 대가(大家)의 리(裏)에 대한 생각은 전혀 다르다. 어떤가 하면 나는 모리타(森田) 씨의 설에 찬성한다. 그러나 엄밀하게 말하면 이것으로도 아직 불충분하다.

오쿠타(奧田) 씨처럼 리(裏)만 아니라, 내(內)도 또한 소화관(消化管)을 가리킨다고 한다면 신(腎)·방광(膀胱) 부분만을 가리키는 명칭은 없다는 것이다. 이것은 리(裏)와 내(內)의 정의를 내리는 것에 근본적인 잘못이 있다는 것을 보여 주고 있다. 명칭(名稱)이라는 것은 본래 필요가 있어서 생겨난 것이기 때문에 신(腎)·방광(膀胱) 부분을 가리키는 명칭이 없다는 것은 치료상에서 그

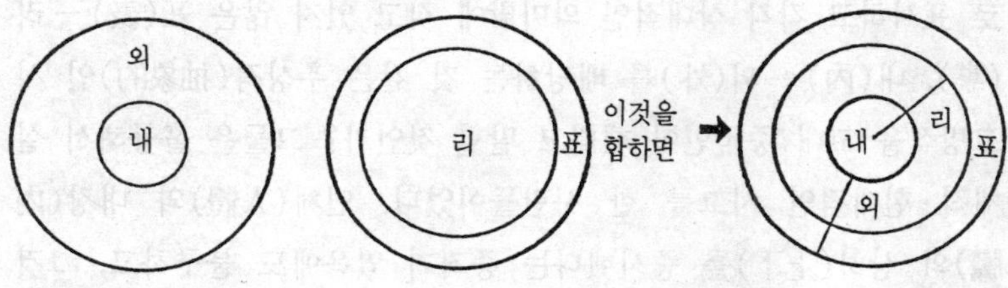

표리내외도

것이 중요하지 않다는 인식이 된다. 하지만 상한론에서는 이 부분의 병에 대하여 일련의 백호탕류(白虎湯類)가 준비되어 있어서 소화관(消化管) 부분의 병(病)에 대한 승기탕류(承氣湯類)와 대응하는 형식으로 되어 동등하게 중시되고 있다. 이 모순을 오쿠타(奧田) 씨 및 그와 같은 입장을 취하는 많은 한방치료가들은 어떻게 생각하고 있을까?

『상한론』의 백호탕 조문에 '리유한(裏有寒)', 백호가인삼탕(白虎加人蔘湯)의 조문에 '열결재리(熱結在裏)'라고 명시되어 있으므로 이 부분을 리(裏)라고 불러도 지장이 없다. 사실 구갈(口渴)은 진액(津液)이 부족할 때, 그리고 리열(裏熱)이 있을 때 나타나는 증상이다. 리열(裏熱)에 의하여 일어날 경우가 중증(重症)으로 심해지면 번갈(煩渴)이라는 상태로 되기도 한다. 오령산 적응증의 경우 리(裏)에도 열사(熱邪)가 있고 이것이 구갈(口渴)과 뇨감소(尿減少)를 초래하고 있는 것이다.

한방의 입문서(入門書)와 해설서(解說書)에는 언제나 '표리내외(表裏內外)의 그림'이 나타나 있으며 이것에 의해 표(表), 리(裏), 내(內), 외(外)의 설명이 이루어지고 있다. 이 조잡(粗雜)하고 무신경적(無神經的)인 표를 볼 때마다 나는 화가 난다. 인체를 원으

로 표시하고 각각 상대적인 의미밖에 갖고 있지 않은 표(表)－리
(裏), 내(內)－외(外)를 배당하는 것 같은 추상적(抽象的)인 사
고방식을 고대 중국인이 했다고 말할 것인가? 그들은 훌륭해서 실
제적·현대적인 사고를 한 사람들이었다. 인체(人體)와 내장(內
臟)의 상하(上下)를 중시했다는 증거가 있음에도 불구하고, 그것
을 완전히 무시하고 평면상에 원을 그리고 그것으로 인체를 나타낸
다는 조잡함은 어디서 생겨났을까? 인체 해부의 불필요를 주장한
고방파(古方派)에게 지당한 인체도(人體圖)라고 말해야 할 것일
까?

　『상한론』 조문 '중풍(中風), 발열(發熱), 육칠일불해이번(六七
日不解而煩), 유표리증(有表裏證), 갈욕음수(渴欲飮水), 수입즉토
자(水入卽吐者), 명왈수역(名曰水逆), 오령산주지(五苓散主之)'에
대하여 오쿠타(奧田) 씨는 『상한론정의(傷寒論講義)』 p.95에서
다음과 같이 설명하고 있다.

　"표리(表裏)의 증(證)이란 표리이증(表裏二證)[표리(表裏)에
절반씩 걸쳐 있다, 즉 반표반리(半表半裏)라고는 해석하지 않는다
는 의미]. 표증(表證)은 두통(頭痛), 발열(發熱), 오한(惡寒), 한
출(汗出) 등을 말하며, 리증(裏證)은 번갈(煩渴)하고 물을 마시면
바로 토하는 것 등을 말한다."고 했는데 이러한 설명방법은 오오츠
카 게이세츠(大塚敬節) 씨의 『상한론해설(傷寒論解說)』 p.27과
완전히 같다. 이 설명에는 틀린 것이 두 가지 있다. 하나는 오한
(惡寒)은 없다고 해야 하며, 다른 하나는 "표리(表裏)의 증(證)
이 있다."고 한 것은 표(表)에도, 리(裏)에도 열사(熱邪)에 의한
증상이 있다고 해석해야 한다고 생각한다. 리열(裏熱)이 있기에 구
갈(口渴)이 생기고, 그래서 물을 마시면 위내정수(胃內停水)가 있

	송판상한론 (宋版傷寒論)	천금방 (千金方)	외대비요 (外臺秘要)
저령(猪苓)	18수(銖)	18수	3푼
택사(澤瀉)	1냥 6수	30수	5푼
복령(茯苓)	18수	18수	3푼
계지(桂枝)	반냥	12수[계심(桂心)]	2푼[계심(桂心)]
백출(白朮)	18수	18수	3푼

기 때문에, 물이 들어가면 즉시 토하는 것이라고 말한다면 오령산의 증상은 합당하다고 이해할 수 있다. 처음 인용한 "이 방(方)은 표(表)에 사기(邪氣)가 있고, 리(裏)에 물이 정체된 자"라는 해석을 나는 취하지 않는다.

　그리고 오령산은 처방 자체에도 문제가 있다.

　무게의 단위는 상한론의 보통 처방에서는 량(兩)이 사용되고 있는데 여기서는 수(銖)가 사용되고 있다. 이것들에는 다음과 같은 관계가 있다.

　　　1냥(兩)＝4푼(分)＝24수(銖)

　　　1푼(分)＝6수(銖)

『외대비요(外臺秘要)』에서는 량(兩)도, 수(銖)도 쓰지 않고 푼(分)을 쓰고 있는데 이것이 옳은 것이다. 이것은 도량형의 단위가 아니라 비율(比率)을 나타낸 것이다. 영어의 파트(parts), 독일어의 테일렌(Teilen)에 해당하는 말이다. 이 처방은 산제(散劑)이므로 혼합하는 비율(比率)만을 나타내고 잘 혼합한 다음에 거기서 몇 그램(gram)을 취한다는 형식이다.

　그런데 푼(分)에는 이 밖에도 무게의 단위로 쓰이는 것도 있다.

그때는 1푼(分)=6수(銖)의 관계가 있으므로 2푼(分)은 12수(銖, 즉 반냥), 3푼은 18수, 5푼은 30수, 혹은 4푼+1푼이 1냥 6수라는 환산을 하며, 그것을 약물의 분량으로써 기록한 것이 『송판상한론』과 『천금방(千金方)』이다. 이것은 푼(分)을 잘못 읽는 것으로부터 생기는 착오인 것이 분명하다.

『금궤요략』의 담음해수병맥증병치(痰飮咳嗽病脈證幷治) 제12에 나와 있는 오령산의 처방 중에서 택사(澤瀉)를 5푼(分)으로 하지 않고 1냥 1푼으로 표현하고 있는 것은 웃지 않을 수 없는 실수라고 말해야 한다.

이상의 오기(誤記)는 『신교송판상한론(新校宋版傷寒論)』, 『정자표주상한론(訂字標註傷寒論)』, 『유취방집성(類聚方集成)』에서도 정정(訂正)되어져 있지 않기 때문에 에도(江戶)시대의 가장 뛰어난 연구자라도 이 문제에는 주의를 기울이지 않은 것 같다. 메이지(明治) 이후에도 물론, 한 사람도 여기에 의문을 품지 않았다. 고대 중국에는 1수(銖)를 측정하는 분동(分銅)이 없었다는 것을 생각한다면 6수나 18수라는 표현이 우습다는 것쯤은 이제 알 수 있을 것이다.

오령산을 구성하는 5종의 약물은 모두 이뇨(利尿) 작용을 갖고 있는데 그 중에서 저령(猪苓)과 택사(澤瀉)는 동시에 리열(裏熱)을 없애는 작용을 갖고 있기 때문에 처방 중에서 가장 중요한 약물이라고 말할 수 있다. 이 배합은 급성신염(急性腎炎)과 방광염(膀胱炎)의 치료에 쓰이는 저령탕(猪苓湯)[저령(猪苓), 택사(澤瀉), 복령(茯苓), 아교(阿膠), 활석(滑石)]에도 주약(主藥)으로 쓰이고 있다.

일본의 한방에서는 리(裏)라는 개념을 매우 신중하게 처리해 왔기 때문에 여러모로 불편이 생겨나고 있다. 약물의 분류에도 그것이 나타나고 있는데 일본에서는 해열약(解熱藥)이라고 부르는 것을 중국에서는 해표약(解表藥)과 청열약(淸熱藥)으로 나누고 있다. 이 청열(淸熱)이라는 사고방식이 일본에는 없다.

시미즈 토타로오(淸水藤太郞) 씨는 『국의약물학연구(國醫藥物學研究)』(1941년)에서 발한제(發汗劑)와 해열제(解熱劑)로 나누었다. 발한제(發汗劑)란 '표열(表熱)을 한해(汗解)하는 것'을 말하고, 해열제(解熱劑)란 '신열(身熱), 번열(煩熱), 내열(內熱), 구설건조(口舌乾燥)를 치료하는 것'을 가리키고 있다. 전자(前者)를 표열(表熱)이라고 추상적(抽象的)으로 표현하였고, 후자(後者)를 신열(身熱), 번열(煩熱) 등이라고 신체적 증상으로 표현하여 불통일(不統一), 부정리(不整理)함이 보이고 있다. 리열(裏熱)이라는 개념이 확립되어 있지 않기 때문이다.

복령(茯苓)과 백출(白朮)을 배합하면 위내정수(胃內停水)를 없애는 작용이 강해지게 된다. 이것에 택사(澤瀉)도 관여되어 있는 것은 금궤요략의 택사탕(澤瀉湯)[택사(澤瀉), 백출(白朮)]이 '심하지음성(心下支飮性)의 현기증(眩氣症)이 심한 자'[다쯔노 가즈오(龍野一雄) 편, 한방처방집]에게 쓰이는 것에서도 알 수 있다.

문제는 계지(桂枝)이다. 해열(解熱), 진통(鎭痛), 진정(鎭靜), 건위(健胃), 지사(止瀉), 강장(強壯)의 작용을 계지(桂枝)는 가지고 있다. 그리고 저령(猪苓)을 배합하면 해열(解熱) 작용이 강해진다고 보아도 좋을 것이다. 복령(茯苓)을 배합하면 진정(鎭靜) 작용이 강해지는 것은 영계출감탕(苓桂朮甘湯), 영계미감탕(苓桂味甘湯), 복령감초탕(茯苓甘草湯) 등에서도 같은 작용을 볼 수 있다. 『화제국방(和劑局方)』의 계지원(桂枝圓)[육계(肉桂), 복령

(茯苓) 각 등분(等分)]은 "크게 서독(暑毒)을 푼다."고 약효(藥效)가 기록되어 있는 것처럼 생각해도 된다. 백출(白朮)을 배합하면 건위(健胃), 진통(鎭痛) 작용이 강해진다고 보아도 좋다.

이러한 작용이 강화되어 있으므로 오령산이 편두통(偏頭痛), 숙취(宿醉), 삼차신경통(三叉神經痛), 월경곤란증(月經困難症), 감기로 인한 미열(微熱), 구갈(口渴), 뇨감소(尿減少)의 경우 유유아(乳幼兒)의 감기, 곽란(霍亂) 등에 쓰이는 근거가 된다.

그러나 『상한론』에는 계지를 주약으로 한 처방이 많이 있으며 계지의 약효를 해기(解肌)라고 하거나 발한(發汗), 해열(解熱)이라고 이러한 처방의 뜻을 해석하고 있는데 태양병(太陽病)의 처방일 경우에는 좋지만, 태음병(太陰病)의 처방에는 좀 설명하기 어렵다. 예를 들면 소건중탕(少建中湯)이 바로 그런 것이다. 또한 팔미환(八味丸)과 십전대보탕(十全大補湯) 속에도 계지(桂枝)[육계(肉桂)]가 사용되고 있는데 약징(藥徵)처럼 "상충(上衝)을 다스린다."고 간단하게 정의 내릴 수 없게 된다. 약아(藥雅)처럼 "그 신열(身熱)한 힘을 빌어서 하나는 이것으로 맥(脈)을 통(通)하게 하고, 하나는 이것으로 수(水)를 쫓고 습(濕)을 말린다." 등과 같이 말할 수밖에 없게 된다.

오령산의 경우는 처방 중에 계지의 분량이 가장 적은 것이 하나의 특징이다. 그리고 계지와 힘을 합쳐 발한(發汗) 작용을 강화하는 약물이 쓰이지 않으므로 어쨌든 다른 작용을 생각하게 된다. 하지만 오쿠타(奧田) 씨도, 오오츠카(大塚) 씨도 이러한 경우에 오한(惡寒)이 있을 것이라고 말하고 있는 것은 이런 면에서의 정리가 되어 있지 않은 것과, 다른 하나는 태양병(太陽病)에는 오한(惡寒)이 들게 마련이라는 고정관념에 사로잡혀 있기 때문이다.

"맥부(脈浮), 두통(頭痛), 항강(項强)의 세 가지가 모두 갖추어져 있어도, 오한(惡寒) 또는 오풍(惡風)이 없는 자는 태양병(太陽病)이라고 부를 수 없다."[『상한론해설(傷寒論解說)』, p.137]라고 말할 정도로 오한(惡寒)에 얽매이는 것이다. 이러한 점은 일본 한방계의 정설이 되어 있다. 그러나 『상한론』에는 '태양병(太陽病), 발열이갈(發熱而渴), 불오한자(不惡寒者), 위온병(爲溫病)'이라는 조문도 있기 때문에 태양병에는 오한이 필수라는 말은 철회해 달라고 해야 한다.

계지가 없이도 해열작용이 발휘되는 경우가 있는 것은 『상한론』의 다음의 조문에서 드러나고 있다. '복계지탕(服桂枝湯), 혹하지후(或下之後), 잉두항강통(仍頭項强痛), 흡흡발열(翕翕發熱), 무한(無汗), 심하만미통(心下滿微痛), 소변불리자(小便不利者), 계지거계지가백출복령탕주지(桂枝去桂枝加白朮茯苓湯主之)'. 게다가 조문의 어디를 보아도 오한(惡寒)이라는 표현은 없다.

지금까지 이 처방을 첫번째로 사용한 적은 없었다. 다만 진무탕(眞武湯)이라는 소음병(少陰病) 처방을 이해할 때에 쓸모가 있기 때문에 잘 읽어 보라고 하는 정도로밖에 배우지 않았다. 그런데 후지히라 켄(藤平健) 씨가 "계지거계가복령출탕증(桂枝去桂加茯苓朮湯證)은 의외로 많다."는 문장을 『한방의 임상』(제19권, 12호, p. 705-709, 1972년)에 발표한 뒤로 사정이 완전히 변해 버렸다. 후지히라(藤平) 씨가 "계지탕에서 주약을 제외해 버린 이 처방은 그렇게 턱없이 여겨질 리가 없다는 이유를 바탕으로 예부터 어쨌든 문제가 있는 처방이지"만, 감기에 걸려서 갈근탕증(葛根湯證)과 매우 비슷한 상태가 된 사람에게 이 처방을 쓸 기회가 뜻밖에 많다는 것이 몇 번의 쓴 경험을 예시함으로써 분명하게 된 것은 대단히 유익한 것이다. 이것에 의하면 감기에 걸려 열이 높고, 얼굴이 붉고, 두통항강(頭痛項強)이 있고, 맥(脈)은 부대(浮大) 또는 부삭(浮數)하고, 땀이 없고, 심계항진(心悸亢進), 소변이 적고, 온몸이 왠지 고단하고, 등골 전체가 왠지 오싹오싹 추울 때 이 처방을 쓴다고 한다. 나는 상한론의 조문을 보고 오한이 없는 경우도 있다고 이해하는 것이다. 따라서 오령산의 경우가 정말 이것이라는 기분이 든다. 오오츠카(大塚) 씨가 "심하(心下)의 수(水)를 처리함으로써 두통항강(頭痛項強)을 치료하는 것이 많은 것을 잊어서는 안된다"[『상한론해설(傷寒論解說)』, p.182]라고 설명하고 있는 것이 곧 그것이다.

오령산 중의 계지는 『외대비요(外臺秘要)』와 『천금방(千金方)』의 오령산과 같이 계심(桂心)이라고 해야 마땅할 것이다. 중국의 약물서적에는

계지(桂枝) …… 신감온(辛甘溫), 발한산한(發汗散寒), 지통행혈(止痛行血), 이뇨(利尿)

육계(肉桂) …… 신감대열(辛甘大熱), 온신보화(溫腎補火), 행수지통(行水止痛)

와 같이 두 가지의 약효는 대단히 다른 것으로 되어 있다. 육계(肉桂)라는 것은 베트남산이 최고급품, 계심(桂心)은 중국 남부산의 육계와 같은 것이 최고급품, 계피(桂皮)는 보통 정도의 것이고, 계지(桂枝)는 품질이 가장 나쁘다. 일본에서 일반적으로 사용되고 있는 계피는 계지와 계심의 중간에 해당하여 어떠한 작용이라도 겸하고 있는 양품(良品)이라고 나는 생각한다.

마지막으로 후지히라(藤平) 씨가 사용한 처방명—계지거계가복령출탕(桂枝去桂加茯苓朮湯)—은 『유취방(類聚方)』의 흉내를 내

고 있는 것인데, 사실은 이 명칭이 옳지 않다. 백출(白朮)과 창출(蒼朮)을 구별하기 전에는 백출(白朮)이 아니라 출(朮)이었다는 것이 요시마스 토오도오(吉益東洞)의 견해이기 때문에 그는 상한론에 나와 있는 올바른 명칭—계지거계지가백출복령탕(桂枝去桂枝加白朮茯苓湯)—을 고쳐 써 버린 것이다. 약명(藥名)에 대한 토오도오(東洞)의 이와 같은 사고방식은 중국 사람의 말에 대한 습관을 이해하지 못하여 생긴 것이다.『상한론』에는 1자(字)의 약명(藥名)이 존재하지 않는다. 2자(字)이거나 3자(字) 아니면 발음상에서 불편하기 때문이다. 석(石)이라고만 써도 그것으로 충분한데 구어(口語)에서는 석두(石頭)라고 2자(字)로 한다. 복령음(茯苓飮)의 음(飮)은 탕제(湯劑)라는 말인데 이것을 구어(口語)로 하면 음자(飮子)라는 2자(字)가 된다. 맥문동음자(麥門冬飮子)가 곧 이것이다. 탕제(湯劑)를 탕(湯)이라고도 하지만, 탕두(湯頭)라고 2자(字)로 하면 발음이 편해진다. 출(朮)이라고 해도 통하기는 하지만, 백출(白朮)이라고 발음하는 것이 어조(語調)에 좋은 것이다.

II

상한론의학(傷寒論醫學)의 발생지(發生地)

최근의 한방 관계 서적을 읽다 보니 『상한론』은 중국 남부에서 형성된 의학이라는 말과 가끔 만난다. 한방(漢方)을 열심히 공부하고 있는 젊은이들은 그것을 바꾸기 어려운 사실인 것처럼 생각하고 있는 경우가 있다. 그러나 이것을 검토해 보면 그 논거(論據)가 매우 애매한 것에 불과하다는 것을 알 수 있다. 이 점에 대하여 논해 보고 싶다.

1

오오츠카(大塚) 선생은 『상한론해설(傷寒論解說)』[창원사(創元社) 간행]의 p.26에서 「상한론 성립의 지리적 배경」이라는 절(節)을 두고 이 문제에 대해 논하고 있다. 그 요점은 다음과 같이 정리할 수 있다.

1. 『상한론』에는 오수유(吳茱萸), 촉초(蜀椒)와 같이 오(吳)와 촉(蜀) 같은 강남(江南)의 지명(地名)을 씌운 약물을 쓰고 있는 것.

2.『상한론』의 저자 장중경(張仲景)은 강남(江南)의 요충지였던 장사(長沙)의 태수(太守)였다는 것.

3. 당(唐)의 초기에 손사막(孫思邈)이 편찬한 『천금요방(千金要方)』에 "강남(江南)의 제사(諸師)가 중경(仲景)의 처방을 숨겨 전하지 않는다."라고 씌어 있는 것.

4.『상한론』에서 가장 중요시하고 있는 계지(桂枝)는 중국 남부에서 전국시대부터 촉장(蜀漿)과 함께 계주(桂酒)로서 하느님께 드려진 것이며, 또한 설문(說文)에도 계(桂)는 강남의 나무로서 백약(百藥)의 으뜸이라고 되어 있는 것.

5.『황제내경(黃帝內經)』은 중국 북방(北方)을 배경으로 한 의학이고,『상한론』은 중국 남방(南方)을 배경으로 한 의학이라는 견해를 취하면, 중경(仲景)의 치료가 편작(扁鵲)이나 순우의(淳于意)의 치료와 격세(隔世)의 느낌이 들 정도로 그 진단법과 치료법이 다르다는 것을 납득할 수 있는 것.

이상의 다섯 가지 근거로부터 『상한론』은 중국 남부에서 형성된 의학으로서 "뜻밖에 나의 사견(私見)에 일본 의학계의 권위자인 이시하라 아끼라(石原明), 고가와 테이죠(小川鼎三) 박사가 각각 찬성하여 『상한론』은 강남을 배경으로 성립된 의학이라고 논했다."라고 결론을 내리고 있다.

2

그러면 먼저 '강남(江南)'에 대하여 생각해 보자. 오오츠카(大塚) 선생의 문장 중에는 강남(江南)이 언젠가 남지나(南支那)로 되어 있고, 양자(兩者)가 혼동되어져 있듯이 남방의학설(南方醫學說)을 취하는 사람의 서적에도 '강남, 즉 양자강(楊子江) 이남'이라거나 '강남, 즉 중국 남부'라는 표현이 사용되고 있다.

한화사전(漢和辭典)이나 중국어사전(中國語辭典)을 펼쳐 보면 좋다. 강남은 양자강(楊子江)[즉 장강(長江)] 남안(南岸) 지역이라고 씌어 있다. 남안(南岸)과 이남(以南)은 전혀 다른 것이다. 이것을 성명(省名)으로 나타내면 강서(江西), 강소(江蘇), 안휘(安徽) 세 개의 성(省)이다. 그리고 현재는 상해(傷害)와 남경(南京) 사이의 지역을 가리키는 말이라고 한다.

양자강 이남은 강남(江南)과 영남(嶺南)으로 나뉘어 있다. 강서성(江西省) 남부에는 남령(南嶺), 즉 대유령(大庾嶺)과 구련산맥(九連山脈)이 있고 이 산을 넘으면 광동성(廣東省)이 된다. 남령(南嶺)을 경계로 하여 북쪽에 강남(江南), 남쪽에 영남(嶺南)으로 되어 있으며, 이 영남을 포함한 명칭으로 '강남'이라는 것은 쓰지 않는다.

한편 강남은 중국에서 요즘 가장 풍요로운 지역인데 옛날에는 결코 이렇지 않았다. 쯔까모토 요시타까(塚本善隆) 씨의 문장을 인용해 보자.

"현재 강남(江南) 삼각주(三角洲) 지역은 중국에서 가장 풍족하고 문화가 진보된 지방이지만 그때[한대(漢代)까지]의 강남이라면 강 저편, 즉 문화의 끝이라고 생각되었다. …… 강남은 땅이 넓고 인적은 드물었으며 잡초가 무성한 들판에 불을 놓아, 그 후에 씨를 뿌리고 적당히 성장했을 때 물을 주어 다시 잡초를 제거하는 원시적인 벼농사를 하고 있었다. …… 후한말(後漢末)의 황건적(黃巾賊)의 난(亂, 184~193) 이래, 중원(中原)의 전란(戰亂)을 피하

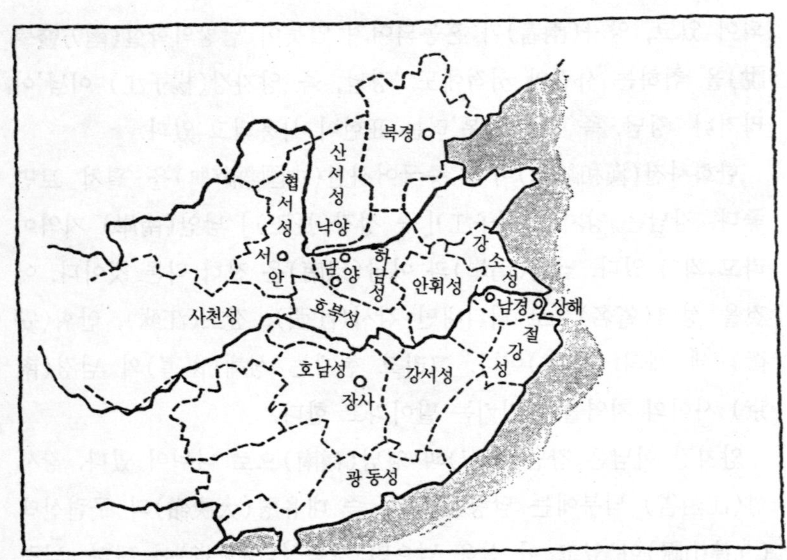

여 집단으로 호족(豪族)의 보호 아래 강남으로 이사하는 사람이 많아졌다. 여기에 손씨(孫氏)의 오(吳)나라가 강남에 군림(223년)하기 시작하면서부터 각지에서의 유민(流民)을 대량으로 받아들여 인구를 늘리고 농업생산의 증가를 도모했다.”

장중경(張仲景)이 『상한론』을 편찬한 것은 후한 말기이다. 이와 같은 강남의 땅에서 『상한론』과 같은 고도의 의학이 발달했다고 어찌 생각할 수 있으랴.

3

장중경은 강남의 요충지인 장사의 태수였다고 한다. 이것에 대해서는 의문이 있다고 하는데, 그것은 어찌되었든간에 『상한론』 서문(序文)의 마지막에 '한장사수남양장기저(漢長沙守南陽張機著)'라고 되어 있는 것으로부터 중경은 남양(南陽) 출신이라는 것을 알 수 있다.

남양(南陽)은 하남성(河南省)에 있으며 후한의 수도인 낙양(洛陽)으로부터 정남쪽으로 약 180km 떨어진 곳에 있다. 남양시(南陽市)의 동부에 중경의 묘지와 사당(祠堂)이 있다고 하는데 이것은 어찌되었든지간에 남양(南陽)은 강남(江南)이 아니라는 것이 중요하다. 양자강(楊子江)에서 가장 가까운 곳이지만 남으로 270km 떨어져 있다.

『상한론』의 서두(序頭)에 "나의 종족(宗族)도 많았다. 처음에는 200이 넘었다. 건안기년(建安紀年) 이래, 더욱이는 요근래 10년도 채 못되는 동안에 사망자가 2/3나 된다. 상한에 죽은 자가 7/10을 차지한다."라는 유명한 부분이 있다. 중경은 태수로서 장사에 부임했을 텐데 온집안 족속을 모두 데리고 갔을 리가 만무하다. 그러면 일가족 중에 전염병으로 사망한 자가 많았다는 것은 남양(南陽)에서의 사건이었을 것이다. 이 비참한 정경을 눈앞에서 보고 게다가 도와줄 수도 없어서 마음속 깊이 다짐한 것이 있었을 것이다. 이것을 다음과 같이 서술하고 있다. "옛날의 윤상(淪喪)과 횡요(橫夭)를 구하지 못함을 마음 아파하고, 열심히 고훈(古訓)을 구하고, 널리 중방(衆方)을 취하여, …… 『상한잡병론(傷寒雜病論)』 16권을 만들었다."라고.

이 부분을 오오츠카(大塚) 선생은 "이전에 사망자가 계속 생기는 것과, 젊은 나이에 죽어가는 것을 구제할 수단이 없었던 것을 한탄하고 이렇게 해서는 안되겠다고 결심하였다. 그래서 ……"라고 번역하고 있다. 또한 다쯔노(龍野) 선생도 "과거의 불행한 것에 대해 느끼는 점이 있었으며, 젊어서 죽는 자를 구해내지 못한 것을 마음 아프게 생각하고, 그래서 ……"라고 번역하고 있다. 모리타(森田) 선생은 "옛날부터 사망한 자의 장사(葬死)에 만나서 감개무량하고 ……"라고 해석하고 있다.

중경이 쓴 서문은 긴장된 마음을 잘 표현하고 있다. 예부터 명문(名文)의 하나로 알려져 있는 것은 바로 그것 때문이다. 모리타(森田) 선생의 번역에는 그 긴장된 기분이 전혀 드러나지 않고 있다. 문제는 '왕석(往昔)'이라는 말의 해석에 달려 있다고 생각한다. 이것을 '예부터'라고 해석해서는 안되고, 또 '그 옛날', '과거의'라고 해석해서도 여전히 중경의 마음을 이해했다고는 말할 수 없다. 사람은 훨씬 이전의 사망을 생각하여 '이래서는 안되겠다'라고 분개하지는 않는다. 눈앞에서 계속 넘어져 죽어가는 것을 수수방관하고 보고 있기만 하겠는가라는 상태일 때라야 비로소 사람은 의학을 다하여 환자를 살리고 싶다고 분개할 것이다. 우리들의 경험에서도 전쟁의 비참함, 무의미함을 강하게 느끼는 것은 이러한 때가 아니었을까?

'감(感) 왕석지윤상(往昔之淪喪), 상(傷) 횡요지막(橫夭之莫)구(救)'라는 부분을 잘 보면 대구로 되어 있다. 그러므로 '왕석(往昔)'은 '횡요(橫夭)'와 이어질 필요가 있게 된다. 즉 '왕석(往昔)'이라는 것은 노인(老人)을 가리키고 있을 것이다. 노인은 옛날부터 전해지고 있는 문화를 체험한 사람이다. 한 사람, 두 사람의 노인의 죽음이 과거의 문화의 유산을 느껴지게 하지는 않지만, 연이어 노인이 죽어갈 때에는 과거의 지식의 소멸을 느끼지 않을 수가 없다. 그것을 '왕석(往昔)의 윤상(淪喪)'이라고 표현하고 장래 의학을 해야 할 어린이와 젊은이들도 구해내지 못한 것과 대구로 되어 있는 것이다.

이와 같이 생각하면 그것에 이어진 '내(乃)'라는 글자가 살아난다. 이 '곧'은 어떤 시간(時間) 연월(年月)의 경과를 의미하기 위한 것이므로 '즉(則)'과 같이 '그래서 ……'라고 번역해서는 안된다. 혹은 그 분위기에 눌려서 '할 수 없이'라는 기분을 나타내는 말이라고 보아도 좋다. 그러니 남양(南陽)에서의 생생한 체험에서부터 『상한론』을 편찬하는 대사업에 접어들게 된 중경의 심정을 비로소 이해할 수 있을 것이다. 인도주의(humanism)란 곧 이러한 것이다.

중경이 장사에 있은 적이 있다고 한 것만을 예로 들어서 그것을 강남에 결부시키는 것은 편리한 자료만을 채용하고 있다고 평가받아도 당연하다.

4

약물에 대하여 이미 아라기(荒木) 선생이 작년 대법륜(大法輪) 8월호에서 『상한론』에 사용되고 있는 것은 '북방 원산(原産)의 식물과 남방 원산(原産)의 식물이 비슷한 정도라는' 것, 그리고 '계지(桂枝)와 완전히 같은 정도로 혹은 그 이상으로 북방 원산인 마황(麻黃), 감초(甘草), 시호(柴胡), 인삼(人蔘) 등이 빈번하게 사용되고 있는' 것을 지적하고 있다. 이에 전적으로 동감(同感)이며 더욱 북방산의 약물을 추가하면 행인(杏仁), 황금(黃芩), 오미자(五味子), 세신(細辛), 작약(芍藥), 대조(大棗), 산조인(酸棗仁), 지모(知母), 목단피(牧丹皮), 황백(黃柏), 지황(地黃) 등이 있다. 따라서 계지(桂枝)와 생강(生薑)만을 강조하는 것은 그다지 의미가 없다.

오수유(吳茱萸)와 촉초(蜀椒)에 대해서는 오(吳)는 정말 강남

(江南)인데, 촉(蜀)은 사천성(四川省)이며 이것을 강남(江南)이라고 할 수는 없다. 그러나 이와 같은 약명(藥名)을 가진 약물이 몇 개 있어도 전체로부터 본다면 그 때문에 남방의학(南方醫學)이라는 이유가 될 수는 없다. 기껏해야 남방(南方)의 민간약(民間藥) 혹은 의술(醫術)이 혼합되었다고밖에 말할 수 없을 것이다.

강남발생설(江南發生說)을 취하는 사람은 또한 다음과 같이 말하고 있기도 하다. "『상한론의학』에서 사용하는 약물은 중국 양자강 유역에서 쉽게 구할 수 있는 염가(廉價)의 것이 쓰이고 있다."라고. 내가 보기에는 이것도 사실과 반대된다. 단순히 생각해 낸 문장이라고 본다. 마황탕(麻黃湯)을 구성하고 있는 네 가지 약물 중에서 계지를 빼면 모두 북방산의 것이다. "지실(枳實)은 회수(淮水)를 넘으면 탱자(撑子)가 되고, 매실(梅實)은 북으로 옮겨가서 변하여 살구가 된다."라는 속담이 있듯이, 또한 『별록(別錄)』에 "살구는 진주(晉州)[사천성(四川省)]의 산곡(山谷)에서 자란다."라는 말이 있듯이, 그리고 또한 식물의 분포지역을 조사해 보아도 살구는 정말 북방의 것이다. 마황도 황하남안(黃河南岸)이 산지의 남단(南端)으로 되어 있다. 감초(甘草)도 마찬가지이다.

약물면에서는 강남발생설을 입증(立證)하는 증거(證據)와 경향(傾向)은 아무것도 나와 있지 않다.

5

사기(史記) 중의 편작(扁鵲)과 창공(倉公)[순우의(淳于意)]의 전기(傳記)에 대하여 "『상한론』의 본문이 전국시대의 것이라고 한다면 편작(扁鵲)과 순우의(淳于意)의 치료와는 격세(隔世)의 느낌이 들 정도로 그 진단법과 치료법이 다른 것은 무엇 때문일까라는 의문을 제기하여, 이것에 대해 나는 지금도 아직까지 누구도 생각하지 못했던 다음과 같은 견해를 발표했다."라고 오오츠카(大塚) 선생은 말하고 있다. 『황제내경(黃帝內經)』이 북지나의학(北支那醫學), 『상한론(傷寒論)』이 남지나의학(南支那醫學)이라고 하는 가설은 여기에서 출발한 것이다.

이 가설에는 두 가지 문제점이 있다. 첫째로 사기(史記)에는 일화(逸話)가 기록되어 있는 것이고 이런 종류의 문장이 의학의 내용을 충분히 반영하지 않고 있다는 것은 불가사의한 것이 아니다.

중경에 관한 일화에는 왕중선(王仲宣)에게 오석산(五石散)을 권하고 만약 이것을 복용하지 않으면 병이 점점 심해지고, 마흔살이 되면 눈썹이 빠지고 그 뒤로 반년 후에는 목숨을 잃을 것이라고 예언했는데, 그대로 되었던 것이 잘 알려져 있다. 또한 『고금소(古琴疏)』라는 고서 중에 중경이 약초를 취하기 위하여 동백산(桐柏山)에 들어갔을 때 어떤 노인의 맥(脈)을 짚어 보고서 중경은 크게 놀라 "이것은 짐승의 맥(脈)이다."라고 말하자 "나는 인간이 아니다. 이 산 속에 사는 늙은 원숭이다."라고 말했다는 드라마 같은 일화가 나온다. 이러한 일화는 상한론과 전혀 관계가 없다. 그래서 이것을 이유로 중경의 의학에 의문을 제기하는 것도 가능하겠지만 여기서는 일화라는 것의 성격을 제기하는 것으로 그치고 싶다.

이 점을 강조하는 이유는 "북지나의학을 대표한다."라고 되어 있는 편작과 창공의 일화를 잘 읽어 보아도 이것이야말로 『황제내경』 의학이다라고 생각되는 점은 없다는 것이다. 편작이 가사(假死)한 태자(太子)의 백회(百會)에 침(鍼)을 놓아 소생(蘇生)시킨 것, 또 생명력을 가진 환자밖에 고치지 않는다는 것을 주장한 것 등

등이 황제내경적(黃帝內經的)이다라고 한다면 장상군(長桑君)으로
부터 약물요법의 비전(秘傳)을 물려받고, 약방(藥方)의 사용에 능
했다는 것은 그 내용이 적혀 있지 않았지만 무시할 수는 없다. 이
밖의 일화는 진목공(秦穆公)의 인사불성(人事不省)을 보고 7일 만
에 혼(魂)이 되돌아온다고 예언했던 것 등일 뿐이며, 어떠한 의학
계통이라고 하는 분명한 증거는 하나도 없다. 토오도오 메이호오
(藤堂明保) 씨가 "대저 전승(傳承)이라는 것은 줄거리가 되는 진
실과 지엽(枝葉)에 속하는 가탁(假託)을 포함하고 있다."고 말하
고 있는 것에 동감(同感)한다. 전승(傳承)을 이 이상 이용하는 것
은 자유이지만 그만큼 진실에서 멀어져 가는 것을 각오해야 한다.

　둘째로 만약『상한론』자체가 산일(散逸)되어 있다고 가정한다
면 후한 이전의 자료로부터 지금 우리들이 알고 있는『상한론』의
대강을 나타내는 것이 있을까?『황제내경』과 같은 의서에서조차도
이것을 얻을 수가 없다. 하물며 일화 등으로부터도 얻을 수 없다.
『황제내경』과『상한론』은 그 발생한 '지리적 배경'이 다르기 때문
이라고 생각할 수도 있지만 더욱 상식적인 이유로 전문분야의 차이
에 의한 것은 없는 것일까? 외과서(外科書) 중에 내과적(內科的)
인 기술이 적다고 하여 이유를 다는 것과 같은 것이다. 지리적 배
경의 차이를 나타내는 자료가 있다면 이와 다른 말이지만 그것을
증명할 수 있는 것이 현재는 드러나지 않고 있다.

6

　마지막으로『천금방(千金方)』제9권 마지막에 "강남(江南)의
제사(諸師)는『중경요방(仲景要方)』을 비밀(秘密)로 하여 전하지

않는다."라고 씌어진 것인데 저자인 손사막(孫思邈)은 581년경에 태어나 682년에 죽었기 때문에 『상한론』이 편찬된 것을 200년 전후라고 한다면 400년 이상의 간격이 있다.

　이 사이에는 후한말의 황건적(黃巾賊)의 난(亂), 전란(戰亂)이 끊임없이 일어났고, 삼국지(三國志)에서 이야기되고 있는 위(魏), 촉(蜀), 오(吳)의 싸움, 서진(西晉), 동진(東晉) 시대의 전란과 동란, 그리고 북방호족의 남하, 남북조(南北朝)의 흥망과 계속, 장안(長安)과 낙양(洛陽)이 크게 불타고 몇 번이나 강남땅을 목표로 유망(流亡)하는 많은 백성이 있었던 것을 생각하면 『천금방』의 "강남의 제사(諸師) 운운"이라고 하는 말은 『상한론』의 발생지와는 전혀 다른 의미를 갖고 있다는 것을 알 수 있을 것이다. 이 사백수십년의 역사를 무시하고 후한과 직접 결부시키는 것은 잘못된 것이 아닐까?

　이상의 근거로부터 나는 상한론의학(傷寒論醫學)의 강남발생설(江南發生說)을 인정할 수 없다.

약효(藥效)의 방향전환설(方向轉換說)에 관한 문제

1. 방향전환(方向轉換)의 평가(評價)에 대하여

『상한론』이 경탄(敬歎)할 만한 내용을 가진 서적이라는 것은 에도(江戸)시대 중기 이후 여러번 거듭된 체험에 의하여 나타나고 있었다. 이 『상한론』에서 말하고 있는 처방과 그 운용은 과학적이라기보다도 오히려 예술적이라고도 말하고 싶을 정도로 미묘지극(微妙至極)한 것이며, 그것을 뒷받침하는 이론으로서 약효(藥效)의 방향전환(方向轉換)이라는 설이 있다.

이 설이 한방연구가(漢方研究家)에게 얼마나 중시되고 있는가 하는 증거로서 제가(諸家)의 설명을 인용해 보기로 하자. 시미즈 토타로오(清水藤太郎) 씨의 『약물수급사(藥物需給史)』[메이지전일본약물학사(明治前日本藥物學史) 제1권]에서는 "약효의 방향전환(方向轉換)은 약물응용의 지극히 오묘한 배합법이며, 서양의학에서 전혀 논해지지 않은 일본 한방의학의 정화이다. 그리고 약물의 협력(協力) 작용 중에서 상가상승(相加相乘)도 서양의학에 있어서는 실용하는 것이 지극히 드물지만 고방의학(古方醫學)에 있어서는 방향전환(方向轉換)과 함께 극도로 활용되어지고 있으며, 방제(方劑) 전부가 이것을 이용하고 있다고 해도 과언이 아니다."라고 말하고 있다.

이시하라 아끼라(石原明) 씨는 『의사학개설(醫史學槪說)』에 있어서, "어떤 주약(主藥)과 배합한 약물의 종류에 따라서 그 주약의 작용이 방향변환(方向轉換)한다는 것도 『상한론』의학(傷寒論醫學)의 특징이다. 지금 마황(麻黃)에 대하여 조사해 보면 다음과 같은 작용을 나타낸다.

<pre>
          ┌─ 계지(桂枝) ··· 발한(發汗) [소청룡탕(小靑龍湯)]
          ├─ 석고(石膏) ··· 지한(止汗) [마행감석탕(麻杏甘石湯)]
  마황   │
 (麻黃) ─┼─ 행인(杏仁) ··· 진해(鎭咳) [마황탕(麻黃湯)]
          ├─ 출(朮) ········ 이뇨(利尿) [월비가출탕(越婢加朮湯)]
          └─ 주(酒) ········ 이담(利膽) [마황순주탕(麻黃醇酒湯)]
</pre>

이와 같은 작용의 방향전환(方向轉換)은 현대약리학에서 마황(麻黃)의 주성분을 에페드린(ephedrine)으로 취급하는 한 생각할 수 없다."라고 설명하고 있다.

테라시 목쿠사이(寺師睦濟) 씨는 『한방(漢方)의 임상(臨床)』지에서 "현대 서양의학의 과학적 연구, 즉 유효성분만을 주로 하는 방법으로 한방약(漢方藥)의 서로 모순되는 길항(拮抗) 작용과 방향전환(方向轉換)하는 한방(漢方)의 연관적(聯關的) 약효를 증명하는 것은 100년이 지나도 도저히 될 수 없는 이야기이다. …… 천재적인 방법론이 생겨나지 않는 한 이 설명은 어려울 것이다."라고 말하고 있다.

이 밖에 모두 대동소이(大同小異)로 논술되어지고 있으므로 이 이상 인용할 필요는 없다. 나도 전에 졸저(拙著)에서 같은 말을 했다.

이 설은 시미즈(淸水) 씨의 저서에 의하면 "약능(藥能)의 방향전환(方向轉換)을 가장 절실히 논하고 있는 것은 요시마스 토오도오(吉益東洞)의 [『약징(藥徵)』]이고, 전문적으로 다수의 약물에 대하여 약물의 방향전환(方向轉換)을 논한 것은 고증파(考證波)로 소문난 타끼 모토쯔꾸(多紀元胤)의 『약아(藥雅)』이다. …… 텐뽀(天保) 8년(1837연) 우쯔기 곤다이(宇津木昆台)는 『약능방법변(藥能方法辨)』을 저술하고 고방약(古方藥) 약 200종에 대하여 고방제(古方劑) 중의 약물의 상호관계를 서술하고 그 가감(加減)을 논하고, 기혈수설(氣血水說)로서 약효의 방향전환(方向轉換)을 상술했다. 나중에 아사다 쇼우하쿠(淺田宗伯)는 『고방약의(古方藥議)』(1863년)를 저술하고 고방약(古方藥) 126품(品)에 대하여 그 약효의 방향전환과 고방제(古方劑)의 관계를 상술했다."라고 하므로 이 설은 에도(江戶)시대에 생겨나서 완성된 것임을 알 수 있다. 그것이 현재에 이르기까지 조금도 의심받지 않을 뿐만 아니라 더욱 강조되고 있는 것은 한방(漢方)의 특징이 '증(證)'에 있고, 임상상 증(證)의 실제가 이 설에 의하여 설명되면 증(證)의 특징이 두드러지게 되기 때문일 것이다. 그러나 이 설을 재검토해 보는 것은 한방에 필요 이상으로 존재하는 비밀성[神秘性]을 제거하는 데에 도움이 되는 것이 아닐까?

2. 『약징(藥徵)』에 대하여

방향전환설(方向轉換說)은 사실은 약물이 다능(多能)한 것이 아니라 그 본성(本性)은 하나라는 사고방식을 출발점으로 하고 있다.

이러한 점이 『약징(藥徵)』의 출발점으로 되어 있다.

『약징(藥徵)』중「변오(弁誤)」에 그 사고방식이 뚜렷이 나타나 있다. "만물은 하늘에서 생긴다. 그러므로 천명(天命), 이것을 성(性)이라고 한다. 성(性)은 단지 하나이다. 그 능(能)도 단지 하나이다. 이것을 양능(良能)이라고 한다. 그렇지만 그 다능(多能)이 되는 것은 성(性)의 가지로 갈라져 나오는 것이다. 성(性)의 본(本)이 갈라지는 것은 아니다. 이것을 영능(贏能)이라고 한다. 사람이 영능(贏能)을 잘 모르고 성(性)을 다능(多能)이라고 하는 자가 많다. 나는 일찍이 본초(本草)를 읽었는데 그 주치(主治)를 예로 든 것이 매우 많았다. 그 주치(主治)가 되는 것은 성(性)의 능(能)이다. 일물(一物)의 성(性)이 어찌 이같이 다능(多能)하랴."

본초서(本草書)에 주치(主治)가 많이 열거되어 있는데 원래는 하나밖에 없다라고 하는 것이다. 남아 있는 각종 효능은 본성(本性)의 가지가 갈라져 나온 것이거나 혹은 남는 능력[贏能]이라고 말하고 있다.

이와 같은 표현은 『방극(方極)』에서 투철한 논리성을 발휘한 토오도오(東洞)답지가 않다. 마황(麻黃)을 예로 들면 『약징(藥徵)』에서는 "천해, 수기를 주로 치료한다. 겸하여 오풍, 오한, 무한, 신동, 골절통, 온몸의 황종을 치료하기도 한다(主治喘咳水氣也. 旁治惡風惡寒, 無汗, 身疼, 骨節痛, 一身黃腫)"라고 되어 있다.

앞에서 인용한 마황(麻黃)의 방향전환례(方向轉換例)와 비교해 보면 행인(杏仁)을 배합했을 때는 주치(主治)가 발휘되고, 계지(桂枝), 석고(石膏), 주(酒) 등을 배합했을 때는 여분의 능력(旁治)이 발휘되고 있다. 그러니 만큼 본성(本性)은 천해수기(喘咳水氣)를 치료할 뿐이고, 다른 약을 배합하면 그 본성(本性)이 전혀 다른 작용을 발휘하는 것이 아니라, '여분의 능력'이 발휘되고 있는 것에 지나지 않는다는 것을 알 수 있다. 이 현상을 방향전환(方向轉換)이라는 이른바 그럴싸한 말로 표현할 필요가 있단 말인가?

토오도오(東洞)의 시대에는 마황(麻黃)이 생리적(生理的) 활성물질(活性物質)을 많이 함유하고 있는 약물이라는 것을 알지 못하고 있었기 때문에 일개(一個)의 활성물질로서 인식한 것은 비난할 것이 아니다. 오히려 「변오(弁誤)」에서 밝혀 놓은 것처럼 당시의 의사가 마황(麻黃)을 두려워하고 사용하지 않은 것, 마황(麻黃)의 발한력(發汗力)이 강해서 많이 복용하면 땀이 흘러나와 그치지 않을까봐라고 생각하여 사용하지 않은 것, 등등을 타파하여 마황의 본성(本性)을 밝혀 놓고 적절한 사용법을 논한 것은 큰 업적이라고 말해야 한다.

이러한 업적에도 불구하고 한 개의 활성물질(活性物質)이라고 한 점은 현대에 이르러 생각해 볼 때 수정(修正)을 필요로 하고 있다는 것은 부정할 수 없다. 하물며 다른 약과의 배합을 본성(本性)의 방향전환(方向轉換)이라고 생각하는 것은 논리적으로 옳지 않다.

원래부터 방향전환(方向轉換)을 본성(本性) 이외의 다른 치료에 대하여 말하고 있는 것이라고 강변(强辯)하는 사람은 다음의 『고방약의(古方藥議)』의 문장을 한 번 읽어 보기 바란다. "풍한외(風寒外)를 하나로 묶어서 땀이 없을 때에는 즉 힘을 계지(桂枝)의 신온(辛溫)에 모아서 한결같이 밖으로 내보내고, 따라서 그것을 땀으로 발산(發散)시킨다. 마황탕류(麻黃湯類)가 바로 이것이다." 이 '한결같이'라는 어감(語感)은 본성(本性)에 대하여 논하고 있기 때문에 나오는 표현이 아닐까?

오오츠카 게이세츠(大塚敬節) 씨는 「에도(江戶)시대에 있어서의 약효론(藥效論)의 변천에 대하여」라는 논문에서 『약징(藥徵)』
의 결점을 지적했는데 이 약능(藥能)의 연구방법이 획기적이라는
것도 논했다. 이 후자(後者)의 평가가 『약징(藥徵)』의 존재가치이
며, 방향전환(方向轉換)과 결부시켜 『약징(藥徵)』을 읽으면 그 본
질을 알 수가 없게 된다는 점을 지적하는 것이 나의 목표이다. 그
것은 본성(本性)이 하나라는 토오도오(東洞)의 가설(假說)을 발
전시킨 것이기 때문이다.

3. 사실(事實)과 가설(假說)의 관계에 대하여

과학(科學)에 있어서 사실(事實)과 학설(學說)[혹은 가설(假
說)]은 완전히 일치하는 것이 아니라 반드시 얼마간의 거리를 두고
존재하는 것이라고 생각되고 있다. 사실(事實)은 끝까지 사실(事
實)이며 변화하지 않지만 학설(學說)은 여러 가지로 발전해 나아
간다고 하는 경우도 있으며, 사실 자체가 발전해 나아가고 학설 또
한 그것을 따라 변화하는 경우도 있다. 어느 것이나 학설과 가설을
움직이지 않는 것, 무조건 존재하는 것이라고 생각했을 때 머리는
둔해지고 학문(學問)의 발전은 멈추고 만다.

이것을 『상한론(傷寒論)』에 대입해 보면 『상한론』에 나타난 치
료(治療)의 사실(事實)은 그 사실로서는 불변(不變)하며 그 가치
를 재발견한 토오도오(東洞)는 그야말로 위대한 천재라고 말해도
좋지만, 그 재발견에 사용된 사물을 보는 견해 및 재발견과 더불어
형성된 사물을 보는 견해는 『상한론(傷寒論)』의 가치와 동등하지
는 않다. 본성단일론(本性單一論), 만병일독설(萬病一毒說)은 이

러한 성격을 가진 것이라고 생각해야 한다.

이러한 설(說)을 현대에 있어서도 아직 확신하지 않으면 『상한론』을 이해할 수 없기 때문이 아니다. 또한 반대로, 바로 토오도오(東洞)가 그랬듯이 이러한 설을 믿으면 『상한론』을 운용(運用)할 수 있다고 하는 사실을 부정하기 때문도 아니다.

일찍이 야마모토 세이치로오(山本成一郎) 씨는 「발굴(發掘)의 방법론(方法論)」이라는 논문에서 이러한 관계를 잘 표현했다. "토오도오(東洞)는 보통 만병일독설(萬病一毒說)의 제창자로 알려져 있다. 그러나 만병일독설(萬病一毒說)은 토오도오(東洞)가 『상한론』을 세상에 유포시키기 위한 캐치프레이즈(catchphrase) 같은 느낌이 든다. 그의 영광은 『상한론』의 발굴에서 찾아야 한다."라고 하였다.

사실(事實)과 가설(假說)의 관계에 대하여 호메오파시의 예를 들어 보기로 하자. 호메오파시(Homeopathy)는 별칭(別稱)을 신 히포크라테스의학이라고 하는 것처럼 일본의 한방(漢方)에 해당하는 것이므로 여기서부터 유사한 예를 이끌어 내면 이해하기 쉬울 것이다.

'호메오스(Homeos)'(유사하다)와 '파토스(Pathos)'(고통)로 이루어진 호메오파시(Homeopathy)는 그 병(病)과 유사한 고통을 일으키는 물질을 사용하여 치료하는 것으로부터 생겨난 말이다. 이 요법의 창조자 하네멘(Hahnemann)은 이 현상을 말라리아(Malaria)와 키나(Kina) 껍질 사이에서 발견하고, 이것을 기본원리로 하여 모든 치료약에까지 맞추어 보려고 시도했다.

그러나 그의 제자와 후계자들은 이 관계를 기본원리로 하지 않고 이것이 맞지 않는 현상도 있다면서 평가를 고쳐 버렸다. 그리고 이러한 사고방식으로 2~3개의 약물을 발견할 수 있는 것만으로도 헐값으로 손에 쥔 좋은 물건이라고 평가했다.

이것을 한방(漢方)의 세계에 반영하면, 『약징(藥徵)』에서 나타낸 방법론(方法論)은 충분한 것은 아니지만 어쨌든지 시호(柴胡)의 주치(主治)가 흉협고만(胸脇苦滿)이라는 것을 지적할 수 있었다는 것만으로도 대단한 것이 된다.

인삼(人蔘)이나 오미자(五味子) 등도 예로 든 것과 같이 주치(主治)를 잘 규정할 수 없다 할지라도 그것이 당연한 것이며, 그러기에 『약징(藥徵)』은 일곱 번 고쳐 써도 아직 만족할 수 없었을 것이다. 본성(本性)은 하나라는 사고방식으로 잘 처리할 수 있는 약물이 있다 할지라도, 또한 그 때문에 해결하지 못하는 문제가 생겨난다 할지라도 조금도 불가사의한 것은 아니다. 이러한 사고방식으로 시호(柴胡), 감초(甘草), 출(朮), 작약(芍藥), 석고(石膏), 마황(麻黃) 등의 사용법을 분명히 한 것만으로도 다행이다. ……라는 것이 될까?

한편 호메오파시는 화학과의 관계가 매우 밀접하기 때문에 생약(生藥)의 사고방식은 합리적으로 되어 있다. 약물의 양의 다소에 따라서 작용의 방향이 역전되는 현상을 정리하고 그 실험방법까지 확립했다. 맥각(麥角), 마전자(馬錢子, homica), 진구(秦芃, salvia), 여로(藜蘆) 뿌리 등에 대한 연구가 진행된 것은 그 덕분이다.

유기화합물(有機化合物)은 단독으로도 생체에 복잡한 영향을 미친다. 하물며 생약(生藥)은 하나의 활성물질로 성립되어 있는 것이 아니기 때문에 여러 가지 활성물질의 복합체(複合體)로서 작용한다는 것이 호메오파시에서는 강조되고 있다.

한방세계에서도 생약의 본성은 하나라는 가설에 집착하는 것을

지양하고 실험 데이터(data)를 더 많이 만드는 것이 중요하다고
생각한다.

4. 처방의 구성에 대하여

생약(生藥)의 약효(藥效)를 나타내는 성분[活性物質]에 관한
사고방식을 정리하는 의미로 하나의 도식(圖式)을 생각해 보자. 약
효를 A, B, C, D로 표시하고, 효력(效力)의 단위를 같다고 보고,
숫자로써 그 강도를 표시한다.

그러면 숫자가 가장 큰 약효가 그 생약의 주된 약효가 되는 것이
다. 다른 약물이라도 같은 약효를 나타낼 때 같은 A 또는 B로 표
시한다. 이러한 전제하에서 다음의 식을 보기 바란다.

$$\text{I} \cdots (A4) \quad B3 \quad C1 \quad D1$$
$$+$$
$$\text{II} \cdots A1 \quad B3 \quad (C4) \quad D1$$
$$+$$
$$\text{III} \cdots A1 \quad B3 \quad C1 \quad (D4)$$
$$\parallel$$
$$\text{IV} \cdots A6 \quad (B9) \quad C6 \quad D6$$

( ) 표시는 약 중에 주된 약효(藥效)를 나타내는 것이다. I 의
생약은 A가 주된 효과를 나타내고, II의 생약은 C, III의 생약은
D, 그리고 그 전부를 같은 양(量) 합한 IV의 처방은 B가 주된 효
과를 나타내고 있다.

즉 B의 효과를 주로 나타내지 않는 생약을 배합한 처방이 B의

효과를 주로 나타낸다고 하는 불가사의한 결론이 나오고 있는 것이다.

이 관계를 기초로 하면 마황(麻黃)에 행인(杏仁)을 배합해야 비로소 기침을 치료하는 능력이 생겨나는 것이 아니라, 마황(麻黃) 행인(杏仁)도 각각 단독으로 천해(喘咳)를 치료하는 능력을 갖고 있으며, 그 둘이 힘을 합치기 때문에 천해(喘咳)를 치료하는 힘이 배로 증가하게 된다는 것이다. 마황(麻黃)에 계지(桂枝)를 배합하는 것도 마찬가지로 설명할 수 있다.

약물의 공력작용(共力作用, Synergism)은 상화(相和)와 상승(相乘)의 경우가 있다는 것을 알고 있다. 상화(相和)만으로도 앞의 식에 표시한 것처럼 이상한 결과가 나타난다. 그러므로 주된 효과를 강조하는 것은 쉽다는 것을 알 수가 있다. 하물며 상승(相乘) 작용이 발휘되었을 때에는 이러한 효과가 더한층 강조되는 것이다.

이것을 본초(本草)에서는 '상수(相須)'라고 부르고 있다. 이 밖에 작용이 다른 물질간의 영향을 상사(相使), 상외(相畏), 상오(相惡), 상살(相殺), 상반(相反)으로 나누어 논하고 있으므로 본초(本草)와 한방(漢方)은 대단히 상세한 관찰과 실험을 했다는 것을 알 수 있다.

한방(漢方) 처방은 이 칠정화합(七情和合)의 사고방식으로 구성되어져 있으므로 공력작용(共力作用), 즉 상수(相須)만으로 그 구성을 생각하는 것은 옳지 않다. 그렇기 때문에 방향전환(方向轉換)이라는 묘한 설(說)을 물리치기에 충분한 것을 이 논문으로 나타낼 수 있다고 생각한다.

『외대비요(外臺秘要)』에서 '상기(上氣)'를 치료하는 처방을 열거하는 중에 마황탕(麻黃湯)과 나란히

『고금록험(古今錄驗)』[송(宋)의 명의(名醫) 초우세(初虞世)
　의 저술]의 이물산(二物散)
　　마황(麻黃) 한 근(斤)[거절(去節)⁷⁾], 행인(杏仁) 100매(一
　　百枚)
『주후비급방(肘後備急方)』[진(晉)의 갈홍(葛洪)의 저술]
　　마황(麻黃)[거절(去節)], 감초(甘草)[자(炙)] 각 2냥(兩)

이 기록되어 있는데, 전자(前者)는 『심사방(深師方)』에는 상기
(上氣)에 기침을 겸한 것을 치료한다고 되어 있는 것을 부기(附
記)하고 있다.
　더욱이 '천행병(天行病)'[유행성(流行性) 감기]의 항목에 마황
탕(麻黃湯)과 나란히

　필효료천행일이일자방(必效療天行一二日者方), 마황(麻黃) 일대
　　량거절(一大兩去節)

이라고 기록되어 있다. 『필효방(必效方)』은 당(唐)의 맹선(孟詵)
의 저서이다.
　이 세 가지 처방이 마황탕과 나란히 씌어 있는 것은 방향전환설
(方向轉換說)로는 설명할 수가 없고, 공력작용설(共力作用說)에
의하여 명쾌하게 설명할 수 있다는 점에 주목하기 바란다.
　이상에서 방향전환설(方向轉換說)이 약효(藥效)가 드러나는 기
전(機轉, mechanism)을 조금도 고려하지 않고 그 결과만을 보고
생각해 낸 설에 지나지 않는다는 것을 이해했으리라 생각한다. 또
한 방향전환설(方向轉換說)을 부정하는 입장에 서면 『약징(藥

---

7) 역자주 : 마디를 제거.

徵)』,『고방약의(古方藥議)』,『본초서(本草書)』 등을 지금까지 읽었던 것 이상으로 재미있게 읽을 수 있다는 것을 부기(附記)해 두고 싶다.

척약징(斥藥徵)

　요시마스 토오도오(吉益東洞)가 히로시마(廣島)에서 쿄오토(京都)로 올라왔을 때부터 최초의 제자였던 쯔루다 겐이쯔(鶴田元逸)가 토오도오(東洞)의 의설(醫說)을 모아 사명(司命), 사생(死生), 원기(元氣), 맥후(脈候), 장부(臟腑), 경락(經絡), 인경보사(引經補瀉), 침구(鍼灸) 등 35장(章)으로 정리하여 『의단(醫斷)』이라는 제목을 붙였는데, 간행을 보지 못하고 겐이쯔(元逸)가 죽었으므로 같은 제자 나까니시 신사이(中西深齋)가 공보(攻補), 허실(虛實) 2장(章)을 추가하여 보레끼(寶曆) 9년(1759년)에 간행하였다. 여기서 논하고 있는 것이 기존의 설과 너무나 다르기 때문에 하타 오우잔(畑黃山)은 1762년에 『척의단(斥醫斷)』을 저술하고 여기에 반박을 가했다. 그러자 토오도오(東洞)의 제자 다나까 에이신(田中榮信)은 1963년에 『변척의단(弁斥醫斷)』을 저술하고 토오도오(東洞)의 설을 변호했다. 1766년에 호리에 도오겐(堀江道元)이 『변의단(弁醫斷)』을 저술하자 기하타 하꾸에이(木幡伯英)가 『변의단평설(弁醫斷評說)』로 반박했다. 이와 같이 의단(醫斷)을 둘러싸고 떠들썩한 논쟁이 이어졌다. 이 졸고(拙稿)의 제목은 이것

을 흉내낸 것이며 내용의 일부분은 약사학잡지(藥史學雜誌)에 「『약
징(藥徵)』에 있어서의 요시마스 토오도오(吉益東洞)의 논리」라는
제목으로 논했던 것이다.

　『약징(藥徵)』은 메이화(明和) 8년(1771년)에 쓰여진 것인데,
약 200년이나 된 서적에 대하여 이제 와서 새삼스럽게 반박한다는
것도 얼빠진 짓이라 생각되지만 거기엔 이유가 있다. 『약징(藥
徵)』에 대하여 체계적인 반박은 하나도 행해지지 않았을 뿐만 아니
라 토오도오(東洞)의 의설(醫說)에 반대하고 있었던 고증학파(考
證學波)의 사람들조차도 이 『약징(藥徵)』만은 높이 평가했던 것이
다. 예를 들면 다기 모토야스(多紀元簡)는 "토오도오(東洞)의 『약
징(藥徵)』은 식견(識見)에 있어서 쓸모 있는 책이다."라고 말했
고, 야마다 쇼오친(山田正珍)은 제자들에게 『약징(藥徵)』을 암송
하게 했다고 한다. 고방파(古方派)의 사람들에게는 절대적인 위치
를 차지하고 있었던 것은 말할 필요도 없다. 그래서 오오츠카 게이
세츠(大塚敬節) 씨가 『근대과학사상(近世科學思想)』[하(下)][이
와나미(巖波)서점]의 『약징(藥徵)』의 해설 중에서 "『약징(藥徵)』
은 토오도오(東洞)가 가장 심혈을 기울여 저술한 것인데, 마침내
스스로 만족함에 이르지 못하고 병사(病死)했다. 게다가 토오도오
(東洞)의 저서 중에 후세에 영향을 주었다는 면에서 이 책보다 나
은 것은 없다."고 했던 것이다. 그리고 『약징(藥徵)』에 대항할 수
있는 한방(漢方) 서적은 끝내 나타나지 않았던 것이다.

　하지만 『약징(藥徵)』의 사고방식에 반대한 사람들은 매우 적었
지만 있긴 있었다. 다기 모토야스(多紀元簡)의 제자 히라노 쥬우세
이(平野重誠, 1790~1867)는 「일석의화(一夕醫話)」에서 "『상한
론』에 실려 있는 고방(古方)에 쓰이는 약물을 지금의 본초와 대조

해 보니 이 책의 뜻과 크게 차이가 나는 것이 많아 어쩔 수가 없다. 이것을 많은 처방(處方)과 대조한 후에야 비로소 그 약효의 개략을 알 수 있다. 요시마스 쥬우스케(吉益周助)가 그것에 주목하고 『약징(藥徵)』을 저술한 것은 대단한 발명이지만 『상한론』을 해석하는 논설 중에서 가장 먼저 표준으로 해야 할 삼양삼음(三陽三陰)의 서두를 후세 사람들을 혼동시킨다고 하면서 삭제하고, 긴급(緊急)한 맥(脈)조차 모른다고 하면서 그것을 취하지 않고, 자기의 설에 맞지 않는 문장은 마음대로 고치고 지워 버리며, 편견만 많고, 『약징(藥徵)』에 있어서도 또한 석고(石膏), 인삼(人蔘), 부자(附子) 등을 비롯한 약의 효용(效用)을 오인(誤認)한 것이 적지 않다. 주치(主治), 방치(旁治)의 설(說)도 이 책의 뜻과 반대되는 것이 많고, 모두 자기의 억측으로부터 나왔으므로 하나하나 준용(準用)할 수가 없고, 그 제자 무라이 진쥬우(村井椿壽)의 『속약징(續藥徵)』도 대부분 그와 비슷하다. 그러므로 잘 선택해서 그것을 취하지 않으면 그것 때문에 잘못되는 것이 적지 않다."라고 정말 좋은 의견을 기록하고 있는데 더 이상 약물론을 전개하지 않고 있다. 오오츠카 게이세츠(大塚敬節) 씨는 「에도(江戶)시대에 있어서의 약물론(藥物論)의 변천에 대하여」[약국(藥局), 7권, p.327, 1956년]라는 제목의 논문에서 비슷한 견해를 나타냈다. 다쯔노 가즈오(龍野一雄) 씨는 「『약징』 비판」이라는 제목의 논문으로 한방(漢方)의 임상지에서 세 번에 걸쳐 논했다(13권 8호 p.3-8, 9호 p.3-6, 10호 p.18-23, 1966년). 『약징(藥徵)』에 대한 비판은 아마 이런 정도일 것이다.

다쯔노(龍野) 씨는 『약징(藥徵)』의 결점을 모두 지적했다고 말할 수 있다. (1) 약물의 성질은 하나가 아니라 많다는 것, 또한 효능도 하나가 아니라 많다는 것, ⑵ 주치(主治)와 방치(旁治)로 나누어 약효를 논하는 것은 합리적이지 못하다는 것, ⑶ 약효(藥效)가 잘못된 점이 많은 것. 이와 같은 『약징(藥徵)』 논리의 기본에 속하는 문제점을 지적한 것은 훌륭한 것이지만, 가벼운 결점(缺點)과 중대한 결점을 병렬(竝列)하며 논의하고, 중점적인 소재를 언급하지 않고 있으므로 독자에게 『약징(藥徵)』의 진정한 결함이 어디에서 유래하고 있는지를 이해시킬 수는 없다. 다쯔노(龍野) 씨는 이 점을 다음과 같이 변론하고 있다. "토오도오(東洞)가 『약징(藥徵)』에서 주장한 것은 『의사혹문(醫事或問)』, 『고서의언(古書醫言)』 등에서 설명한 그의 학설을 예로 들었으며 『약징(藥徵)』을 비판하는 것은 곧 토오도오(東洞)의 모든 학설을 비판하는 것이 되므로 너무 손을 펼치는 것은 이 논문의 목적이 아니므로 『약징(藥徵)』에 있어서의 이러한 문제점만을 지적하는 것으로 그친다." 라고. 그러나 나는 『약징(藥徵)』에 가장 중요한 생각이 나타나 있는 것이지 "토오도오(東洞)의 학설을 예로 취급했다."고는 보지 않는다. 『약징(藥徵)』이 토오도오(東洞)가 가장 심혈을 기울인 책이라는 것은 여기가 토오도오(東洞)의 본질(本質)이 노골적으로 드러난 곳이었기 때문이 아닐까? "토오도오(東洞)의 인식이 이처럼 낮았으리라고 생각해 보니, 그만 싫증이 날 정도이다."라는 논조로 처리하고 있지만, 그런게 아니라 토오도오(東洞)가 잘못을 범한 원문(原文)과 조항(條項)을 여기서 해명하지 않으면 안된다.

『약징(藥徵)』은 토오도오(東洞)의 서문에 의하면, 각 약물에 대하여 다음의 5항목으로 나누어서 주장을 펼치고 있다.

1. 주치(主治)―그 약방(藥方)의 효능을 시험하고 따라서 그 약

(藥)의 주치(主治)와 겸치(兼治)를 자세하게 하는 것.

2. 고징(考徵)-그 근거(證據)를 들고, 이로써 그것[주치(主治)하는 것]을 사실[확인(確認)]로 하는 것.

3. 호고(互考)-처방(處方)의 근거가 없는 것을 서로 참고하여 그것을 생각함으로써 그 뜻을 밝힌다.

4. 변오(弁誤)-고금(古今)에 약효(藥效)를 잘못 알고 있으므로, 고훈(古訓)을 인용(引用)하여 이것을 변론한다.

5. 품고(品考)-물품(物品)을 예로 들어서 진위(眞僞)를 변론한다.

『약징(藥徵)』은 53가지 약물 중에 이 5항목을 갖추고 있는 것은 35종에 지나지 않는다. 주치(主治)를 기록하지 않은 것이 4종 있고[당귀(當歸), 천궁(川芎), 목단피(牧丹皮), 애엽(艾葉)], 나머지 24종은 주치(主治) 이외에 2~3항목으로 의론(議論)이 그치고 있다. 그러나 사용되고 있는 방법론은 마찬가지이다. 주치(主治)라고 하는 결론을 이끌어 내기 위하여, 고징(考徵)에 있어서 『상한금궤(傷寒金匱)』의 조문을 실마리로 하고, 각각의 약물의 "양(量)의 다소(多少)를 가지고 그 주치(主治)하는 약물(藥物)을 안다. 병(病)이 있는 곳을 살피고, 그것과 더불어 치료하는 것을 안다."는 방법에 의해 약효(藥效)를 추정했다고 서문(序文)에 명시하고 있다. 『약징(藥徵)』은 징(徵)의 글자를 '효과(效果)'라고 하는 뜻을 취하면 '약효(藥效)'라는 것이 되고, '증(證)을 세운다.'라는 뜻을 취하면 '약효론(藥效論)'이 된다. 서문(序文)에서 본다면 후자(後者)의 뜻을 취하는 것이 좋을 것 같다.

'양(量)의 다소(多少)'라는 것은 처방(處方) 중의 양(量)의 다소(多少)와 그 약물을 포함하고 있는 처방(處方) 사이의 양(量)

의 다소(多少), 이 두 가지의 뜻이며 그 양(量)이 가장 많은 처방(處方)에 그 약물의 약효가 노골적으로 드러난다. 이것을 주치(主治)로 한다는 것이다. 그리고 그것과 관련된 약효가 양(量)이 적은 처방(處方)에 드러나므로 그것을 방치(旁治)[겸치(兼治)]로 한다는 것을 "일물(一物)로서 공(功)을 달리 하지는 않지만, 쓰임이 다르면 공(功)도 다르다." 하고 서문(序文)에서 논하고 있다. 이것은 마치 배합에 의하여 작용이 다른 것[즉 방향전환(方向轉換)]을 서술하고 있는 것처럼 보이지만, 그렇게 이해하는 것은 토오도오(東洞)의 뜻과 상반된다는 것을 다음의 예로 나타내 보고자 한다.

어떤 처방(處方)으로 보아도 다 되지만, 『유취방(類聚方)』의 다음의 조문을 이용해 본다.

영계오미감초탕(苓桂五味甘草湯) 치심하계(治心下悸), 상충(上衝), 해이급박자(咳而急迫者)

이 증(證)의 표현을 다음의 『약징(藥徵)』의 주치(主治)와 비교해 보기 바란다.

복령(茯苓) 주치계급육순(主治悸及肉瞤), 근척야(筋惕也). 방치소변불리(旁治小便不利), 두현(頭眩), 번조야(煩躁也).

계지(桂枝) 주치충역야(主治衝逆也). 방치분돈(旁治奔豚), 두통(頭痛), 발열(發熱), 오풍(惡風), 한출(汗出), 신통(身痛).

오미자(五味子) 주치해이모자야(主治咳而冒者也)

감초(甘草) 주치급박야(主治急迫也). 고치리급(故治裏急), 급통(急痛), 련급이방치궐랭(攣急而旁治厥冷), 번조(煩

躁), 충역지등제반급박지독야(衝逆之等諸般迫急之毒
也).

즉 약효(藥效)의 주치(主治)를 나열한 것이 처방(處方)의 증
(證)으로 되어 있다. 여기서는 약물의 배합이라든가 방향전환(方向
轉換)의 사고방식은 조금도 들어 있지 않다. 토오도오(東洞)가 죽
은 뒤 12년 만에 씌어진 난가이(南涯)의 발문(跋文)에 "그 운용
(運用)이 이상하게도 잘 맞고, 특효가 있음은 거의 하늘에서 나온
것과 같다. 그런데 성(性)이 다능(多能)한 것처럼 되는 것은 이
처방(處方)의 효과로서 일물(一物)의 능(能)에 있지 않다."라고
서술하고 있는데, '방(方)의 공(功)'이라고 하고 있으므로 배합인
것으로 이해하기 쉽지만 그것은 '하늘에서 나오는 듯'이라고 되어
있기 때문에 그 사이의 기전은 잘 알 수 없다고 하는 것이 옳을 것
이다.

계지(桂枝)에 대하여 "충역(衝逆)을 주치(主治)한다."고 결정
하기 위해서는 계지(桂枝)를 쓴 처방(處方) 중에서 계지(桂枝)의
양(量)이 가장 많은 계지가계탕(桂枝加桂湯)[5냥(兩)]의 조문에
주치(主治)가 나타나야 할 것이기 때문에 『상한론』의 "소침(燒
鍼)으로 땀나게 하고, 침(鍼)을 놓는 곳, 상한으로 붉은 좁쌀알 같
은 것이 생긴 자는 반드시 분돈(奔豚)을 발(發)하는데 기(氣)가
배에서부터 조금 올라와 심(心)을 찌르는 자"에게 쓰인다고 하는
조문으로부터 기(氣)의 상충(上衝)을 나타낸 것이다. 그리고 계지
(桂枝)가 4냥(兩) 이하일 경우에도 이 작용이 확인될 수 있기에
이것을 주치(主治)로 하면 틀림없다고 한다. 그러나 분돈(奔豚),
두통(頭痛), 발열(發熱), 오풍(惡風)도 계지가 치료하는 것처럼

생각되지만, 충역(衝逆)과 더불어 일어나는 분돈(奔豚), 두통(頭痛)밖에는 치료할 수 없다는 견해를 취하고 있는데, 이것은 "성(性)의 가지에서 갈라져 나간 것이다."라고 하여 방치(旁治)로 두어 주치(主治)와 구별하고 동시에 관련을 가지게 하였다. 그러므로 배합을 의식한 것도 아니고, 또한 본초서에 기록된 것처럼 많은 약효가 있는 것을 부정하는 것이다.

따라서 사람은 모두 개성이 다른 것과 같이 약물도 또한 다 주치가 다르다는 전제를 갖고 있으므로 모든 약물의 주치가 중복(重複)되지 않도록 『상한금궤(傷寒金匱)』의 조문에서 귀납(歸納)해 나아가는 것이 『약징(藥徵)』의 주된 방법론이 되고 있다. 중복을 피하기 위해 얼마나 노력했는가를 나타내면 『중교약징(重校藥徵)』에서는

출(朮)은 이수(利水)를 다스린다.

복령(茯苓)도 이수(利水)를 다스린다.

라고 되어 있지만, 원본(原本)의 『약징(藥徵)』에서는

출(朮)은 이수(利水)를 다스린다.

복령(茯苓)은 계(悸) 및 육순근척(肉瞤筋惕)을 주치한다.

고 되어 있다. 토오도오(東洞)는 복령(茯苓)에 이수(利水) 효과가 없다고는 말하지 않는다. 그것은 방치(旁治)에 소변불리(小便不利)라는 것이 들어 있는 것으로부터 알 수 있다. 『상한금궤』의 처방에서 출(朮)과 복령(茯苓)이 하나의 처방 속에 들어 있는 것이 많다는 것은 잘 알려진 사실이다. 토오도오(東洞)는 이것에 대해 이뇨(利尿) 작용을 강하게 하기 위하여 양자(兩者)를 배합한다고 생각한 것이 아니라, 한 처방에 들어 있으려면 주치(主治)가 달라야 한다고 생각하는 것이다.

어느 것이나 다 『상한금궤』의 조문의 비교에서 약물의 약효를 귀납하는 것은 임상경험으로부터 약효를 추정하는 하나의 방법이기 때문에 그 자체는 결코 나쁜 것이 아니다. 다만 그 사고방식이 문제이다. 그것을 검토해 보는 것이 이 논문의 목적이다.

토오도오(東洞)는 변오(弁誤)에서 기본적인 사고방식을 서술하고 있다. "만물(萬物)은 하늘에서 생긴다. 그러므로 하늘이 명(命)하는 것을 성(性)이라고 한다. 성(性)은 하나이다. 그 능(能)도 하나이다. 이것을 양능(良能)이라고 한다."라고.

"만물(萬物)은 하늘에서 생긴다."고 하는 것은 『역경(易經)』의 「계사전(繫辭傳)」에 "천지인온(天地絪縕)하여 만물화순(萬物化醇)한다."라고 씌어 있는 것과 같은데 하늘이라거나, 천지(天地)라거나 하는 것은 다 같은 것이며 토오도오(東洞)는 다음의 천명(天命)이라는 말과 연결하기 위하여 하늘이라고만 말했을 것이다. "하늘이 명(命)하는 것을 성(性)이라고 한다."라는 것은 중용(中庸)의 제1장(章)에 씌어 있는 문장이고 중용(中庸)을 가장 중시한 것은 주자(朱子)밖에 없으며, 토오도오(東洞)가 중용(中庸)의 문장을 인용하고 있는 것은 주목할 만한 점이다. 주자(朱子)는 '성(性)'을 '이(理)'라고도 말하고 있기 때문에 이 문장은 "원래 제각기의 물(物)은 제각기의 이(理)가 있다."는 의미가 된다. "성(性)은 하나이다."를 이렇게 이해하면 틀림없다고 생각한다.

그러나 이것과 이어지는 "그 능(能)도 또한 하나이다. 이것을 양능(良能)이라고 한다."에는 문제가 있다. 양능(良能)이란 천부(天賦)의 능력, 또는 배우지 않아도 스스로 얻는 능력(能力)이라는 뜻이기 때문에 이것이 하나이다라고 단정할 수 있는 것이라고는 생각하지 않는다. 그래서 토오도오(東洞)는 다음과 같이 설명하고 있다.

"내가 이전에 본초(本草)를 읽었는데 그 주치를 예로 들은 것이 매우 많았다. 이 주치라는 것은 성(性)의 능(能)이다. 일물(一物)의 성(性), 어찌 이것이 다능(多能)하지 않으랴. 지금 가까운 예로 사람의 다능(多能)을 들 수 있다. 이것이 사람의 성(性)이다. 임(任)[임협(任俠)⁸한 것]한 자가 있으며, 청(淸)[청렴(淸廉)한 것]한 자가 있으며, 화(和)한 자가 있으며, 직(直)한 자가 있으며, 성인(聖人)이라 할지라도 이역(移易, 변천하는 것)해서는 안된다."라고. 그러나 성격(性格)은 성(性)과 같지 않으며, 또한 사람의 성격(性格)은 변할 수 있는 것이라는 뜻이어서 이 토오도오(東洞)의 문장은 이런 두 가지 잘못을 범하고 있다.

토오도오(東洞)가 이와 같은 이유를 서술하는 것은 주자학(朱子學)의 체용(體用)의 논리를 머리 속에 생각해 냈기 때문일 것이다. 예를 들면 물과 물결의 관계를 논할 때에 근본적인 것 일차적인 것이 물이기 때문에 이것을 몸으로 하고, 파생적이고 이차적인 것이 물결이기 때문에 이것을 쓰임으로 하여 양자(兩者)의 관계를 설명하는 것이다. 물결은 본질적인 것이 아니고 물이 있기 때문에 물결이 생긴다고 하는 관계에 있다. 물결이라는 추상적(抽象的)인 것을 생각하고 있을 때에는 이것으로도 좋지만 구체적인 물결은 여러 가지 종류가 있으며 각각의 조건에 따라 다른 물결이 생긴다. 그렇다면 "능(能)도 또한 하나이다."라고는 말할 수 없지 않을까?

토오도오(東洞)는 이 체용(體用)의 논리를 능(能)에다 갖다 맞추어서 이렇게 서술하고 있다. "하지만 그 다능(多能)이라는 것은 성(性)의 가지가 되어 갈라지는 것이다. 성(性)의 뿌리에는 다능

---

8) 역자주 : 약(弱)한 자(者)를 돕고 강(强)한 자(者)를 꺾음, 체면(體面)을 소중히 여기고 신의(信義)를 지킴.

(多能)이 없다. 이것을 영능(嬴能)이라고 한다. 사람의 영능(嬴能)에 홀려서 성(性)은 다능(多能)하다고 하는 사람이 많다.”라고. 영능(嬴能)이란 ‘남은 능력’, ‘넘치는 능력’이라는 뜻이지, 양능(良能)이라는 본질적인 능력과는 다른 것이라는 것이다. 그 발생의 원인이 성(性)의 가지에 있다고 하는 것에 이르면 무엇을 말하려 하였을까? 잘 알 수가 없다. 그러나 성(性)의 줄기가 양능(良能)에 대응하고 성(性)의 가지가 영능(嬴能)에 대응하고 있다고 정리하면 정말 성(性)도 하나이고 능(能)도 하나가 되지만 성(性)에 줄기와 가지가 있다는 것은 도대체 어디서 나온 발상일까?

주자학(朱子學)에서는 이기이원론(理氣二元論)의 입장을 취하고 있기 때문에 본질적인 이(理)를 몸으로 하고 이것이 다른 것에 작용하여 나타나는 파생적인 것을 기(氣)라고 한다. 이것은 납득할 수 있는 것이다. 토오도오(東洞)의 경우는 성(性)과 능(能)이 대응되는 형식을 취하고 있기 때문에 그것은 이기일원론(理氣一元論), 즉 양명학적(陽明學的)인 사고방식이 되어 있다고 말할 수 있다.

이러한 입장으로 토오도오(東洞)의 언행(言行), 저서(著書)를 검토해 보면 정말 그렇구나 하고 납득이 간다. “그 공담허론(空談虛論)은 헛되이 사실을 해칠 뿐, 신(臣)은 다만 병을 치료한다. 병을 고치지 못하면 어찌 신사(臣師)라 하랴.”[『고서의언(古書醫言)』]에서나, “의사는 병(病)을 고치는 것이다. 병(病)을 고치는 것은 약방(藥方)이다. 그러므로 의학(醫學)은 방(方)뿐이다.” [『의사혹문(醫事或問)』]에서 토오도오(東洞)의 논리는 사변(思辨)을 싫어하는 실천주의(實踐主義)의 최상(最上)의 것이고 틀림없이 양명학(陽明學)이다. 특히 후자(後者)인 의사혹문(醫事或問)의 문장은 단순한 삼단논법(三段論法)이며, 논리(論理)라고까지는

말할 수 없다. 그런 주제에 주자학(朱子學)의 논리를 흉내내고자
했기 때문에 이론이 일관되지 못하게 된 것이다.

 지금까지는 토오도오(東洞)가 복고유학(復古遊學)을 존중했다는
것만이 지적되어졌으며 그 이상의 연구는 이루어지지 않았다. 이른
바 고방(古方)의 사대가(四大家), 그리고 그 주위의 사람들과 얼
마나 많은 관계를 가졌는가가 이또 진사이(伊藤仁齋)와 오기유 소
라이(荻生徂徠)의 관계를 통하여 밝혀져 있지만, 진사이(仁齋)가
주자학(朱子學)에 가깝고 소라이(徂徠)가 양명학(陽明學)에 가까
운 것처럼 고의학(古醫學)에도 큰 사고방식의 차이가 있었다는 것
은 더욱 추구해 보아야 한다.

 토오도오(東洞)가 양명학파(陽明學派)의 성격을 얼마나 강하게
갖고 있었는가를 좀더 검토해 보자. 오수산(吳秀三) 씨가 『토오도
오전집(東洞全集)』중 경력(經歷)에 대하여 상세하게 논하고 있는
곳에 다음의 일화가 나와 있다. 메구로 도오타꾸(目黑道琢)가 서쪽
으로 와서 토오도오(東洞) 선생을 뵙고 창업(創業)의 대의(大義)
를 물었을 때 선생이 답하여 말하기를 : 중경(仲景)이라는 여우에
게 홀리지 말라. 또한 요시마스(吉益)의 말도 지키지 말라. 다만
자지자득(自知自得)하라는 말을 했다. 도오타꾸(道琢)는 항상 이
말에 감탄했다고 한다. 이것은 학문(學問)은 스스로 깨달아야 한다
는 양명학파(陽明學派)의 특징과 완전히 일치하는 것이다. 또한
"편작(扁鵲), 중경(仲景)이 썼던 처방(處方)이라도 현재 써 보고
효과가 없는 처방은 취하지 말아야 한다. 공자(孔子)도 선왕(先
王)의 법에 없다 할지라도 국가에 이익이 된다면 나는 대중(大衆)
에 따르겠다고 말했다."[『의사혹문(醫事或問)』]라는 문장은 "마음

속으로 구해서 틀린 것이라면 그 말이 공자(孔子)에게서 나왔다 할지라도 담대히 그 말을 옳다고 하지 말아야 한다.”고 말한 왕양명(王陽明)과 같은 정신이다.

　“천하(天下)의 의술(醫術)을 행함에 있어서 틀린 점이 있다면 병(病)을 고치는 효과도 높지 않다.”(『의사혹문(醫事或問)』), “이미 2000여 년, 도(道)가 끊어졌다. 오호라, 슬프도다.”[『의사혹문(醫事或問)』]라는 심각한 위기의식 절박한 심정은 “금(禁)하고자 해도 스스로 금(禁)할 수가 없다.”고 하면서 심각한 도덕적 위기의식을 퍼뜨린 왕양명(王陽明)과 같은 심정이다. 이것을 다쯔노 가즈오(龍野一雄) 씨처럼 “‘내(東洞)가 본장(本章)을 읽다가, 인삼(人蔘)이 원기(元氣)를 보(補)함에 이르러서는 이제까지 책을 덮고 감탄하지 않을 때가 없었다. 오호라, 정말 슬프도다.”라고 하는 것은 지나친 것이며, 미문(美文)과 우는 소리로써는 과학은 발전하지 않는다.”라고 생각하는 것은 잘못되었다고 본다. 토오도오(東洞)의 심정은 더욱 격하였으므로 성격적(性格的)으로 어떨까 하는 생각이 들었으면서도 많은 제자들이 따르고 있었다고 이해하고 싶다. 또한 지행합일(知行合一), 즉 행동으로 발현하지 않은 지(知)는 지(知)가 아니라는 왕양명(王陽明)의 사고방식과 대응되는 예는, 의학(醫學)은 방(方)뿐이라고 말하고, 해부학을 부정하며, 진단(診斷)은 곧 치료(治療)라는 이른바 방증상대설(方證相對說)을 낳은 바탕이 된 『방극(方極)』의 존재를 보면 알 수 있다.

　이와 같이 토오도오(東洞)와 양명학(陽明學)은 모든 점에서 놀랄 정도로 많이 닮아 있다. 토오도오(東洞)가 “눈에 띄지 않는 것은 말하지 말라.”라든가, ‘이론일체무용(理論一體無用)’이라고 언제나 말했다고 하는데 이것을 진실로 받아들이면 토오도오(東洞)

의 원래의 모습을 잃어버리고 만다.

그런데 토오도오(東洞)가 방금 서술한 것과 같은 약물에 관한 공론(空論)을 마음대로 다룬 이유는 어디에 있었을까? 그가 본초서(本草書)를 부정(否定)하고 오행설(五行說)을 부정했으므로 이것은 개인의 약물사용법의 기본을 알고 싶다는 임상가로서의 당연한 요망을 채우기 위한 노력이 드러난 것이라고 나는 보고 싶다. 약물의 성(性)이 하나라는 말의 뜻은 생약(生藥)은 다성분(多成分)으로 이루어진 것이 아니라 하나의 성분으로 생성된 것, 즉 하나의 물질이라는 사고방식이다. 그러므로 본초서에 쓰여 있는 것과 같은 다능(多能)을 부정하지 않으면 안되었다. 그런데 이러한 사고방식을 현대에서도 아직까지 긍정하고자 하는 것이 고방의학(古方醫學)이다. 그것은 처방이 일체가 되어 인체에 작용한다는 입장을 취하고 있기 때문이다. 토오도오(東洞)는 개개의 약물은 하나의 것이라고 생각하고 있었으나 앞에서 영계오미감초탕(苓桂五味甘草湯)으로 나타낸 것처럼, 처방이 일체로서 작용한다고는 생각하지 않았다. 그래서 고방의학파(古方醫學派)는 방향전환설(方向轉換說)이라는 사고방식을 도입하고 개개의 약물을 기구적(機構的)으로 결합시켜서 처방일체관(處方一體觀)을 만들어 내었다고 보아도 좋을 것이다.

다른 하나의 측면으로부터 토오도오(東洞)를 긍정하는 경향도 생겨나고 있다. 그것은 유기화학(有機化學)의 발달에 따라 생약성분(生藥成分)의 연구가 뚜렷하게 진전되고, 하나의 생약(生藥)이 놀랄 정도로 많은 화합물의 집합체라는 것이 해명되고, 주성분(主成分)만이 아니라 부성분(副成分), 나아가서 미량(微量)의 성분에까지 걸쳐 있기 때문이다. 그리고 토오도오(東洞)가 말하는 양능

(良能)은 주성분(主成分)에 의한 것, 영능(嬴能)은 부성분에 의한 것이라고 하는 것처럼 바꾸어서 『약징(藥徵)』의 방법론을 검토하지 않고 결론만을 이용하는 것이다. 그리고 하나의 생약(生藥)을 많은 성분이 혼연일체가 되어 작용하는 것으로 보고 고방의학파(古方醫學派)와 결부시키는 것이다.

이어 『약징(藥徵)』의 문제점을 더욱 추구해 보겠다. 토오도오(東洞)는 『상한금궤(傷寒金匱)』의 조문의 비교로부터 어떤 약물의 주치(主治)를 결정할 수 없을 경우 자기의 임상경험에서 판단하고 있다. 그 예가 바로 시호(柴胡)이다. 한열왕래(寒熱往來)와 흉협고만(胸脇苦滿) 중의 어느 것을 주치(主治)로 하는가의 문제이다. 주치는 하나이어야 하므로 이것이 문제가 되었다. 그것을 『약징(藥徵)』에서는 변오(弁誤)의 항에서 다음과 같이 논하고 있다. "본초강목은 시호(柴胡)의 부(部)에서 항상 한열왕래(寒熱往來)로써 그 주치(主治)로 삼는다. 대저 세상에서 말하는 학질(栖疾, 말라리아)은 그 한열왕래(寒熱往來)가 대단하다. 그런데 시호(柴胡)로써 치료되는 자가 있고, 또한 치료되지 않는 자도 있다. 이 점에 대하여 이것을 중경(仲景)의 책에서 따져 묻노니, 이 시호를 사용하는 것은 흉협고만(胸脇苦滿)의 증(證)이 아닐 리가 없다. 지금 곧 이것을 흉협고만(胸脇苦滿)으로 하여 한열왕래(寒熱往來)하는 자에게 투여하매 그 효과가 더욱 뛰어나다. 단지 학질(栖疾) 뿐만이 아니라 모든 병이 다 이렇다."라고. 이것은 자신만만한 기분이 전해져 오는 것 같은 문장으로 이와 같이 시호의 주치를 흉협고만으로 했다.

많은 사람들은 이것을 의심하고자 하지 않지만, 『상한론』에서 흉협고만(胸脇苦滿)은 자각증상(自覺症狀)을 가리키는 것이라고 생각하는 것에 반해 고방파(古方派)의 흉협고만(胸脇苦滿)은 복진(腹診)에 있어서의 계륵부(季肋部)의 압통(壓痛)과 항진(亢進)이라는 타각증상(他覺症狀)을 가리키고 있으며, 그 내용이 일치하지 않는 것과 토오도오(東洞)의 결단적(決斷的)인 성격을 염두에 두면 위에서 서술한 결론에 의혹이 남는다. 『송판상한론(宋版傷寒論)』에는 "상한중풍(傷寒中風)에 시호증(柴胡證)이 있고, 다만 한 가지 증(證)을 나타낼 때는 곧 이것이다. 반드시 다 갖추어진 것은 아니다."라는 조문이 있으며 강평본(康平本)에서는 이것이 14자(字)로 씌어 있기 때문에 후세의 추론(追論)이라고 여겨지는데 그래도 그 내용은 토오도오(東洞)의 설(說)과 반대된다.

그리고 한열왕래(寒熱往來)는 시호(柴胡)의 방치(旁治)가 된다. 주치(主治)는 반드시 있어야 하는 증상이며 방치(旁治)는 있어도 없어도 되는 증상이라고 구별되어져 있기 때문이다. 이와 같이 약효(藥效)를 입체적으로 포착하는 것은 큰 매력이 있지만 이것이 성공한 예는 거의 없다.

마황(麻黃)에 포함된 알카로이드(alkaloid)의 하나인 에페드린(ephedrine)은 혈관계(血管系)에도, 근육계(筋肉系)에도, 중추신경계(中樞神經系)에도 작용하고, 결코 신체의 일정한 부분에만 작용하는 것은 아니다. 그러므로 이러한 작용을 통일적으로 이해하기 위하여 교감신경계(交感神經系)를 자극한다는 사고방식이 필요하다. 『약징(藥徵)』에서는 마황(麻黃)의 주치(主治)를 천해수기(喘咳水氣)로 규정짓고 방치(旁治)를 오풍(惡風), 오한(惡寒), 무한(無汗), 신동(身疼), 골절통(骨節痛), 일신황종(一身黃腫)이라고 하고 있는데, 이러한 많은 증상에는 입체적인 관계가 없으며 천해

(喘咳)를 치료한다는 것은 약효의 하나에 지나지 않는다. 하물며 생약(生藥)처럼 많은 성분으로 된 약물의 약효를 이와 같은 논리로 정리할 수는 없을 것이다.

분명히 실패(失敗)한 예(例)를 다음에 나타낸다. 인진(茵陳)은 "발황(發黃)을 주치(主治)한다."고 되어 있는데 호고(互考)의 항에서 "어떤 사람이 묻기를 발황(發黃)의 증상을 치료하는 처방에 인진호(茵蔯蒿)를 쓰지 않은 채 치료할 수는 없지 않을까? 대답하기를 발황(發黃), 소변불리(小便不利) 혹은 갈증(渴症)이 있고 다른 증상이 없는 자는 인진오령산(茵蔯五苓散)이 이것을 다스린다. 발황(發黃), 대변불리(大便不利)한 자는 인진호탕(茵蔯蒿湯)이 이것을 다스린다. 만약 온몸이 노랗고, 배가 불어나고, 대변이 반드시 검고, 때로는 당변(溏便)을 보는 자는 청반산(淸礬散)이 이것을 다스린다. 발황(發黃), 심중오뇌(心中懊憹)는 치자대황시탕(梔子大黃豉湯), 발황(發黃), 복만(腹滿), 소변불리(小便不利)는 대황소석산(大黃消石散), 발황(發黃), 두통(頭痛), 오풍(惡風), 자한(自汗)은 계지가황기탕(桂枝加黃芪湯), 발황(發黃), 구역(嘔逆)은 소반하탕(小半夏湯)이 이것을 다스린다. 발황(發黃), 흉협고만(胸脇苦滿)은 소시호탕(小柴胡湯)이 이것을 다스린다. 발황(發黃), 복중구급(腹中拘急)은 소건중탕(少建中湯)이 이것을 다스린다. 이것은 모두 증(證)에 따라 방(方)을 다르게 한 것이다. 중경(仲景)은 인진호(茵蔯蒿)에 있어서 특히 이것은 발황(發黃)하고 이외에는 증상이 없는 자에게 쓸 뿐"이라고 말하고 있다. 여기서는 시호(柴胡)의 경우와 달리 완전히 자신을 잃고 있다. 이런 정도로밖에 말하지 못한다면 본초서를 비난할 자격은 없다고 말할 수 있다.

후세파류(後世派流)의 약물설(藥物說) 즉 본초서적인 약효론(藥效論)을 부정한 것은 토오도오(東洞)가 처음이 아니고, 그 전에 카가와 슈우토꾸(香川修德)의 『일본당약선(一本堂藥選)』이 있다. 슈우토꾸(修德)는 오운육기(五運六氣), 상생상극(相生相克), 인경보사(引經補瀉), 승강부침(升降浮沈) 등의 사고방식 및 신선류(神仙流)의 사고방식을 배제(排除)했지만 약효를 『신농본초경(神農本草經)』에 따라 논하고 있는 것이 토오도오(東洞)와 다른 것이다. 게다가 슈우토꾸(修德)는 서적에서 그것을 논한 것이 아니라 임상에서 했다는 것을 다음의 문장에 의해 알 수 있다. "『신농본초(神農本草)』, 『명의별록(名醫別錄)』, 당송원명(唐宋元明)의 많은 본초에 기록된 것으로서 명백(明白), 적실(的實), 시용유험(施用有驗)한 요어(要語)와 나의 문하에서 매번 시험하여 효과가 있는 것이라고 인정한 것을 받아들였다."라고. 『약징(藥徵)』을 높이 평가한 다기 모토야스(多紀元簡)는 "태충(太衝)[슈우토꾸(修德)를 말함]의 약선(藥選)은 취할 만한 것이 특히 적다."라고 『시환독아서(時還讀我書)』 중에서 말하고 있는데, 『약징(藥徵)』의 결점을 알면 본초서도, 따라서 『일본당약선(一本堂藥選)』의 가치도 다시 한 번 생각해 보아야 한다.

그런데 대황(大黃)에 대해서는 또 다른 문제가 있다. 토오도오(東洞)는 대황(大黃)의 주치(主治)를 "결독(結毒)을 통리(通利)한다."라고 규정한 다음, 고징(考徵)의 후단계(後段階)에서 "후박(厚朴), 지실(枳實)과 합하면 즉시 흉복만(胸腹滿)을 치료하고, 황련(黃連)을 합하면 즉시 심하비(心下痞)를 치료하며, 감수(甘遂), 아교(阿膠)와 합하면 즉시 수(水)와 혈(血)을 고치고, 수질

(水蛭), 맹충(虻蟲), 도인(桃仁)과 합하면 즉시 어혈(瘀血)을 고치며, 황백(黃柏), 치자(梔子)와 합하면 즉시 급박(急迫)을 고치고 망초(芒硝)와 합하면 즉시 견괴(堅塊)를 치료한다."고 논하고 있다. 이것이 나중에 나오는 배합에 의한 약효의 방향전환(方向轉換)이라는 것이며 주치(主治)를 하나로 한 것의 논리적인 귀결이다. 그러나 이러한 배합에 의해 발현되는 주치 이외의 작용은 다음에 나타내는 것처럼 대황(大黃)의 방치(旁治)와 일치하고 있는 것을 토오도오(東洞) 자신은 방향전환이라고 생각하지 않았던 것이다.

　　대황(大黃)　주통리결독야(主通利結毒也). 고능치흉만(故能治胸
　　　　　　　　滿), 복만(腹滿), 복통(腹痛), 급(及), 변폐(便閉),
　　　　　　　　소변불리(小便不利). 방치발황(旁治發黃), 어혈종통
　　　　　　　　(瘀血腫膿).

　이것을 토오도오(東洞) 자신은 다음과 같이 설명했다. "중경(仲景) 씨가 대황(大黃)을 쓰는 것은 특히 이것으로 독(毒)을 리(利)할 뿐. 그러므로 각각의 주약(主藥)을 도우며 단용(單用)하지 않는다."라고. 그러나 이 설명은 이상하다. 단용(單用)하지 않는 것은 대황(大黃) 뿐만이 아니고 마황(麻黃)도, 시호(柴胡)도, 계지(桂枝)도, 작약(芍藥)도 요컨대 거의 전부의 약물을 단용(單用)하지 않고 있는데 왜 대황(大黃)에서만 이런 말을 했을까?

　『약징(藥徵)』을 읽은 많은 사람이 이와 같은 의문을 느끼지 않은 것은 여기에 방향전환설(方向轉換說)과 비슷한 표현이 있고 여기에 흥미를 가졌기 때문일 것이다. 사실 토오도오(東洞)가 죽은 뒤, 고방파(古方派)에 있었서도 고증파(考證派)에 있어서도 또한 메이지(明治) 이후의 한방계(漢方系)에 있어서도 방향전환설(方向轉換說)이 몇 배나 강하게 적용되었다. 이것은 다른 견해를 취한다면 『약징(藥徵)』의 방법론을 근본적으로 거슬러 올라가서 검토한 사람이 없었던 것, 그리고 한방계(漢方系)에 이론(理論)을 경시(輕視)하는 풍조가 강하게 존재했던 것을 나타내고 있다.

그러나 유모토 큐우신(湯本求眞)은 이론을 경시하지 않았다. 그 증거로 이 방향전환설(方向轉換說)을 최초로 부정한 것에 깜짝 놀랄는지는 모르겠지만 큐우신(求眞)은 황한의학(皇漢醫學)의 제1권, p.66(1927년)에서 "한방제(漢方劑)가 모두 이미(二味) 이상의 **동효이질약물**(同效異質藥物)을 배합한 것이라면 일미약(一味藥)을 다량(多量)으로 사용할 때 볼 수 있듯이 중독(中毒)의 염려가 없고, 효력(效力)은 도리어 배사(倍蓰)[배(倍)는 2배, 사(蓰)는 5배의 뜻]된다. 예를 들면 발표제(發表劑)인 갈근탕(葛根湯)이 발한해열약(發汗解熱藥)인 갈근(葛根), 마황(麻黃), 계지(桂枝)로 되고, 해열이뇨제(解熱利尿劑)인 월비가출탕(越婢加尤湯)이 해열약(解熱藥)인 마황(麻黃), 석고(石膏)와 이뇨약(利尿藥)인 석고(石膏), 출(尤)로 이루어진 것처럼 이 밖에 많은 처방들도 이와 같지 않은 것은 드물다. 이것은 한방제(漢方劑)의 대부분이 완리무해(緩利無害)한 약물로 구성된 것임에도 불구하고 기적적인 위력을 나타내는 까닭이다."라고 논하고 있다. 이 설명방법은 약리학(藥理學)에 있어서 뷰르기(Bülgi)의 법칙밖에 없다, 즉 약물의 공력작용으로 한방 처방의 효과를 설명하는 것이다.

큐우신(求眞)의 스승인 와타 게이쥬로오(和田啓十郎)는 『의계(醫界)의 철추(鐵椎)』(초판은 1910년, 개정판은 1915년, 제3판은 1931년)에서 배합에 대하여 다음과 같이 논하고 있다. "반하

(半夏)와 시호(柴胡), 인삼(人蔘)을 배합하면 곧 진구지제(鎭嘔之劑)가 되고, 이와 반대로 오미자(五味子), 세신(細辛)과 배합하면 진해지제(鎭咳之劑)로 변한다. 파두(巴豆)와 길경(桔梗), 행인(杏仁) 등을 배합하면 준토제(峻吐劑)가 되고, 이와 반대로 대황(大黃), 경분(輕粉) 등과 배합하면 준하제(峻下劑)로 변한다."라고. 즉 와타 게이쥬로오(和田啓十郎)는 확실히 방향전환설(方向轉換說)을 채용하고 있는 것이다.

이와 반대로 유모토 큐우신(湯本求眞)은 반하(半夏)에 대하여 다음과 같이 논하고 있다. "진토약(鎭吐藥)인 반하(半夏)를 단미(單味)로 씹으면 심히 신열가랄(辛熱苛辣)하여 삼키기가 어렵지만, 여기에 생강(生薑) 혹은 감초(甘草), 대조(大棗), 봉밀(蜂蜜)을 배합하여 달이면 신랄(辛辣)한 성질이 저절로 없어질 뿐만 아니라, 이것이 생강(生薑)을 얻을 때는 그 진토진해(鎭吐鎭咳) 작용이 **점점** 확실해지고, 감초(甘草), 대조(大棗), 봉밀(蜂蜜) 등의 완화약(緩和藥)을 동반할 때는 그 진통(鎭痛) 작용이 **점점** 증강된다. 이 반하(半夏)를 투여하려면 반드시 이러한 많은 약(藥) 중에서 무엇인가를 배합해야 한다."라고. 이것은 분명한 공력작용(共力作用)이며 또한 본초서에서 말하고 있는 상사(相使), 상수(相須), 상외(相畏), 상오(相惡), 상살(相殺) 등에 해당한 이유이다.

그러나 큐우신(求眞)이라 해도 1917년 간행된 『임상응용한방의학해설(臨床應用漢方醫學解說)』에서는 이와 같은 사고방식을 전혀 서술하지 않고 있는 것으로부터 본다면 1917년부터 27년 사이에 공부하여 새로운 생각에 다다른 것을 나타내고 있다. 뷰르기(Bülgi)가 공력작용(共力作用)이라는 새로운 이론을 발표한 것이 1909년부터 13년 걸렸던 것을 보니 조금 차이가 있지만 뷰르기의 연구에 자극을 받은 것이 틀림없다는 생각이 든다. 연도 뿐만이 아니라 설명방법도 일치한다.

큐우신(求眞)은 『약징(藥徵)』을 비판한 문장은 하나도 쓰지 않았지만, 약물의 작용을 알기 위하여 『약징(藥徵)』이외에도 『본초강목(本草綱目)』, 『본초비요(本草備要)』, 『화란약경(和蘭藥經)』, 『주후백일방(肘後百一方)』 등을 이용하고 있으며, 약리학에 있어서 새로운 연구성과를 적극적으로 이용하는 태도가 위에 서술한 문장을 쓰게 했을 것이다. 그러므로 큐우신(求眞)을 스승으로 모신 오오츠카 게이세츠(大塚敬節) 씨도 또한 『약징(藥徵)』을 비판한 문장(앞에 나왔음)에서 "소건중탕(少建中湯)의 조항에 복중구급(腹中急痛)의 말이 있기 때문에 이 말을 취하여 작약(芍藥)의 약효라고 하는 것에는 이론(異論)이 있다. 왜냐하면 소건중탕(少建中湯)에는 감초(甘草), 대조(大棗), 교이(膠飴)도 있고, 이것들은 각각 단미(單味)로도 복중구급(腹中急痛)을 치료할 능력이 있기 때문이다."라고 논했다.

나가하마 요시오(長濱善夫) 씨는 『동양의학개설(東洋醫學槪說)』(1961년)에서 『약징』을 높이 평가한 다음, "생약(生藥)의 여러 가지 효능에 대하여 어떤 한 면을 억제하면 다른 특정의 한 면만을 촉진하도록 작용시키는 것이 있다고 하면, 그것은 방향전환(方向轉換)이라고 볼 수 있는 작용으로 나타나게 될 것 같다. 이것은 하나의 시론(試論)이지만 병용작용(幷用作用)을 이와 같이 해석해 보니 약방(藥方)이라고 하는 것의 의의(意義)와 이것을 사용하기 위한 수증이론(隨證理論)을 쉽게 이해하게 된다. 또 동시에 생약의 다면적 약능(多面的藥能)이 더욱 분명해질 것이다."라고 말하고 있다. 그것과 「약효(藥效)의 방향전환설(方向轉換說)에 관한 의문

(疑問)」이라는 제목의 졸론(拙論), 이상이 이 문제에 관한 자료의 전부일 것이다.

이것으로 알 수 있다시피 방향전환설(方向轉換說)은 배합(配合)에 의한 약효(藥效)의 다양성(多樣性)을 설명할 수는 있지만 그 발현기전(發現機轉)을 설명할 수는 없다. 이에 대하여 공력작용론(共力作用論)은 이 두 가지를 동시에 설명할 수 있다. 그뿐 아니라 실험에 옮길 수도 있으며 새로운 처방을 만드는 이론적 근거까지 제공할 수가 있다. 그러나 그 전제로서 『약징(藥徵)』에 나타나 있는 주치(主治)가 하나라는 사고방식을 버려야 한다. 또한 오다이 요오도오(尾台榕堂)가 『방기잡지(方伎雜誌)』에서 말한 "토오도오(東洞) 선생의 책은 대단한 것으로 공론억설(空論臆說) 등은 없다."라는 견해를 완전히 버려야 한다.

도홍경(陶弘景)과 『신농본초경(神農本草經)』

『신농본초경(神農本草經)』은 중국 최고(最古)의 본초서는 아니
지만 내용을 복원(復元)할 수 있는 최고(最古)의 것이라고 말하고
있다. 그리고 그 편찬된 시기는 후한(後漢) 말기일 것이며, 그 때
문에 본초서 연구자들은 이것을 복원하는 것에 대단한 노력을 지금
까지 기울여 왔다. 일본에서는 모리 타쯔유끼(森立之)가 가에이
(嘉永) 7년(1854년)에 판본을 완성시킨 것이 놀랄 만한 업적이
다. 최근에 와타나베 고오죠(渡邊幸三) 씨 및 오까니시 다메또(岡
西爲人) 씨가 상세히 연구하여 이제 한걸음 정도 남았다라고 생각
했을 때에 불행하게도 돌아가셨다. 오까니시(岡西) 씨는 당대(唐
代)의 『신수본초(新修本草)』의 복원(復元) 사업을 완성시켰으며
올해에는 모리 타쯔유끼(森立之)가 복원한 『본초경집주(本草經集
註)』의 복각본(覆刻本)을 내었다. 기무라 고이찌(木村康一) 씨는
『대관본초(大觀本草)』를 복각(覆刻)했고, 또한 기무라(木村) 씨
를 중심으로 하는 많은 학자가 『두주국역본초강목(頭注國譯本草綱
目)』의 개정판 출판에 노력하면서 중요한 본초서가 다 갖추어졌다
고 말할 수 있게 되었다. 이와 같은 시기에 『신농본초경(神農本草

經)』과 도홍경(陶弘景)에 대하여 다시 한 번 생각해 보는 것은 의미있는 일이라고 생각한다.

지금까지 본초서의 많은 연구는 싫증이 날 정도로 상세한 고증(考證)을 기초로 하고 있으므로 약물 그 자체의 연구, 혹은 약물(藥物)의 약능(藥能)과 사용법의 연구라기보다는 문헌적인 연구경향을 강하게 띠고 있었다고 말할 수 있다. 그러나 이제는 실제적인 연구, 내용의 연구를 시작해도 좋다고 생각한다. 기초적인 일이 거의 끝나고 있으므로 내용 연구를 시작하는 것이 가능하게 되었다고 말할 수 있다.

『신농본초경(神農本草經)』에 대해서는 나의 공부가 아직 미숙한 곳에 머물고 있어서 정리된 형식으로 발표할 수는 없다. 그래서 오늘은 상상(想像)을 나누자고 하기보다도 오히려 서슴없이 함부로 지껄이는 것처럼 큰소리 칠 수밖에 없다. 충분한 자료를 바탕으로 하여 귀납적으로 주장을 밀고 나아간다면 지극히 정확한 내용이 되어 받아들여지겠지만 새로운 이질적(異質的)인 자료가 하나라도 나온다면 그것을 단번에 뒤엎어 놓을 수도 있다는 것을 지적하고 싶다. 자료가 부족할 때에는 귀납법만으로는 무엇이라고 말할 수 없으므로 연역적으로 의론을 해보자고 하는 것이 큰 소리칠 수 있는 좋은 근거이다.

1

『신농본초경(神農本草經)』은 두 부분으로 이루어져 있다. 하나는 서록(序錄)으로, 약물의 분류(分類), 배합(配合) 상의 많은 문제, 약성(藥性), 용약(用藥)의 원칙 복용법(服用法) 등이 기재되어 있으므로 총론(總論)에 해당한다. 다른 하나는 각론(各論)인데 365종의 약물을 상약(上藥), 중약(中藥), 하약(下藥)의 세 부분으로 나누고, 각 약물의 이명(異名), 기미(氣味), 산지(産地), 약능(藥能) 등을 나타낸 부분이다.

총론(總論) 부분은 상세히 논하지 않고 있으므로 도홍경(陶弘景)의 주석(注釋)이 대단히 중요한 의의를 갖고 있다. 한편 각론(各論) 부분은 365종의 약물에 각 시대 명의(名醫)들의 치료경험록(治療經驗錄)을 정리하여 약효(藥效)를 증정(增訂)했고, 또한 이 밖의 365종 약물에 대하여 같은 기록을 첨가한 도홍경의 『본초경집주』는 참으로 가장 중요한 자료이다.

그럼 『신농본초경』의 문제점에 대하여 하나하나 생각해 보기로 하자.

2

첫째로 『신농본초경』은 약물서(藥物書)라고는 하면서도 『상한론』과는 직접적인 관계가 없는 것이라고 여겨져 왔다. 즉 신선류(神仙流)의 약물서에 지나지 않는다는 것이었다. 그 근거로 ⑴ 광물생약(鑛物生藥)으로부터 시작하고 있는 점, ⑵ 약물의 배합논리로서의 군신좌사(君臣佐使)의 생각으로는 『상한론』의 처방을 설명할 수 없는 것, ⑶ 약물의 각론에 있어서 구복경신(久服輕身), 익기연년(益氣延年)의 효과가 나타난다는 말이 있다는 점을 지적하고 있다.

그러나 나는 『신농본초경』이 신선류(神仙流)의 약물서라는 말에 찬성할 수 없다. 광물생약(鑛物生藥)으로부터 시작하고 있는 것은 오석산(五石散)과 같은 광물생약(鑛物生藥)을 중시한 생각에 의한 것이라기보다도 오히려 박물학적(博物學的)인 입장은 아니었을까라고 생각한다. 이 생각을 부정할 수 없다면 광물생약(鑛物生藥)을 첫번째로 두었다는 이유로 신선류(神仙流)라고 단정지어 말할 수는 없는 것이다.

신선설(神仙說)을 취한 근거는 다른 점에도 있는 것 같다. 왜냐하면 '본초(本草)'라는 말의 뜻을 둘러싸고 왜 본초(本草)라는 말이 약물학을 의미하는가 하는 의문이 옛날부터 있었다. 약물은 식물성(植物性)의 것이 압도적으로 많기 때문에 "초(草)를 본(本)으로 한다."고 읽고 그것이 약물학(藥物學)을 가리키는 것으로 되었다는 설이 가장 유력하다. 그런데 그럼에도 불구하고 『신농본초경(神農本草經)』은 광물생약(鑛物生藥)부터 시작하고 있지 않은가라는 것입니다. 이것에 대해서는 "초(草)를 본(本)으로 한다."라고 읽는 것이 이상하며, 나는 이것에 대해 서역(西域)의 말소리를 옮긴 것은 아닐까 하는 생각을 가지고 있다. 나는 서역(西域)의 많은 언어를 전혀 모르므로 다만 그렇게 상상하고 있을 뿐인데 전한(前漢) 때 이 말이 쓰이기 시작했다는 것은 외래어(外來語) 같은 느낌이 든다고 나는 생각한다.

다음으로 군신좌사(君臣佐使)―이것은 확실히 큰 문제이다. 와타나베 코오죠(渡邊幸三) 씨는 『신농본초경』 자체는 신선류(神仙流)적 약효(藥效)가 있으며 『소문(素問)』의 지진요대론(至眞要大論)과 같은 의료적(醫療的) 약효(藥效)는 아니라고 논하고 있다. "신선적(神仙的) 약효(藥效)를 기준으로 하는 것은 각 약물의 군신좌사(君臣佐使)를 그 약 자체에게 주어진 품위(品位)라고 하는데 비해, 의료적 약효를 기준으로 하는 것은 그 처방의 주약(主藥)이 군(君), 이것을 도와 주는 것이 신(臣), 사역(使役)되는 것이좌사(佐使)이고, 각 약에는 부동(不動)의 군신좌사(君臣佐使)의 지위는 없고 모두 처방 안에서의 위치에 따라 움직이는 것이다."라고.

여기까지는 납득할 수 있지만 이것과 이어지는 다음의 문장은 납득할 수 없다. "본초학(本草學)은 신선류(神仙流)와 수반하여 발전한 것인만큼 『신농본초경』이 신선적 약효를 기준으로 군신좌사를 규정하고 있는 것은 당연하다. 그런데 육조(六朝)에 들어서 본초(本草)는 점차 신선(神仙)의 지배를 이탈하고 의료(醫療)를 목적으로 하게 되었다. 따라서 약(藥)에 의하여 군신좌사가 고정돼 있는 신선적인 것으로는 실용에 적용될 수 없게 되었다." 그래서 도홍경은 "양명(養命)의 약에는 군(君)을 많이 하고, 양성(養性)의 약에는 신(臣)을 많이 하고, 치병(治病)의 약에는 좌(佐)를 많이 한다."라고 말하고 두 설을 융합하기 위해 노력했다라고 평가하고 있다.

그러나 나는 『신농본초경』의 군신좌사는 신선류의 의가(醫家)에 의해 원형(原型)이 비뚤어진 것으로서 도홍경이 그것을 알아차리지 못한 것이 아닐까라고 생각하고 있다. 이렇게 생각하는 근거는 『신농본초경』의 각론 부분에서 논하고 있는 약효가 의료적인 면으로 볼 때 정확한 표현이며 많은 치험례(治驗例)를 거친 뛰어난 내용이라고 생각하기 때문이다. 고방의학(古方醫學)에서 늘 사용하고 있는 약물에 대하여 하나하나 대조해 보면 내가 지적한 것을 이해할 수 있으리라고 생각한다.

그것에 또한 세번째의 문제가 뒤섞여 있다. 여러 가지 약물에 "구복(久服)하면 몸이 가벼워지고, 기운이 증가되고, 목숨이 연장된다."고 씌어 있는 것은 그야말로 신선류는 아닐까라고 하는데 나는 이 표현 자체가 신선(神仙)의 생각에서 오고 있다는 것은 부정하지 않으나, 이 표현이 각 항의 서두에 씌어 있는 것이 아니라 끝에 첨가되는 형식으로 되어 있다는 것을 지적하고 싶다. 서두에는 정확한 약효가 기록되어 있고 마지막에 구복(久服) 운운(云云)하고 있는 것은 이것을 중시하지 않는 것이라고 볼 수 있다는 생각을 한다. 그리고 365종의 약물에는 치료상 중요한 것이 거의 다 들어 있어 실용적인 성격을 갖고 있는 것이 분명하다.

이상의 논거에 의해 나는 『신농본초경(神農本草經)』이 신선류(神仙流)의 약물서(藥物書)라는 설을 납득할 수 없다.

3

그래서 두번째 문제점으로 옮긴다. 『신농본초경』이 성립된 연대는 후한(後漢) 말기라고 하고 있다. 그 근거는 각 약물 끝에 산지(産地)가 기록되어 있는데, 그 "생산되는 곳의 군현(郡縣)이 바로 후한(後漢) 때 만들어진 것이라면 의심컨대 중경(仲景), 원화(元化) 등이 기록한 것은 아닐까"라고 도홍경의 서문에 씌어 있기 때문이다. 후세의 학자들은 모두 이 문장을 인용하여 후한(後漢) 말기라는 것에 의문의 여지가 없다고 하고 있다.

그러나 그때 홍경(弘景)은 서록(序錄) 부분에서 또한 다음과 같은 말도 하고 있다. "많은 약의 산지는 모두 분명하게 경계가 있고, 진한(秦漢) 이전(以前)에는 정말 열국(列國)이었고, 지금은 군현(郡縣)의 이름이고, 후인(後人)이 고친 것뿐이다."라고. 여기서 '후인소개(後人所改)'라고 되어 있으므로 홍경(弘景) 자신은 원문(原文)은 진한(秦漢) 이전의 것이라고 생각하고 있는 것처럼 여겨진다. 나는 이 서록(序錄)의 문장이 옳은 것이라고 생각한다. 이 문장을 본 다음에 방금 나타낸 서문(序文)의 문장을 읽어 보면 같은 것을 말하고 있다는 것을 알 수가 있다. 후한(後漢)의 것이라고 단정할 근거가 될 수는 없다.

여기서『상한론』의 약물의 분량을 기재할 때의 도량형에 대하여 언급해 보면, 그것이 중경이 살고 있었던 후한(後漢)의 것도 아니고, 또한 더욱 오래전인 전한(前漢)의 것도 아니고, 진(秦)의 것도 아니라는 것을 이미 에도(江戶)시대의 고증학자(考證學者)가 지적하고 있다. 이 모순을 해결하기 위하여 그들은 약물을 잴 때 많이 사용하는 '신농(神農)의 저울'이라는 특별한 것이 있었으며 틀림없다고 고증했는데, 그것은 그 근거가 되는 도홍경의 서록을 잘못 읽은 것이라는 점을 나는 이미 논문에서 밝혀 놓았다. 도홍경의 문장에서도 약물만을 측정하는 특별한 저울은 존재하지 않는다고 분명하게 말하고 있는 곳도 있다.

그래서 나는『상한론』의 도량형은 전국(戰國)시대 말기의 것이라고 추론했던 것이다. 그러나 옛날에 도량형이 한꺼번에 변했다고는 도저히 생각할 수 없으므로 아마 전한쯤까지는 그것이 사용되고 있지 않았을까 하고 상상하는 것이다. 그렇다면『상한론』조문 중에 고문(古文)이라고 하는 부분은 전국(戰國)시대 말기부터 전한(前漢)까지의 것은 아닐까 하는 생각이 든다.

『상한론』에 있어서 처방 구성이 엄밀한 것을 고려하면『상한론』보다 이전에 약물서적(藥物書籍)이 없어서는 안되며 또한 약물의 배합이론이 없어서는 안된다고 생각한다. 이렇게 본다면 다음의 표현이 머리에 떠오른다. 단미약물(單味藥物)에 관한 서적인『신농본초경(神農本草經)』, 다음에 이미(二味)의 약물을 배합할 때의 효과에 관한 서적인『약대(藥對)』, 다음에 이미(二味) 이상의 복미(複味) 처방을 운용한 『상한론(傷寒論)』이라는 순서가 성립된다면 『상한론』과 『신농본초경』을 결부시킬 수 있다.

이 가설에는 약점이 두 가지 있다. 그 하나는 『신농본초경』은 두 종류의 이본(異本)의 내용밖에 현재 알지 못하고 있다는 것이다. 도홍경이 저본(底本)으로서 썼던 『뇌공집주신농본초경(雷公集注神農本草經)』과 『송대태평어람(宋代太平御覽)』에 인용되었던 다른 신농본초경의 두 가지이다. 도홍경은 492~505년 사이에 『본초경집주(本草經集註)』를 편찬했으며 『태평어람(太平御覽)』에 인용되었던 본초경(本草經)은 와타나베 코오죠(渡邊幸三) 씨의 연구에 의하면 북제(北齊) 때에 편찬된 『수문전어람(修文殿御覽)』에서 베껴 썼을 것이라고 한다. 그것이 편찬된 것은 572년경이므로 『본초경집주(本草經集註)』가 생기고 70년 후의 기록이 된다. 그야말로 두 종류의 이본(異本)이 전해지고 있는 것이지만 유감스럽게도 그 내용이 거의 완전히 일치되고 있으므로 내가 말하는 원형(原形)을 추찰(推察)하는 자료로는 되지 못한다. 그러나 『태평어람(太平御覽)』에는 오씨본초(吳氏本草)가 인용되어 있고, 오씨(吳氏)란 화타(華佗)의 제자인 오보(吳普)이므로 후한(後漢) 말기의 약물서가 전해지고 있다는 것이 된다. 이것을 잘 이용하면 나의 상상은 전개될 수 있을지도 모른다.

두번째 약점(弱點)은 중국에서는 『신농본초경』을 전한(前漢) 말기의 저작일 것이라고 본다는 것이다. 그 논거는 장건(張騫)이 서역(西域)에서 처음 가지고 돌아왔다고 하는 것이 『신농본초경』에 수록되어 있다는 점이다. 장건은 기원전 139년경에 장안(長安)을 출발하여 기원전 126년에 장안에 돌아왔으며, 그 뒤로 그 자신은 장안에 머물고 있었고 대신에 부사(副使)를 서역에 보내고 있었다. 그리고 장건이 처음 중국에 가져온 것으로 포도(葡萄), 후추, 생강(生薑), 황기(黃芪), 참깨, 석류(石榴), 호두, 오이, 시금치, 쟈스민(jasmine) 등이 있고, 이 중에 몇 가지는 『신농본초경』에 실려 있다고 하므로 『신농본초경』은 장건의 귀국 이후에 나온 서적이라는 것이다.

만약 이 논리가 통한다면 의이인(薏苡仁)의 문제를 피해갈 수 없다. 『후한서(後漢書)』의 「마원전(馬援傳)」에 있듯이 마원(馬援) 장군이 베트남에서 의이인을 가져온 것은 겐부(建武) 20년(기원 44년)이므로 같은 논법을 사용하면 『신농본초경』이 성립된 것은 기원 44년 이후가 된다. 즉 후한(後漢)이 된다.

그러나 『후한서(後漢書)』를 잘 읽어 보면 남방(南方)의 의이인(薏苡仁)은 크다고 씌어 있으므로 작은 알은 그 전에 월남에서 중국에 들어왔다고 생각할 수 있다. 혹은 의이인과 포도(葡萄)와 참깨는 나중에 첨가해 넣은 것이라고 생각할 수도 있다. 서역과의 교역은 이미 전국(戰國)시대에 이루어지고 있었기 때문에 이것들이 모두 장건과 관계가 있다고는 생각할 필요가 없다. 역사적 기술은 흔히 아무것이나 한 사람의 영웅과 결부시키는 경향이 있기 때문에 그것을 통째로 삼키면 진실에서 멀어지게 되는 경우도 있을 수 있다.

4

그런데 『신농본초경(神農本草經)』을 완전한 모습으로 전하고 있는 것이 『본초경집주(本草經集註)』뿐이므로 그 저자인 도홍경(陶弘景)에 대하여 설명하고자 생각한다. 그는 강소성(江蘇省) 단양현(丹陽縣) 말릉(秣陵) 사람이다. 지금은 이 지방을 구용현(句容

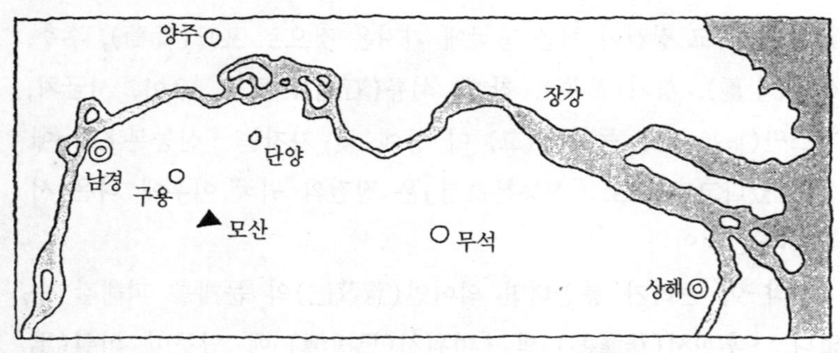

縣)이라고 한다. 구용(句容)은 남경(南京)에서 동남쪽으로 약 40km 떨어져 있으며 구용에서 동남쪽으로 약 20km 떨어진 곳에 약초(藥草)가 많기로 유명한 모산(茅山)이 있다. 모산(茅山)은 높이 520m로 화양산(華陽山), 구곡산(句曲山), 삼모산(三茅山)이라고도 불린다. 이 주변을 강남(江南)이라고 한다.

홍경(弘景)은 유송(劉宋)의 고건(考建) 3년(456년)에 태어났다. 10살 때 갈홍(葛洪, 281~341?)의 『신선전(神仙傳)』을 읽고 깊은 영향을 받았다고 전해지므로 신동(神童)으로서의 평가가 높았을 것이다. 제(齊)의 영명(永明) 10년(492년) 37세에 모산(茅山)에 은거(隱居)하고 스스로를 도은거(陶隱居)라고 부르고 세상 사람들에게는 선인(仙人)이라고 불리며 각종 저술을 하였다. 거기에 3층짜리 집을 짓고, 그 3층에 시중 드는 아이 하나와 함께 살았고, 2층에는 제자들을 두었고, 1층에서는 손님과 대담(對談)을 했다고 한다. 나는 이와 같은 3층집이 옛날에 정말 있었을까 하고 생각했지만, 지금 진열되고 있는 중화인민공화국출토문물전(中華人民共和國出土文物展)에 하남성(河南省)의 후한(後漢)시대 후기의 무덤에서 발굴된 높이 130cm의 풀색 유약 3층집이 전시되고 있는

데 그것을 보고 정말이구나 하고 납득했다. 양(梁)의 대동(大同) 2년(536년)에 죽기까지, 제(齊)와 양(梁)의 황제에게 대단히 존경을 받았고 정치적인 문제에 있어서도 의논상대가 되었다고 하며, 유학(儒學), 선교(仙敎), 도교(道敎)에 능통했던 인물이었기 때문에 『본초경집주(本草經集註)』에서 논하고 있는 것은 믿어도 좋다고 생각한다. 중국에서는 지금도 중국 역사상 훌륭한 인물이라고 평가되고 있는 것을 보면 대단한 사람이었다는 것을 알 수 있다. 키가 크고, 모습이 늠름한 사람이었다고 한다.

도홍경(陶弘景)과 갈홍(葛洪)이 강남(江南)에서 태어났다고 하여 강남 지역이 본초(本草)나 신선(神仙)과 밀접한 관계가 있다고 생각하는 것은 잘못된 것이다. 3~6세기의 서진(西晉), 남북조(南北朝) 시대에 북방(北方)[중원(中原)]은 전란(戰亂)이 빈번했고, 특히 4~5세기에 걸친 130년 동안은 치열했으며 중원에서 흥망했던 나라는 16개나 되었기 때문에 북방(北方)에서 남방(南方)을 향하여 수많은 사람들이 전란(戰亂)을 피하여 이동했다. 그리고 남방은 비교적 안정되어 있었으므로 건영(建寧)[지금의 남경(南京)]은 문화의 중심으로까지 되었다.

이보다 이전, 예를 들면 『상한론』을 최초로 교정한 왕숙화(王淑和, 210~285)는 산서성(山西省) 고평현(高平縣) 출생이며, 고평(高平)은 낙양(洛陽)의 북쪽을 흐르고 있는 황하(黃河)에서 북쪽으로 매우 멀리 떨어져 있다. 또한 『갑을경(甲乙經)』의 저자로 그의 서문 중 장중경(張仲景)에서 언급했던 황보밀(皇甫謐, 215~282)은 감숙성(甘肅省), 영대현(靈台縣) 출생이므로 그것은 서안(西安)에서 더욱 북쪽에 해당한다. 결코 『상한론』이 강남지역과 직접 연결되어 있는 것이 아니다. 하지만 그 뒤에 강남지역의 문화가 발달하여 도홍경(陶弘景)과 갈홍(葛洪) 같은 인물이 나오는 기반이 닦여진 것이다.

와타나베 코오죠(渡邊幸三) 씨는 『본초경집주(本草經集註)』의 서록(序錄)을 완전히 이해해야만 중국본초학(中國本草學)의 정수(精髓)를 파악할 수 있다.”고 말하고, 또한 『본초경집주(本草經集註)』가 “중국, 일본의 의방(醫方), 본초학계(本草學系)에 미친 지배력은 절대적이기 때문에 한방의약학(漢方醫藥學)의 연구는 완전히 이 『본초경집주(本草經集註)』의 연구에서 시작한다고 말할 수 있을 것이다.”라고 쓰고 있다. 이 뜻을 잘 생각하고, 이것을 약능(藥能)의 연구에까치 펼쳐 나가면서 상중하(上中下)의 삼품(三品)과 군신좌사설(君臣佐使說)이 중국 고래(古來)의 것이라고 하는 생각과 혼동되지 않는다면 도홍경(陶弘景)의 진정한 가치를 발굴할 수 있을 것이라고 생각한다.

이상에 의해 『본초경집주(本草經集註)』에 대한 흥미가 조금이라도 생겨난다면 나는 목적을 달성한 것이 된다.

[우찌다일본한약동호회(內田和漢藥同好會),
제7회 연수(研修)대회에서의 강연, 1973년 6월]

이시진(李時珍)과 『본초강목(本草綱目)』

이시진(李時珍)을 중심으로 해서 1시간만 요점을 이야기해 보고 싶다.

이시진이라는 의사이기도 하고 약물연구가이기도 한 사람에 대하여 일본에서는 메이지 이전에 대단히 낮은 평가를 내리고 있었다. 그러나 유럽, 아메리카 등 외국에서는 일본인이 상상할 수 없을 정도의 높은 평가를 내리고 있었는데 이 차이가 도대체 어디에 있을까를 생각해 볼 필요가 있다고 본다.

예를 들면 모스크바대학의 벽에 세계4대 과학자의 부조(浮彫)가 들어 있다는 말을 들었다. 그 중의 한 사람이 이시진(李時珍)이다. 그처럼 높은 평가를 받고 있는 사람이 왜 일본에서는 평가받지 못하는가 하면, 1660년을 경계로 일본에 고방의학(古方醫學)이 형성된 것과 대단히 밀접한 관계가 있지만, 문제는 그 뿐만이 아니라 메이지(明治) 이후의 학자가 발표한 것 중에서 평가를 떨어뜨린 발언이 매우 많았다는 것 또한 잊어서는 안될 사실이라고 생각한다. 오오츠카(大塚) 선생이 '주부(主婦)의 벗'사(社)에서 출판한 『한방(漢方)과 민간약백과(民間藥百科)』라는 책이 있다. 이 책은

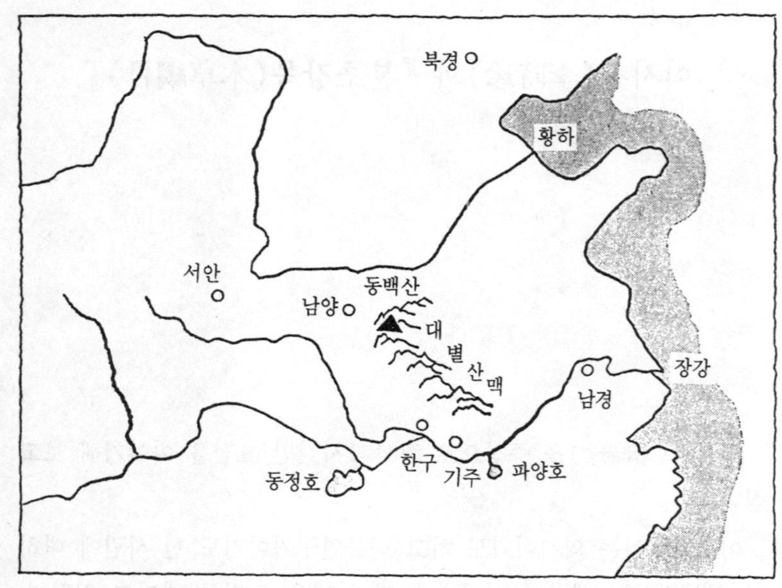

대단히 뛰어난 책이라고 생각되어 우리 세미나의 교재로 사용하고 있으며, 그 일부에 「민간약(民間藥)」이라는 편(篇)이 있다. 그 민간약 중에서 『본초강목(本草綱目)』에 대하여 어떻게 말하고 있는가 하면 "그 내용에 대하여는 본초학(本草學)의 입장에서는 비판도 있지만 어쨌든 한 번 읽을 필요는 있다."고 씌어 있다. 오오츠카(大塚) 선생은 한방(漢方)을 연구하시는 분들 중에서도 특히 본초(本草)에 상세한 분으로서 『본초강목』은 "어쨌든지 한 번 읽어 볼 필요가 있다."라고 표현한 것은 좀 문제가 있는 것 같다. 왜냐하면 『상한론』이 대단히 뛰어난 책이라는 것은 여러분들이 잘 알고 있는 것이다. 그럴 때 상한론은 뛰어난 책이므로 어쨌든 한 번 읽어 볼 필요가 있다라고는 아무도 말하지 않을거라 생각한다. 즉 『본초강목』의 가치를 평가하는 사람일지라도 이와 같은 표현을 사용하는 것에 문제가 있다.

　그런데 오오츠카(大塚) 선생의 책 속에 "내용이 충실하고 유익한 민간약(民間藥) 책이다."라는 것으로 소개되고 있는 책이 있다. 그것은 『약초한약민간요법(藥草漢藥民間療法)』으로 쇼와(昭和) 5년에 삼성당(三省堂)에서 출판된 것이며, 저자는 사이또 기꾸쥬우(齋藤菊壽)·마쯔시마 미노루(松島實) 두 사람의 이름으로 되어 있다. 오오츠카(大塚) 선생의 저서에서 민간약편(民間藥編)은 거의 전부가 이 책에 의한 것이라는 점을 비교해 보면 알 수 있는데 정말 『약초한약민간요법(藥草漢藥民間療法)』의 내용을 조사해 보니 『본초강목(本草綱目)』이 그 내용의 대부분을 차지하고 있다는 것도 사실이었다.

　이와 같이 『본초강목(本草綱目)』이라는 책은 의식하지 않아도 우리들이 보고 있는 책 중에는 여러 가지 형식으로 들어와 있는 것이다. 특히 현저하게 들어와 있었던 시대는 일본에서는 에도(江戶) 시대였으며 『본초강목』 중의 각 약물이 기재된 가장 마지막에 「부방(附方)」이라는 항목에 실린 것이 민간약의 형식으로 여러 곳에 남아 있으며, 각지에서 민간약(民間藥)을 발굴하고자 조사해 보니 대부분 이것과 관련되어 있다. 이와 같이 일본에서 대단히 많이 읽힌 책인데도 불구하고 이 책의 평가가 지금까지 정해지지 않고 있는 것은 유감스러운 일이다. 예를 들면 『상한론(傷寒論)』과 『금궤요략(金匱要略)』에 실려 있는 약물의 수는 221개이다. 이와 반대로 『본초강목』은 1892로 약 8배의 약물이 있는 셈이다. 『상한론』이 아무리 뛰어난 처방을 수록하고 있어도 그 처방으로 충분하다고는 결코 말할 수 없다. 그것으로 낫지 않는 병도 많이 있기 때문이다. 약물 수가 8배나 되는 이 책 속에서 그것을 해결할 수 있는 유익한 힌트를 몇 가지 얻을 수 있음에도 불구하고 그 이용이 너무나 적다는 것은 유감스러운 일이라고 말하지 않을 수 없다. 사실 중국에서 출판된 유명한『중약지(中藥志)』4권 중에는 그 약물의 수가 494인데, 적어도『상한금궤(傷寒金匱)』의 배나 되는 것을 중국에서는 상용약물(常用藥物)로 취급하고 있는 것이다. 정확하게 말하면 그것의 배(倍)라도 아직 부족하겠지만 어쨌든 그것 중에서 유효한 약물을 발굴하는 것이 필요하며『본초강목』은 자주 이용해도 좋은 책일 것이라고 생각한다.

이시진은 1518년에 태어났으며, 76세인 1593년에 세상을 떠났다. 그때는 명대(明代) 중기에 해당한다. 세계사적(世界史的)인 입장에서 이 시대가 어떤 시대인지를 고려해 보는 것도 유익하리라 생각한다. 유럽에서 외과의(外科醫)로서 최고의 평가를 받고 있었던 안뿌로와 파레(Ambroise Pare)가 죽은 것이 1590년, 그 뒤로 갈릴레오 갈릴레이가 진자운동(振子運動)에 관한 어떤 법칙성을 발표한 것이 1582년이다. 일본에서 말한다면 토요토미 히데요시(豊臣秀吉)가 일본을 통일한 것이 1590년이다. 이시진이 생애를 바친『본초강목』이라는 웅대한 저서를 완성한 것이 1590년이다. 이들이 같은 시대였다는 것을 염두에 두고 이시진에 대하여 이야기해 보려고 한다.

이시진의 아버지도 의사였으며, 대대로 의사 가문이었던 것 같다. 이언문(李言聞)이라는 이름으로,『본초강목』중에서는 아버지의 진단과 치료가 뛰어났다고 쓴 곳이 몇 군데 있지만, 이것에 대하여 지금 하나만 예를 들겠다. 본초강목의 17권 여로(藜蘆)라는 약물 속에, 이 이언문(李言聞)이 살고 있던 고장은 장강(長江)[양자강(楊子江)]의 중류쯤에 위치한 곳인데, 그곳 지방장관의 부인이

70세에 중풍(中風)에 걸려 인사불성(人事不省)이 되어 입을 꽉 다물고 넘어졌는데 불려온 몇몇 의사들은 팔짱을 끼고 보고만 있을 뿐 아무 방법이 없었고, 비로소 이언문이 불려와서 진찰해 보았으나 입을 꼭 다물고 있어서 약을 먹일 수가 없었다. 잠깐 보고 있다가 갑자기 이빨 하나를 부러뜨려 그 사이로 여로탕(藜蘆湯)을 진하게 달여 떠넣어 주었더니 조금 있다가 "아아" 하고 소리를 지르며 대단히 많은 가래를 토하고 되살아났다는 치험례(治驗例)가 실려 있다. 그리고 치료를 계속하여 원상태로 완쾌되었다고 한다.

마지막에 "약(藥)이 현기증(眩氣症)을 일으키지 않는다면 그 병(病)은 낫지 않는다. 정말이다."라는 말도 첨부하여 아버지의 의술을 매우 높이 평가했던 것이다. 여기서 말하고 있는 여로(藜蘆)라는 약은 보통 알려져 있는 여로류(藜蘆類)를 가리키고 있는 것이 아니라 원추리 종류의 뿌리를 가리키는 것이다.

중국에서 의사의 사회적인 지위는 그다지 높게 인정되지 않으므로 언문(言聞)도 자기 아들은 의사로 만들고 싶지 않았다. 여전히 관리로 승진시키려고 생각했던 모양이었다. 언문에게는 남자 아이가 둘, 여자 아이가 하나 있었으며, 이시진은 둘째아들이었다. 그래서 어릴 때부터 사서오경(四書五經) 공부를 강요받았는데 그것이 나중에 가서 그에게 도움이 되었지만, 과거에 붙으려면 몇 단계의 시험을 거쳐야만 했는데 이시진은 중간까지 해나가다가 20살에 골증(骨蒸), 즉 심한 폐결핵(肺結核)에 걸렸기 때문에 과거시험을 그만두고 치료에 전념했다.

아버지 언문도 대단히 노력했지만 의술로서는 성공하지 못한 것 같았으며, 장기간의 보살핌으로 그 병을 극복했다고 씌어 있다. 병의 상태가 매우 나빴으므로 주변 사람들은 이시진이 이러다가 죽고 말 것이라고 생각했던 모양인데 어쨌든 그 병을 극복해 내기는 했어도 몸이 완전히 치료된 것은 아니어서 평생 병 때문에 고생한 것 같다. 장년(壯年)이 되어 언제나 병마(病魔)에 시달리고 있었으며 줄곧 하리(下利)하거나, 복통(腹痛)이 있거나, 상기(上氣)되거나 하였으며, 몸도 약하고, 마르고, 튼튼한 몸이 아니었기 때문에 언제나 약을 달이는 그릇이 옆에서 떠나지 않았다고 전해지고 있다. 의사의 입장에서 여러 가지 일을 할 경우에 자기의 몸이 약하다는 것은 하나의 중요한 조건이 아닐까 생각한다. 자기 몸이 약하니 자기 몸을 사용하여 실험을 할 수도 없으며 다른 사람에 대해서도 고쳐 주려고 하는 마음가짐이 강해지지 않았을 것이라는 생각이 든다.

1556년경의 어떤 기록에 호광성(湖廣省), 지금의 호북(湖北)과 광동(廣東) 일대를 호광성(湖廣省)으로 묶어 놓은 것 같은데 그곳에 살고 있는 의사들을 모아서 시험을 치르고 그 중에서 우수한 의사를 북경(北京)에 보내어 황제를 진찰하는 어의(御醫)를 선발한 것이 씌어 있고, 그 중에 이시진의 이름이 들어 있다고 한다. 어의는 일등의 성적을 거둔 사람이 되는데 이시진은 두번째 단계밖에 평가받지 못했으므로 궁중(宮中)에서 시중 드는 것을 포기하고 의학 저술에 전념하게 되었던 모양이다.

사실은 그 전부터 시작하고 있었으며 실제로 『본초강목』이라는 방대한 책을 처음부터 생각했는지는 모르겠지만, 본초 서적을 정리할 생각을 한 것은 52년 무렵이었다고 한다. 35세 때이다. 그때부터 27년 걸려서야 드디어 탈고할 수 있었던 것이다. 그 동안 그다지 부자도 아닌 집에서 자라난 이시진이 어떻게 그렇게 많은 책을 이용할 수 있었는가 하는 의문이 있다.

이시진이 태어난 고장은 기주(蘄州)이다. 지도에서 잘 살펴보면

이곳에는 크고 작은 무수한 호수가 있고 그 뒤에는 대별산맥(大別
山脈)이 우뚝 솟아 있다. 대별산맥(大別山脈)에서 서북쪽으로 떨
어진 곳에 유명한 동백산(桐柏山)이 있었는데 이 산은 장중경(張
仲景)이 약초를 캐러 올랐던 산이라는 전설이 남아 있는 산이다.
이시진은 대별산(大別山) 남쪽에 있는 산에 자주 올랐던 것 같다.
기주(蘄州)는 경치가 매우 좋은 곳이라고 하며 게다가 호수가 많
고 유명한 이호(爾湖)도 가깝다. 만년에 빈호산인(瀕湖山人)이라
고 불린 것도 그 때문이다. 이곳은 약물산지로서 유명한 곳이고 다
른 물자도 풍부했던 것 같다. 약물 이름으로 이 기(蘄)란 이름이
붙어 있는 것이 기사(蘄蛇), 즉 백보사(百步蛇)이다. 따라서『본
초강목』에서 이 뱀에 대한 내용을 보면 채집인(採集人)에게서 매
우 상세한 설명을 듣고 기록으로 남겼다는 것을 알 수 있다.

 이 기주(蘄州)를 중심으로 형왕(荊王)과 부순왕(富順王)이라는
아마 이 지방의 장관일 것이라고 생각되는 사람이 있는데, 그 성
(姓)이 주(朱)라는 것으로 알 수 있듯이 이것은 명왕조(明王朝)
의 일족일 것이라는 생각이 든다. 이 두 사람은 당시의 황제인 12
대 세종(世宗)에게 미움을 받아 모반심이 일지는 않았을까 하는
의심을 받아서 그것을 피하기 위해 자기는 독서를 즐긴다, 특히 의
학책을 좋아한다는 말을 퍼뜨리고 자기를 꾸미기 위하여 많은 책을
구입한 것 같다. 이시진은 이 두 왕을 줄곧 진찰하러 다녔기 때문
에 그 장서(藏書)를 마음대로 볼 수 있었을 것이다. 따라서 이러한
배경이 없이는 가난한 의사가 그렇게 많은 자료를 사용할 수 없었
을 것이라는 점은 충분히 납득될 수 있는 것이다.

 그러면 이시진은 어떤 태도로 일을 해나갔는가 하면, 사물을 참
잘 관찰하여 꽃에 대해서도 수꽃과 암꽃의 구별이 있다는 것도 알

고 있었고, 눈(雪)은 6각형의 모양을 가지고 있다는 것도 분명히 기록하고 있다. 지네의 줄은 오른쪽으로 감기어 있다고 하는 기록도 있다. 이것 뿐만 아니라 그 주변의 농부, 사냥꾼, 어부들에게 자세히 물어보기도 하고, 혹은 생약채집인, 혹은 판매인들에게도 물었다고 생각되는 기록을 『본초강목』 몇 군데에서 찾아볼 수가 있다.

예를 들면 44권에 나오는 하돈(河豚)에 대하여, 하돈(河豚)의 피에는 독(毒)이 있다. 하돈(河豚)의 기름을 먹으면 혀가 마비(麻痺)되고, 알을 먹으면 배가 불어나서 난처해진다. 눈을 먹으면 눈이 희미해진다고 하는 것을 의논한 다음에 '유마자창안정화(油麻子脹眼睛花)'라는 말이 민간에 있다고 쐬어 있다. 즉 기름을 맛보면 마비되고, 알을 먹으면 배가 불어나고, 그 다음이 문제인데 '안정(眼睛)'이라고 쓴 것은 문어(文語)가 아니라 구어(口語)이다. 그 다음에 '화(花)'라고 쓰고 희미해진다고 읽는 것은 구어(口語)이다.

이것으로 알 수 있다시피 구어체(口語體)가 상당히 섞여 있는 것은 그 당시의 여러 사람에게 이야기를 들었던 것을 기록했다는 것을 반영하고 있는 것이다. 이와 같은 것을 분명하게 쓰고 있는 것은 선화(旋花 : 메, 나팔꽃과 비슷함)에도 있다. 그는 북경(北京)에서 돌아와서 어떤 기록을 남겨 두었다. 그것은 북쪽의 마부(馬夫)는 언제나 이 선화(旋花)의 뿌리를 자르고 있었다. 왜냐고 물어 보니, 저녁에 집에 돌아와 이 선화(旋花) 뿌리를 달여 마시면 근육의 아픔과 피로가 풀린다고 했다. 그래서 본초서(本草書)에 선화(旋花)는 "기(氣)를 도와 주고 힘줄을 이어 준다."는 말이 있는 것을 충분히 이해할 수 있다라고 결말짓고 있다. 이것도 하나의 예이다.

또 다른 예는 능리(鯪鯉), 이것은 어두편(魚頭偏)에 붙어 있지만 천산갑(穿山甲)이다. 몸에 비늘을 갖고 있으므로 어두편(魚頭偏)에 붙어 있을 것이라고 생각한다. 그 중의 속담을 이시진은 인용하고 있다. 천산갑(穿山甲)과 왕불류행(王不留行)을 부인(婦人)이 먹으면 모유(母乳)가 나오게 된다고 하는 곳에 '부인식료유장류(婦人食了乳長流)'라고 씌어 있다. 이것은 구어(口語)이며 결코 문어(文語)가 아니다.

이 밖에 약물의 속명(俗名)도 대단히 많이 기록되어 있는 점은 이러한 노력이 부단히 계속되고 있었음을 설명하는 것이라고 생각한다.

그 다음에 이시진이 자기의 몸을 가지고 실험했거나 혹은 누구를 이용했는지는 모르겠지만 좌우간 사람을 이용해서 약효를 실험한 것 같은 기록을 많이 찾아볼 수 있다. 예를 들면 17권에 나와 있는 곳의 만다라화(蔓陀羅花), 즉 연꽃인데 그 중에 분명히 적혀 있기를 "연꽃을 술에 절인 것을 웃으면서 마시면 그 사람은 계속 웃어 뒹굴고 만다. 또한 술에 담근 것을 춤추면서 마시면 그 사람은 미친 사람처럼 계속 춤을 춘다는 이야기가 있다. 내가 이전에 그것을 시험한 적이 있다. 마신 후 조금 있으려니까 정말 웃기만 하고 있었다. 또한 다른 사람은 춤만 추고 있었다. 확실히 전해진 대로의 반응이 있었다."라고. 이것은 자기가 한 것이 아니라 누군가를 이용하여 실험을 한 것임을 나타내고 있다.

한편 대두(大豆)에 해독(解毒) 작용이 있다는 것은 여러 책에 씌어 있다. 이것에 대해서도 이시진은 의문을 품고 "대두(大豆)는 백약(百藥)의 독(毒)을 푼다고 알려져 있는데 스스로 그것을 실험해 보고 틀린 것임을 깨달았다. 그리고 또한 감초(甘草)를 첨가하여 사용해 보니 분명히 좋은 결과가 나왔다."고 말하고 그 뒤에 다음의 말을 첨부하고 있다. "이와 같은 것을 반드시 알아야 한다."
라고.

이것은 이시진 자신이 실험을 해서 얻은 결론이기 때문에 신이
나서 쓴 표현이다. '불가부지(不可不知)'라는 표현은 『본초강목』
중에 가끔 나오는 것이다. 그것은 그가 의기양양해 하는 것이라고
생각하면서 읽으면 무미건조하게 생각되었던 문장이라도 재미를 느
낄 수가 있다.

이와 같은 예는 들어도 들어도 끝이 없지만 어쨌든 실제적인 것
을 몇 번이고 실험했던 것이다. 일본에서는 이와 같은 이시진의 태
도에 대하여 어떤 평가를 내렸는가 하면 문헌(文獻)의 고증(考證)
과 인용(引用)에 대하여 대단히 인색하다는 것이다. 극단적인 경우
에는 "후세의 많은 사람을 그릇되게 하는 점이 심한 것은 정말 유
감이다."라는 평가도 있다.

그 다음에 자설(自說) 부분 즉 이시진이 스스로 '시진왈(時珍
曰)'이라고 쓴 부분에 관해서는 "자설(自說) 부분에는 독단이 많고
신뢰하기 어려운 점이 있다고 하여 심할 때는 고사(古事)를 개정하
여 자설에 갖다 붙였다."라는 설까지 있다. 더욱 이 점을 강조한 경
우로 "억견(臆見)에 떠맡기고 종횡(縱橫)으로 기술한 태도를 보니
왠지 모르게 재미없는 느낌이 든다. 이와 같은 태도라면 해박(該博)
하다 하여 거만하고 식견(識見)을 자랑하고 손닿는 대로 붓에 맡기
고 아무것이나 닥치는 대로 초잡인용(雜抄引用)하며 다만 일대잡박
(一大雜駁)한 것을 만들어낸 경향이 있다는 말을 들어도 별수없다.
…… 그의 태도에 대하여 불만의 뜻을 표시하매 주저함이 없다."고
말하는 사람도 있다. 이와 같이 말하고 있는 것은 주로 메이지(明
治) 이후이며, 그 때문에 『본초강목』이라는 책은 조사할 필요가 없

다. 본초책을 조사하려 한다면 이것보다도 오래된『증류본초(證類本草)』만 조사하면 충분하다라는 분위기를 조성했던 것이다.

　그런데『본초강목』은 증류본초를 바탕으로 하여, 이것에 불만이 있었기 때문에 만든 책이라는 것은『본초강목』의 여러 곳에 나와 있다. 이 점을 조사하지 않고 지금까지의 학자와 같은 의견으로『본초강목』을 매장시키려고 하는 것은 이시진이 시험(試驗)한 훌륭한 점을 간과하는 것으로 매우 재미없는 것이라고 생각하는 바이다.

. 요시마스 토오도오(吉益東洞)의 수제자였던 무라이 긴잔(村井琴山)은「의도이천년안목편(醫道二千年眼目編)」이라는 책에서 다음과 같이 말하고 있다. 가가와 슈우안(賀川修庵)이『약선(藥選)』을 저술함으로써 고방파(古方派)로서는 ·약물학 문제를 최초로 내어 놓은 것인데, 이 무라이 긴잔(村井琴山)에게 말하라고 한다면 "근래 가가와 타이쥬우(香川太衝)가『약선(藥選)』을 저술하여 본초를 사설(邪說)이라고 말하고 있지만 지금 이것을 읽으니 또한 오십 걸음 도망간 자가 백걸음 도망간 자를 비웃는 것과 같은 이야기일 뿐이다. 끝내 본초(本草)의 소굴을 벗어날 수가 없었다."라는 것이고, 그 다음에 빠져나갈 수 있는 것은 토오도오(東洞) 한 사람 뿐이라고 하여 "오직 토오도오(東洞) 옹(翁)의『약징(藥徵)』에 이르러서는 이천년래(二千年來)의 안목(眼目)이 명명백백(明明白白)하다. …… 제가(諸家)의 본초(本草)는 다만 약물의 형상을 말한 것만을 취해야 한다. 그 나머지는 볼 만한 것이 없다."고 단언하고 있다.

　이것은 고방파(古方派)에게 공통된 견해이며 그 뒤로 사람들에게 미친 영향은 대단히 큰 것이라고 생각한다.『본초강목』을 조사할 때에는 약물의 형상을 서술한 것 등은 취할 만하지 않지만, 더

나아가서 이것을 조사하려 할 때에는 『신농본초경』을 읽어야 된다. 게다가 『신농본초경』은 『증류본초』에서 인용되어 있었기 때문에 『증류본초』만 읽으면 되는 것이고, 『본초강목』은 읽을 필요가 없다는 것이 된다. 이러한 생각이 지금의 일본에 면면히 이어져 내려오고 있다고 말하지 않을 수 없다.

한편 또 다른 문제점도 있다. 『본초강목』이란 것이 얼마나 믿을 수 없는가에 대하여 이주의학(李朱醫學)[9]의 약효론(藥效論)을 채용한 부분이 있기 때문이라는 설이 있다. 이시진은 이주의학을 높이 평가하고 이 입장을 취했던 것이기 때문에, 이주의학의 약효론을 부정하는 입장을 취하면 필연적으로 『본초강목』을 부정하는 것이 되는 것이다. 그러나 나에게 말하라고 한다면, 오행설(五行說)을 강하게 채용한 이주의학의 근거가 되는 부분만은 뛰어넘어 읽는다 해도 『본초강목』은 몇 번이고 조사할 필요가 있는 재미있는 문제점을 제공해 주는 책이라는 것을 단언할 수 있다. 그러기에 『본초강목』이 이주의학에 해를 입었다고 하는 것은 극소수이지 대부분은 그렇지 않다, 매우 실제적인 내용을 갖고 있었다는 것을 지적할 수 있다고 생각한다.

그 다음에 『본초강목』의 하나의 뛰어난 점은 약물의 분류라는 것에 대하여 뚜렷한 견해를 갖고 있었다는 점이다. 일본에서 본초를 연구하는 사람들은 『증류본초』를 높이 평가하고 있지만, 『증류본초』의 분류를 한마디로 말한다면 너무나도 엉터리이며 기재의 순서조차도 자연의 체계를 반영하지 않는다고 할 수 있다. 이와 반대로 『본초강목』은 그 점을 대단히 면밀하게 계산하고 있다. 그 당시

---

9) 역자주 : 이동원(李東垣)과 주단계(朱丹溪) 의학.

중국에는 물론 진화론(進化論) 같은 것이 있을 리가 만무했지만 광물(鑛物)을 가장 먼저 두고, 식물(植物), 동물(動物), 마지막에 인간, 이렇게 배치하고 있다. 그 순서는 『증류본초』와는 완전히 다른 순서로 되어 있으며, 동물의 분류에 있어서도 『증류본초』의 잘못을 몇 가지 고치고 있다. 고치는 방법도 지금의 동물학(動物學)의 입장에서 납득할 수 있는 방법을 취하고 있는 부분이 있는데 이러한 의미에서 『본초강목』은 명대(明代)가 자연과학이 발달했던 시대임을 반영하고 있다고 지적할 수 있다.

이시진은 『증류본초』를 어떻게 보고 있었는가 하면 『본초강목』에서 『증류본초』를 '구본(舊本)'이라고 말하고 있다. 이것에 대하여 자기의 것은 '신(新)'이라고 말하고 있다. 『증류본초』를 바탕으로 집필한 것이라 하는데 이시진은 그것은 '낡은', 이것은 '새로운'이라는 말을 사용하여 자부심을 표현하고 있다고 생각한다. 그래서 구본(舊本)은 어떤 결함이 있는가 하면 하나는 약물의 분류가 좋지 않다는 것이지만 여러 가지 처방과 단방을 수집해서 그것을 1000년 후에 전해 준 것은 첫번째 공적이라는 것을 지적하고 있다.

그 점에서는 『증류본초』를 올바로 평가하고 있다고 생각한다. 『증류본초』의 약물 수는 1746, 『증류본초』에도 상당한 숫자의 약물이 실려 있다. 이것에 대하여 『본초강목』은 1892종이 실려 있다. 그러므로 전자보다 140종류가 늘어난 것이다. 이 140이라는 것은 어떤 종류의 약물 혹은 식물이 있는가 하면 우리들이 이름을 들은 적이 없는 것도 많이 있지만, 유명한 것만 보면 삼칠(三七)[인삼삼칠(人蔘三七)], 쟈스민[조룡차(鳥龍茶)에 넣는 쟈스민 꽃잎], 사프란(saffraan), 구만다라(歐曼陀羅), 마전자(馬錢子), 아편, 식용인삼(食用人蔘), 수세미오이, 호이초(虎耳草, 범의 귀), 고

구마, 호박, 대풍자(大風子), 토복령(土茯苓), 반변련[半邊蓮, 이것은 미조카쿠시라는 일본 이름을 가진 작은 식물이다. 이것은 최근 중국에서도 문제가 되고 있다. 독사(毒蛇)에게 물렸을 때 먹거나 바르거나 하면 효과가 있는 약물이다], 옥수수[옥수수는 실려 있지만 남만모(南蠻毛)는 없다. 암술 끝부분을 쓰는 이 약물은 유럽의 것이 먼저이다. 보통 이것을 한방약(漢方藥)이라고 하지만 유럽의 것이다], 도마뱀붙이(갈호), 장뇌(樟腦), 벽오동이라고 하는 것도 모두 『본초강목』에 처음 실린 것이다.

남만모(南蠻毛)에 관하여 하나 더 첨가하면, 의이인(薏苡仁)을 사마귀 없애는 데 쓰는 것은 잘 알려진 사실인데, 이것은 중국의 본초서를 아무리 조사해 보아도 사마귀 없애는 데 쓴다고는 나와 있지 않다. 의이인(薏苡仁, 율무)의 원산지는 필리핀이거나 베트남일 것이라고 말하고 있으며, 그것이 중국을 통하여 일본에 전해 온 것인데 사마귀 없애는 것은 일본의 민간에서 발견한 사용법이 아닐까 하고 나는 상상하고 있다. 그러므로 보통 민간약(民間藥)이라는 것을 단순하게 평가하는 것이 많은데 정확하게 말한다면 하나하나 조사해 보아서 기원(基原)이 어디에 있는가를 확인하지 않는 한 민간약의 유래 등을 가볍게 말할 수는 없다고 생각한다. 이와 같이 약물을 자꾸자꾸 증가시켜 가고 있으며 또한 그 기재가 대단히 재미있는 것이어서 나 같은 사람은 『본초강목』을 보는 것을 대단히 즐기고 있다.

『증류본초』가 역대 경험을 많이 기록하고 있는 것도 이시진은 정확하게 평가하고 있다. 『증류본초』는 2935개의 처방을 기록하고 있으며 여기에 새로 첨가한 것은 8161, 합해서 11만 96개의 역대 경험방을 『본초강목』은 기록하고 있는 것이다. 이시진은 『증류본초』의 흉내를 냈다고 흔히 말하고 있지만 흉내냈다기보다도 그것을 5배 가까이나 증가시킨 업적을 남기고 있는 점은 잘했다고 말하지 않을 수 없다.

이야기가 조금 멀어지지만 일본은 한국(韓國), 중국(中國)의 영향을 오랫동안 받고 있다. 약물에 있어서도 중국의 본초서를 기본으로 한 역사를 갖고 있다. 아스카(飛鳥)시대, 나라(奈良)시대는 『본초경집주(本草經集註)』를 기본으로 했다. 이것은 도홍경(陶弘景)이 편찬했을 때의 서적이다. 나라(奈良)시대의 후기에 와서 『신수본초(新修本草)』로 기준이 옮겨졌으며 헤이안(平安)시대에도 그대로 계속되고, 헤이안(平安)시대 말기에 와서 『증류본초(證類本草)』를 기준으로 하게 되었고, 그리고 『본초강목』이 일본에 들어온 것이 1606년, 하야시 라산(林羅山)이 게이쵸오(慶長) 11년, 나가사키(長崎)에서 입수한 것이 최초이다. 게이쵸오(慶長) 11년이므로 시대로 말하면 아즈찌 모모야마(安土桃山)시대이며, 그 이후 일본에서는 이것을 기준으로 했다.

중국에서는 이 『본초강목』이 1593년에 초판[금릉본(金陵本)이라고 한다]이 출판되었고, 그 이후 청조(淸朝) 말기까지 출판된 횟수는 20회나 된다. 그다지 많지는 않지만 일본에서도 여러 차례 출판되고 있다. 이로써 어떻게 『본초강목』이 의사 및 기타 사람들에게 읽혔는가를 알 수 있다. 그러므로 에도(江戶)시대 중기에 고방의학(古方醫學)이 발흥(勃興)한 것이 역사상에서 대단히 중요한 역할을 하고 있다는 것은 한편으로 인정해야 하지만 그럼으로써 『본초강목』의 가치가 낮아진 결과가 된 것은 결코 좋은 일이라고 말할 수 없으므로 장차 여러분들이 『본초강목』을 조사하여 여러 가지 도움이 되는 것을 찾아내 주기 바란다.

예를 하나 들면 『본초강목』에도 『증류본초』에도 나와 있는 것으로 구내염(口內炎)을 치료할 때 세신(細辛)을 가루로 하여 침으로 이겨서 쓴다고 되어 있는데, 침말고 물로 해도 된다. 이것을 배꼽에 파묻어 두면 구내염(口內炎)이 낫는다고 씌어 있는데, 이것을 10년쯤 전에 중국에서 다시 실험했는데 『본초강목』에 씌어 있는 것이 틀리지 않았다는 보고가 나와 있다. 나도 이것을 시험하여 가끔 구내염에 걸리면 썼고, 주위에도 구내염을 앓는 사람들이 많이 있으므로 사용해 보니 틀림없이 참 간단하게 나았다. 나는 또 세신(細辛)에 포함되어 있는 정유(精油) 때문이 아닐까 생각하여 정유(精油)를 분리시켜 배꼽에 붙여 보니 마찬가지로 잘 나았다.

그래서 정유(精油)의 주성분(主成分)인 메틸유우제놀(methyleugenol)이 듣는 것이 아닐까 생각하고 사용해 보니 여전히 잘 들었다. 정유(精油)에는 이 밖에 사프롤(saffrol)도 포함되어 있다. 사프롤(saffrol)은 독성(毒性)이 있으므로 나는 이것을 쓰지 않고 독성(毒性)이 아직 증명되지 않은 메틸유우제놀(methyleugenol)을 탈지면에 조금 찍어서 배꼽 속에 넣고 반창고로 고정해 놓았다. 그렇게 하니 구내염이 대단히 잘 나았다. 어린이와 갓난아이도 구내염이 일어나는데 그때에는 이보다 더 간단한 치료법은 없다.

이와 같은 것도 지금까지 본초서 안에 파묻혀 있었던 것이다. 이러한 예는 읽으면 읽을수록 여러 가지가 나오므로, 여러분들도 고방가(古方家)가 이야기하는 본초서의 평가방법을 그만두고, 가장 유효하게 사용할 수 있는 책이라는 것을 인식해 주기 바란다.

이시진은 1590년에 최종적으로 탈고(脫稿)하고 이것을 그 당시 양명학파(陽明學派)의 문인(文人)으로 가장 뛰어났던 왕세정(王世貞)에게 가지고 갔다. 왕세정은 이시진을 맞이하고 몇날 몇일이

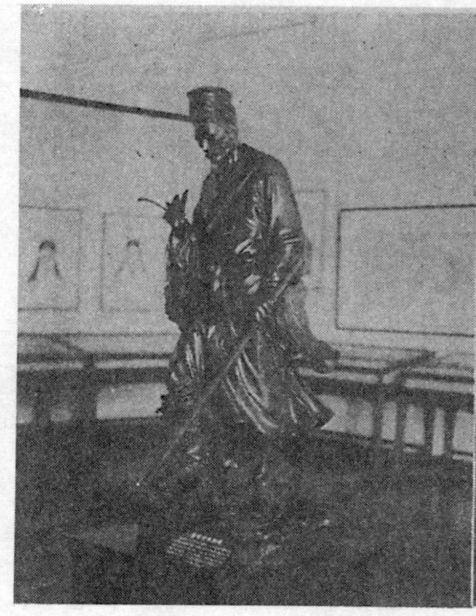

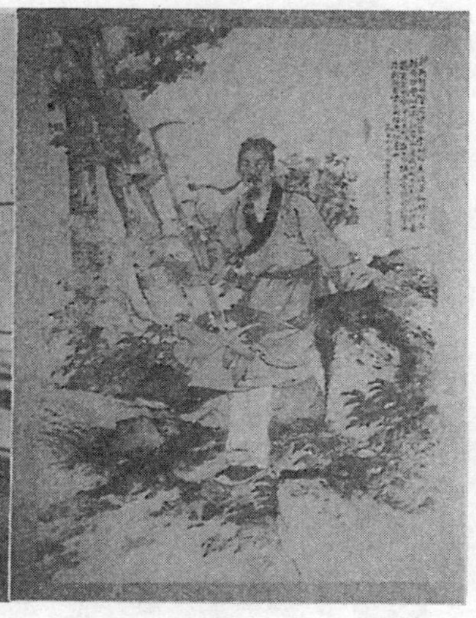

역사박물관(북경)의 1실은 이시진
에 관한 자료를 모아 놓았다. 이렇
게 큰 목조상은 1959년에 왕조풍
씨가 제작한 것이다. 약초를 캐러
산중으로 들어가는 모습을 나타내
고 있다.

역사박물관에 있는 채색도. 1959년
9월, 남경의 동렬성 씨의 작품이다.

나 머무르게 하여 담화와 논의가 점점 무르익어 갔었다는 것을 써
서 남기고 있다. 그것을 왕세정은 서문에서 "초(楚)나라 기양(蘄
陽)에 사는 이군동벽(李君東壁, 이시진)은 어느날 나의 엄산원(弇
山園)을 지나 나를 찾아와 몇 일간 머물렀다. 내가 이 사람을 보매
얼굴에 윤기가 나고 몸매가 날씬하였다. 흥미진진하게 서로 이야기
를 나누었다. 정말 북두이남일(北斗以南一)[10]의 사람이다."라고 표
현하고 있다.

　이시진은 몸매가 말랐으나 얼굴에는 윤기가 있었다는 것을 의미

───────────────

10) 역자주 : 흔치 않은 귀한 사람이라는 뜻.

하는 것이라고 생각한다. 이야기는 끝이 없이 계속되었고, 왕세정이 오래간만에 기뻐하며 이시진을 현재 일류의 인물이라고 평가한 것은 겉치레의 인사말이라고는 생각되지 않는다. 왕세정은 그 해에 별세했는데 64세의 노인이었을 뿐만 아니라 엄주산인(弇州山人)이라고 자칭한 것처럼 허례를 싫어하고 권력자에게도 거슬러 나아가는 인물이었기 때문이다. 이시진이 흔히 만날 수 있는 것처럼 명예를 탐내고 남의 문장을 인용하는 지극히 잡스러운 사람이라는 인상이 없는 전혀 다른 인상을 왕세정이 받았다는 것을 나타내고 있다. 나도 여러모로 조사한 결과 이시진의 인품은 나쁜 사람은 아니었다고 확신하게 되었다.

그리고 이시진은 그때부터 3년 더 살았다. 그러나 자기가 쓴 책은 방대했으며 정말 보급할 수 없지는 않을까 하고 염려하여 황제(皇帝)의 이름을 사용해서 보급을 도모해 보자고 생각했는데, 당시 출판업의 중심지였던 남경(南京)에서 조각(彫刻)이 완성되었을 때 세상을 떠났으므로 그의 아들 이건원(李建元)이 아버지의 유언을 실행하게 되었다.

이시진은 자식이 몇 명 있었는지는 알지 못하지만 남자 아이가 적어도 4명 있었다고 한다. 장남인 건중(建中)은 바로 그때 사천성(四川省)에서 근무하고 있었으며, 그의 부친 옆에 있지 않았으므로 차남인 건원(建元)이 『본초강목』 원고를 신종황제(神宗皇帝)에게 바쳤다. 시진(時珍)의 묘지는 기주(蘄州) 동문(東門) 밖의 죽림호반(竹林湖畔)에 있다고 한다.

[우찌다일본한약동호회(內田和漢藥同好會),
제3회 연수회에서의 강연, 1969년 6월]

『상한론(傷寒論)』에 있어서의 도량형(度量衡)

1. 머리말

『상한론』에 있어서 약물의 분량에 대하여 고래(古來)의 정설(定說)이 없이 1냥(兩)을 최소 0.94g, 최대 22.38g으로 환산하는데 이 사이에는 많은 설이 분분하다. 주요한 것은 1냥(兩)을 그램(gram)수로 환산하면 다음과 같다.

〔제1표〕

0.94 …… 요시마스 토오도오(吉益東洞)[『방기(方機)』], 오다이 요오도오(尾台榕堂)[『유취방광의(類聚方廣義)』]

1.30 …… 고시마 가쯔고(小島學古)[『경방권량고(經方權量考)』], 오오츠카 게이세츠(大塚敬節)[『상한론해설(傷寒論解說)』], 아라기 세이지(荒木性次)[『고방약낭(古方藥囊)』]

1.42 …… 가리야 에끼사이(狩谷棭齋)[『본조도량권형교(本朝度量權衡巧)』], 스즈끼 신까이(鈴木眞海)[『국역본초강

목(國譯本草綱目)』],　시미즈　토타로오(淸水藤太郎)
[『국의약물학(國醫藥物學)』]

2.84 …… 오빠꾸 쇼우(王樸庄)[『고정고방권량설(考正古方權量
說)』]

3.49 …… 마사끼 라이레이(正木瀨平)[『분량비고(分量算考)』]

3.67 …… 시라미즈 소오잔(白水箏山)[『작제감(作劑鑑)』]

3.73 …… 이시진(李時珍)[『본초강목(本草綱目)』]

5.62 …… 아사노 운교꾸(淺野韞玉)[『상한금궤칭량고(傷寒金匱
秤量考)』]

6.25 …… 주성(朱晟)[『중의잡지(中醫雜誌)』 1956년]

7.46 …… 서영태(徐靈胎)[『의학원류론(醫學源流論)』]

9.33 …… 유완소(劉完素)[『소문현기원병식(素問玄機原病式)』],
축옥륭(祝玉隆)[『상해중의학잡지(上海中醫學雜誌)』
1958년]

10.10 …… 심괄(沈括)[『몽계필담(夢溪筆談)』]

10.55 …… 오까다 세이모꾸(岡田靜默)[『약방분량고(藥方分量
考)』]

10.63 …… 육연뢰(陸淵雷)[『상한론금석(傷寒論今釋)』]

11.10 …… 물관(物觀)[『도량형고(度量衡考)』], 무라이 긴잔(村
井琴山)[『약량고(藥量考)』], 난빠 호우세쯔(難波抱
節)[『유취방집성(類聚方集成)』]

12.00 …… 쿠와기 다까히데(桑木崇秀)[『일본동양의학회지(日本
東洋醫學會誌)』 1968년]

12.10 …… 이고(李杲)[『용약법상(用藥法象)』]

12.43 …… 이동원(李東垣), 왕호고(王好古)[『탕액본초(湯液本

　　　　　草)』]
13.92 ······ 남경중의학원(南京中醫學院) 편[『중의방제학강의(中
　　　　　醫方劑學講義)』]
22.38 ······ 장개빈(張介賓)[『경악전서(景岳全書)』]

이와 같이 설이 분분한데, 어느 경우나 여러 가지로 고증(考證)하고 의론(議論)하여 생각해 낸 수치이며 자신이 있는 필치라는 것을 느낀다. 시대에 따라 사고방식이 변했다면 또한 납득할 수 있는 면도 있지만, 같은 시대에도 예를 들면 명대(明代)에 이시진(李時珍)은 1냥(兩)을 3.73이라고 하고, 장개빈(張介賓)은 22.38이라고 하는 것처럼 사실상 6배의 차이가 있기 때문에 어쨌든 정설(定說)이 없다고 할 수밖에 없다.

일본에서는 1냥(兩)을 1.0에서 1.4그램(gram)으로 환산하는 것이 정착되어 있는 것 같다. 이것은 고방파(古方派)와 고증파(考證派)의 합작(合作)이며 근거가 충분한 것처럼 보여지기 때문이다.

이에 대하여 쿠와기 다까히데(桑木崇秀) 씨는 현재 일본과 중국에서의 약용량(藥用量)에 큰 차이가 있는 점, 그리고 『상한론』에서는 근(斤)과 냥(兩)의 무게단위 뿐만이 아니라 개수로 나타낸 약물이 있고, 약용(藥用) 저울[신농(神農)의 저울이라고 한다]은 무게단위가 상용(常用) 저울의 10분의 1이라고 하며 개수로 나타낸 약물도 1/10로 환산하는 것에 근거가 없다는 점 등에 의문이 있다고 하여 문제를 제기했다[『일본동양의학회지(日本東洋醫學會誌)』 18권 4호 1968년, p.117-122 「상한론의 약물 분량에 대하여」]. 이것에 의하여 나는 처음으로 약용량(藥用量)에 의문을 품게 되었으며, 검토해 본 결과 이른바 '신농(神農)의 저울'이라는 것은 존재하지 않는다는 것, 그리고 『상한론』의 1냥(兩)은 6~7g으로 환산해야 한다는 것을 『약사학잡지(藥史學雜誌)』에 발표했다[5권 1호, 1970년 p.1-8 「이른바 신농(神農)의 저울에 대하여 —『상한론』의 도량형에 관한 시론(試論)」]. 이 문제는 많은 갈래로 갈라지고 또한 복잡한 점도 포함되어 있으므로 이번에는 관점을 바꾸어서 다시 한 번 논하고자 한다.

2. 현대 중국의 약용량

현대 중국 서적에서 3가지 수치를 인용했다. 즉 1냥(兩)은 6.25, 9.33, 10.63그램(gram)이다. 그런데 『중의학개론(中醫學槪論)』(1959년)에서는 다음과 같이 논하고 있다. "고대 도량형제도는 현대와 다르며 고대에 기재된 제량(劑量)은 현대와 차이가 크다. 대개 고제(古劑)는 지금에 비해 적으며 역대 도량형제도의 변혁은 끝이 없고, 그러기에 고금(古今)의 분량 차이는 많은 사람들의 고증을 거쳤다고 해도 결론은 아직 일치시키기 어렵다. 최근에 어떤 사람은 한대(漢代)의 1냥(兩)이 현대 상용 저울의 4돈(錢) 8푼(分) 정도(15g), 1되(升)는 현대의 2홉[合] 정도(200ml)에 해당한다고 하지만, 아직 이것을 정설(定說)이라고는 할 수 없다. 임상에 응용할 때는 고방(古方)의 제량(劑量)에 대하여 약용량(藥用量)을 비례시켜서 참고하면 좋다. 예를 들면 마황탕(麻黃湯)의 마황(麻黃)[3냥(兩)]은 감초(甘草)[1냥(兩)]의 3배이고, 계지(桂枝)[2냥(兩)]는 감초(甘草)의 2배라는 것 등등이다. 이런 비례에 의하여 병의 증상에 관련시켜 자유자재로 운용해야 한다."[『중국한방의학개론(中國漢方醫學槪論)』 p.244-5] 왜냐하면 "용약제량(用藥劑量)은 이미 일반적인 표준이 있고, 또한 자유로 변화할 수 있어야 하는 것"이기 때문이라고 하면서, 약물의 장(章)에서는 약물에 각각 일반용량이 나타나 있다. 예를 들면 마황(麻黃)의 1일량은 5푼~3돈(1.6~9.4g), 대황(大黃)의 1일량은 1돈~3돈(3.1~9.4g)으로 되어 있다. 이 범위 내에서 증상(症狀)과 체질(體質)에 맞추어 쓰면 된다고 하는 것이다.

일본에서도 상식적으로 생각하는 사람은 모두 이와 같이 해왔기 때문에 지금 구태여 복잡한 의론을 할 필요는 없다고 생각할지도 모른다. 그러나 양국(兩國)의 상용량(常用量)에 큰 차이가 있는 것을 양국(兩國)의 관습(慣習) 혹은 체질(體質)의 문제라고 판단하면 여전히 의문이 남게 된다.

쿠와기(桑木) 씨는 "일본의 관용량(慣用量)은 중국의 관용량(慣用量)의 약 1/10"이라고 말하고 있다. 주성(朱晟) 씨는 『고금탕방제량이동적고증(古今湯方劑量異同的考證)』[『중의잡지(中醫雜誌)』, 1956년, 제10호, p.531-534]에서 『상한론』의 약물의 분량은 1/5에 비례해서 환산하면 그것이 현대(現代)의 중량이 된다며 한대(漢代)의 1냥(兩)을 6.25그램(g)으로 했다. 이 수치는 나의 결론과 일치하고 있으므로 매우 흥미를 느꼈는데 그 근거는 납득할 수 없다. 주씨(朱氏)는 "『상한론』에서 대황(大黃)의 1회량은 1.4~2.0냥(兩)인데 현대 상용량은 단지 2~3전에 지나지 않는다. 후자(後者)는 전자(前者)의 약 1/5에 해당한다. 다른 하나의 근거는 당대(唐代)의 저울은 한대(漢代)의 저울의 약 3배에 해당하고, 당(唐)과 청(淸)의 사이에 증가는 거의 없었다는 설도 있는데 약 2배가 되었다는 서영태(徐靈胎)와 양관(楊寬)의 설이 실제에 가깝

[제2표] 냥(兩)과 되(升)의 변천(變遷)

	1냥(兩)의 gram 수	1되(升)의 ml 수	비고
진(秦)	16.13	342.5	
전한(前漢)	16.13	342.5	
후한(後漢)	13.92	198.1	상한론 (傷寒論)
위(魏)[삼국(三國)시대]	13.92	202.3	
서진(西晉), 동진(東晉)	13.92	202.3	
남북조시대 (南北朝時代) 유송(劉宋)	13.92	—	
남제(南齊)	20.88	297.2	
양(梁)·진(陳)	15.65	198.1	본초경집주 (本草經集註)
북위(北魏)	13.92	396.3	
동위(東魏)·북제(北齊)	27.14	396.3	
북주(北周)	15.65	210.5	
수(隋)	13.92(작은 저울) 41.76(큰 저울)	594.4	천금방 (千金方)
당(唐)	12.43(작은 저울) 37.30(큰 저울)	594.4	신수본초 (新修本草)
송(宋)	37.30	664.1	증류본초 (證類本草)
원(元)	37.30	948.8	
명(明)	37.30	1073.7	본초강목 (本草綱目)
청(淸)	37.30	1035.5	
현대(現代)	31.25	1000	

다. 그래서 한(漢)의 저울로부터 현대의 저울에 이르기까지 약 5배가 되기 때문에 5분의 1이라고 환산된다."라고 말하고 있다. 주씨(朱氏)는 1회량과 1일량을 혼동하고 있으며, 저울의 배율도 납득할 수 없다. 제2표는 냥(兩)과 되(升)의 변천의 정설[오승락(吳承洛), 『중국도량형사(中國度量衡史)』, 1937년]을 표로 만든 것인데, 이것을 보니 주씨(朱氏)가 말하는 수치는 되(升)와는 일치하고 있지만 냥(兩)과는 합치되지 않고 있음을 알 수 있다.

3. 한대(漢代)의 도량형(度量衡)

한대(漢代)의 약용량(藥用量)을 나타내는 수치의 단위는 화폐단위와 같다. 그리고 많은 사람들의 고증에 의하면 1냥(兩)은 10~15g이다.

$$1근(斤) = 16냥(兩)$$
$$1냥(兩) = 4푼(分) = 24수(銖) = 10돈(錢)$$
$$1푼(分) = 6수(銖)$$

현대 중국에서는
$$1근(斤) = 500g$$
$$1냥(兩) = 1/16근(斤) = 31.25g$$
$$1돈(錢) = 1/10냥(兩) = 3.125g$$
$$1푼(分) = 1/10돈(錢) = 0.3125g$$

[제3표]

그런데 고대(古代)의 무게 단위를 아는 것에는 3가지의 방법이 있다. (1) 수수알의 무게로부터[이것을 기준으로 한 것을 자각거서제(子殼秬黍制)라고 한다]. (2) 같은 단위명(單位名)을 사용하고 있는 화폐 무게로부터. (3) 당시의 측정기구(測定器具) 혹은 정확한 측정수치(測定數值)가 기록되어 있는 물품으로부터.

무게 단위는 큰 것으로부터 근(斤), 냥(兩), 수(銖)이며, 그 다음에는 푼(分), 돈(錢)이 사용되며, 그 관계는 제3표에 나타낸 것과 같으므로 이것들 중에 하나라도 정확하게 알면 다른 단위는 계산하면 나온다.

(1) 수수알의 무게에 대해서는 "100알의 수수를 1수(銖)로 한다."고 되어 있으므로, 1냥(兩)은 2400 수수알에 해당한다. 이것을 실제로 측정해 보면 10.546[오까다(岡田)], 12[쿠와기(桑木)], 13.04[고지마(小島)]와 같이 제각기 다른 수치를 얻을 수 있다. 중국에서도 옛날부터 이 점이 문제가 되어 산서성(山西省) 동남부(東南部) 상당산(上党山)의 검은 수수라야 한다거나, 혹은 더욱 한정하여 상당(上党)의 양두산(羊頭山)의 검은 수수라야 한다거나 하는데 천연산물이므로 같은 산지일지라도 완전히 일치할 수가 없다. 주씨(朱氏)는 북경고물진열소(北京古物陳列所)에 전시되고 있는 낙양(洛陽)의 한묘(漢幕)에서 출토된 수수는 현대의 것보다 약간 작다고 지적하고 있다. 어느 것이나 모두다 수수로는 정확한 수치를 얻을 수 없기 때문에 천연산물이 아닌 것으로 기준을 삼아서 화폐에 대하여 검토가 행해졌다.

(2) 화폐와 무게의 단위가 같은 것은 화폐를 저울의 분동(分銅)으로 사용하고 있었기 때문이었다. 에도(江戸)시대에는 은화(銀貨)가 실제로 칭량화폐(稱量貨幣)로 사용되어졌기 때문에 특정한 화폐가 분동(分銅)이 되었다고 보아도 좋다고 생각하는데, 고대의

화폐를 상세히 연구한 장자고(張子高) 씨는 그것이 분동(分銅)으로 사용되었다고는 보지 않는다[『중국화학사고(中國化學史稿)』—고대부분(古代之部)」, 1964년]. 장씨(張氏)는 "반냥돈[半兩錢 : 12수(銖)]의 무게를 측정해 보니 오차가 20~25%나 있으므로 진(秦)나라의 형량(衡量) 단위로 사용되었다고는 생각할 수 없다. 그것은 화폐의 통일단위일 뿐이었다."고 주장하고 있다. 진(秦)의 12수(銖)의 조각문자(彫刻文句)가 있는 포폐(布幣)의 출토품(出土品)은 8.20g, 9.03, 10.53, ……처럼 큰 차이가 인정된다. 중화민국(中華民國) 시대에도 도시에 따라 업종에 따라 1냥(兩)이라고 해도 그 무게에 차이가 있었다는 것과 옛날은 주조기술(鑄造技術)이 정밀하지 못했다는 것을 생각해 보니 그것은 오히려 당연하게 생각된다. 예를 들면 상해(上海)의 표준 저울로 1근(斤)은 16냥(兩)이지만 면화업자(棉花業者)는 16.8냥(兩), 다방(茶房)에서는 17.6냥(兩)이라고 하는 상황이었다.

그러나 타이쇼우(大正) 연간에 중국의 도량형을 조사한 이무라 쿤유우(井村薰雄) 씨는 다음과 같은 중요한 사실을 지적하고 있다[『지나(支那)의 화폐와 도량형』, 1926년]. "민간의 도량형은 지방에 따라, 또한 직업에 따라 신구(新舊) 구역에서 그 사이의 정밀한 비교치를 구하는 것은 거의 불가능한 현상이다. 다만 중국 고유의 발달을 이루게 한 동업조합(同業組合), 즉 공소(公所), 때로는 동향단체(同鄕團體)와 동일한 명칭을 가지고 있는 회관(會館), 혹은 공회(公會)에 있어서 동업자가 사용하는 도량형을 균일하게 하고 있다. 따라서 뒤섞인 도량형도 직업별 혹은 취급상품별로 한다면 그 불편을 제거할 수 있다고 말하지 않을 수 없다."라고.

오승락(吳承洛) 씨는 『중국도량형사(中國度量衡史)』에서 화폐의 대소경중(大小輕重)은 결코 동일하지 않으므로 평균치로 그것을 보아야 한다고 했지만 이무라(井村) 씨의 조사는 그것도 옳지 않다는 것을 나타내고 있다. 그러나 이것의 표준치 혹은 평균치에 가까운 것은 확실하다.

(3) 조각문구가 있는 한기(漢器)에 대해서도 화폐와 같은 것은 가리야 에끼사이(狩谷棭齋)가 『본조도량권형교(本朝度量權衡巧)』에서 논했다. "한기(漢器)의 조각문구에 그 무게를 기재한 것, 또한 고전(古錢)의 무게를 달고 실험하매 다 같지 않으면 그의 같은 것에 의해 저울이 올라갈 수 없다."고 하여 다만 서청고감소재(西淸古鑑所載)의 왕분(王莽)의 가량[嘉量 : 정확한 되라는 뜻, 도량형의 원기(原器)]에 '중삼백육십삼량(重三百六十三量)'이라고 되어 있는 것을 가장 믿을 수 있는 것으로 계산하고, 그 1냥(兩)은 지금의 3푼(分) 7리(釐) 8호(豪) 1사(絲) 2홀(忽) 정도라고 했다. 에도(江戶)시대의 1냥(兩)을 37.5g으로 환산하면 가량(嘉量)의 1냥(兩)은 14.175g이 된다. 에끼사이(棭齋)는 이것을 한(漢)의 1냥(兩)의 정확한 무게라고 했다.

이상에서 알 수 있다시피 상한론의 1냥(兩)의 무게를 결정하려고 한 사람들은 한대(漢代)의 도량형의 정확한 수치를 구했다. 그리고 여러 가지 수치를 얻었다. 그러나 다음에 그것보다 어려운 문제가 생겼다. 그것은 이러한 수치로 상한론의 처방을 조제했더니 약물의 총량(總量)에 비하여 물이 너무 적어서 달일 수가 없었던 것이다.

4. 신농(神農)의 저울

가리야 에끼사이(狩谷棭齋)는 『본조권형교(本朝權衡巧)』에서 문제점을 문답식으로 표시했다.

"어떤 사람이 또 어려워하면서 말하되 한칭(漢稱)[11]에 대한 제가(諸家)의 설(說) 중에서 이시진이 16돈(錢, 3.75gram)을 1근(斤)으로 한 것이 가장 가볍다. 하지만 『상한론』의 약제(藥劑)의 대부분은 달이기가 어렵다. 〈예를 들면 계지가대황탕(桂枝加大黃湯)은 약제(藥劑)가 20냥(兩)인데 물 7되(升)로 달여 3되(升)를 취하고 세 번으로 나누어서 복용한다. 16돈(錢)을 1근(斤)으로 한다면 20돈(錢)은 20냥(兩)이다. 물 7되(升)는 지금의 7홉(合) 8작(勺) 9찰(撮) 정도이고, 3되(升)는 지금의 3홉(合) 3작(勺) 8찰(撮) 정도이다. 가령 이것을 세 번으로 나누어 복용하면 한 번 복용할 양은 6냥(兩) 6푼(分) 6리(釐) 정도로, 물 2홉(合) 6작(勺) 3찰(撮) 정도로 달이고, 1홉(合) 1작(勺) 2찰(撮) 정도를 취한다면 약이 많고 물이 적어서 달이기가 어렵다.〉 하물며 60돈(錢)을 1근(斤)으로 한다면 전혀 달일 수가 없다. 〈60돈(錢) 05푼(分)을 1근(斤)으로 한다면 앞의 처방 20냥(兩)은 75돈(錢) 6푼(分) 2리(釐) 5호(豪)이다. 만약 세 번 복용으로 나누었을 때 한 번 먹을 약이 25돈(錢) 2푼(分)과 나머지라면, 앞에서 말한 물의 양으로서는 달이기가 어렵다.〉 지금 1근(斤)을 60돈(錢) 05로 정한다면 고약방(古藥方)으로 달이기 어려운 것일까? 답(答) : 이것은 도량형을 고려하는 큰 문제로서 도량형의 본

---

11) 역자주 : 한(漢)나라의 저울.

말(本末)을 약간 생각해 보아도 이렇게 해서는 불가능하다. 〈금세(今世)에 고대(古代)의 도량형을 알고 있지 못하는 것은 단지 이 고의방(古醫方) 하나뿐이다.〉 이것은 상용 저울로써 약제를 달기 때문이다. 의가(醫家)의 저울은 상용저울과 같지 않다. 상용 저울의 1근(斤)은 고의방(古醫方)의 10근(斤)으로 한다. 그 이유는 한서(漢書)에 '일약(一龠)은 수수 1200알을 담고 무게가 12수(銖)'라고 한다면 1수(銖)는 수수 100알의 무게가 되며, 명의별록(名醫別錄)에는 '고대(古代)의 저울에는 다만 수(銖), 냥(兩)이 있고, 푼(分)이라는 이름은 없다. 지금은 수수 10알이 1수(銖)가 되고, 6수(銖)를 1푼(分)으로 하고, 4푼(分)을 1냥(兩)으로 하며, 16냥(兩)을 1근(斤)으로 한다. 자각거서제(子殼秬黍制)가 있다고 할지라도 종래(從來)로 여기에 정해진 것이 이미 오래되었다. 정말 이러하다. 이 때문에 이것을 사용한다.'라고 하고『천금방(千金方)』에 그 문장을 실었는데 '수수 10알이 수(銖)를 이룬다.'는 말이 있으며, 그 끝에 '이것이 바로 신농(神農)의 저울이다.'라고 했다."

여기에 논해야 할 모든 문제가 나타나 있다.『상한론』에 수록된 처방 중에서 물의 양에 대하여 약물의 양이 가장 많은 것은 계지가대황탕(桂枝加大黃湯)으로서 이 처방이 달여지는 도량형이 아니면 『상한론』은 성립되지 않는다고 한다. 이 논법은 이치에 맞는다. 이

	약물(藥物) [20냥(兩)]	물[7되(升)]	물의 양/약물량 (藥物量)
상용(常用) 저울	283.5g	1420ml	5(배)
신농(神農) 저울	28.4g	1420ml	50(배)

것을 표로 나타내면 아래와 같다. 즉 상용 저울로는 물이 너무 적어 달일 수 없지만, 신농의 저울로는 물이 많기 때문에 확실하게 달일 수가 있다. 그래서 에끼사이(椋齋)는 『상한론』의 약량(藥量)은 신농의 저울로 달았던 것이 틀림없다고 결론을 내린 것이다.

그러나 물의 양은 50배나 많은 양으로 사용할 필요는 없고 보통 10~20배의 양이면 충분하다. 계지탕(桂枝湯)처럼 약량(藥量)이 적은 처방을 신농의 저울로 달면 실로 90배의 물을 사용하는 것이 되어, 에끼사이(椋齋)의 말을 납득할 수 없다. 그래서 신농의 저울을 원전(原典)에 거슬러 올라가 검토하는 것이 필요하게 되었다.

도홍경(陶弘景)은 『신농본초경집주(神農本草經集注)』의 서록(序錄)에서 "고대(古代)의 저울은 다만 수(銖), 냥(兩)만 있고 푼(分)의 이름이 없다 운운"하는 앞의 문장을 썼다. 그리고 상용 저울이라면 "수수 100알로 1수(銖)를 이루어야 한다."라고 한 곳에서 홍경(弘景)은 "수수 10알이 1수(銖)가 된다."라고 썼다. 이것을 받아들여서 당(唐)의 손사막(孫思邈)이 『비급천금요방(備急千金要方)』에서 "이것이 곧 신농(神農)의 저울이다."라고 했기 때문에 상용 저울의 10분의 1의 약물을 측정하기 위한 특수한 '신농의 저울'이라는 것이 있었다고 해석하게 된 것이다.

스즈끼 신까이(鈴木眞海) 씨는 『두주국역본초강목(頭註國譯本草綱目)』 15책(册)에 「도량형에 대하여」라는 제목의 논문을 쓰고 그 중에서 '지금은 곧'이라는 것은 '여기에는'이라는 정도의 의미로서 여기에서의 약방(藥方)의 경우에는의 의미로 보아야 한다고 해석했다. 그러나 홍경(弘景)의 원문(原文)에는 고대 저울에는 푼(分)의 이름이 없는데도 지금은 푼(分)이 있다고 논하고 있으니 약방(藥方)의 경우에는이라고 해석하는 것은 불가능하다. 스즈끼

(鈴木) 씨는 나아가서 "자각거서제(子殼秬黍制) 등도 있었지만 종래로 조제(調製)에 있어 관용한 것이기 때문에 이것을 이전대로 그냥 쓴다."고 해석했는데 나는 수수를 무게의 단위로 한 자각거서제(子殼秬黍制)가 옛날에 있었으나, 진(秦) 이후에는 화폐를 분동(分銅)으로 하고 있으므로 지금도 이것을 습관적으로 사용하고 있다고 해석하고 싶다. 수수 10알을 1수(銖)로 해도, 수수 100알을 1수(銖)로 해도, 수수알의 수로 무게 단위를 정하는 것을 자각거서제라고 말한 것이며, 자각거서제를 상용 저울이라고는 말하지 않은 것이다. 이런 이유 때문에 수수알로 단위를 정하는 방법도 있었지만 실제 생활에서는 이미 오랫동안 화폐를 분동으로 사용해 온 것을 "종래로 이것으로 정해진 것이 이미 오래되었다."고 말한 것이다. 이미 오래되었기 때문에 1수(銖)가 수수 10알에 해당한다고 잘못 쓰게 된 것 같다. 이것은 이미 실제 생활과 아무런 관계도 없기 때문이다. 예를 들면 1미터는 프랑스혁명 무렵 지구의 자오선의 길이를 측정했는데 그것의 100만분의 1에 해당하는 길이다라고 내가 써도 대부분의 사람은 1미터 자체를 생각할 뿐이지, 1000만분의 1일까, 100만분의 1일까를 깊이 탐구하지 않을 것이다. 이와 같은 것이다.

나의 해석방법이 옳다는 것을 입증하는 문장을 홍경(弘景)은 앞에 실은 문장에 계속 이어서 쓰고 있다. "금은사면(金銀絲綿)은 모두 약(藥)과 같이 경중(輕重)이 없다."라고. 금은사면(金銀絲綿)을 측정하는 저울은 상용 저울이다. 약도 이것과 같은 저울을 썼다고 하므로 약을 측정할 때에만 쓰는 신농(神農)의 저울 같은 것은 존재하지 않은 것이 된다.

5. 자각거서제(子殼秬黍制)

오랜 옛날에는 수수알을 사용하여 무게 단위를 정했다고 한다.

수수 10알 = 1루(絫)

수수 100알 = 10루(絫) = 1수(銖)

수수 2400알 = 24수(銖) = 1냥(兩)

그러나 이것은 후세에 도량형에 자연물(自然物)에 의해 정해진 것이라는 권위를 부여하기 위하여 환산한 것이라는 점은 이미 오기유 소라이(荻生徂徠)가 지적했다.

가리야 에끼사이(狩谷棭齋)는 『본조도교(本朝度巧)』의 맨앞에 다음과 같이 명확하게 논하고 있다.

"황국(皇國)에서 잣대로써 많은 물건을 측정하는 것은 사이또 (西土)의 제도를 배웠던 것이고 상고(上古)에는 이와 같은 것이 없었다. 다만 긴 물건을 손에 잡고 네 손가락 넓이 정도를 측정하여 이것을 손가락 폭이라고 하고, 큰 물건은 두 팔을 벌려서 이것을 두 팔의 길이라고 하고, 그다지 크지 않은 물건은 엄지손가락과 중간손가락을 벌려서 재는데 이것을 뼘이라고 했다. 〈뼘에 척자(尺字)를 쓰는 것은 뼘은 손을 벌려 재고, 대대례(大戴禮)에 '손을 펴서 척을 안다'라는 글자를 맞춘 것이다.〉 사이또(西土)도 옛날에 '손가락을 펴서 촌(寸)을 알고, 손을 펴서 척(尺)을 알고, 팔꿈치를 펴서 심(尋)을 안다.' 〈대대례(大戴禮) 왕언편(王言篇)에 실린 공자(孔子)의 말〉 …… "라고 말했는데 사이또(西土)에서도 상고 (上古) 때에는 인체(人體)로써 측정하고, 그 뒤로 척도를 만들어 역시 인체로부터 정한 것이 분명하다. …… 인도에서도 물건을 측정하는 것은 인체로 정했다. 네덜란드에서도 도(度)는 발로 시작했으며 발꿈치에서 발가락까지를 푸트(foot)라고 한다(foot는 발이라고 번역한다). 이것의 1/12을 도임(doim)이라고 한다(doim은 엄지발가락이다). 이것의 3/4을 힌겔(hingel)이라고 한다(hingel은 발가락이다). …… 이와 같이 도(度)는 어떤 나라에서나 인체로부터 정했다는 것은 의심할 바가 없는 것을 한서(漢書)의 율력지(律曆志)에서 도량형개율(度量衡皆律)의 황종관(黃鍾管)에서 기원했다고 하는 것은 후인(後人)이 견강부회(牽強附會)한 말이다. 오기유 시게사또(荻生茂卿)의 량고(量考)에서도 '도량형, 1은 제황종(諸黃鍾)에서 시작하고, 이것으로 그 학(學)을 빛낸다. 맹견(孟堅)이 그 문사(文辭)에 감추어졌으며, 마음속에 감추어져 드디어 만고(萬古)의 정설(定說)이 되었다.'고 말하고, …… 거서(秬黍)의 것은 견강부회(牽強附會)한 설(說)이기는 하지만, 한서(漢書)에 이것을 기재한 것으로 인해 나중에 척도의 시작을 말하는 자는 모두 이 설에 따랐다." 그리고 『본조권형교(本朝權衡巧)』에서는 "한서(漢書)에 경중을 저울질하는 자는 수수의 무게를 잃지 말아야 한다(權輕重者不失黍絫)라고 되어 있고, 주(注)에 응소왈(應劭曰), 수수 10개는 루가 되고 10루는 수가 된다(十黍爲絫十絫爲銖)라고 하고, 설문(說文)에도 루는 수수 10개의 무게이다(絫十黍之重也)라고 말했다. 서(黍, 수수)는 수수 1알의 무게이다. 서루(黍絫)의 이름은 선진(先秦)의 책에서 보지 못하니, 이것으로 경중(輕重)을 말하는 것은 진한(秦漢) 이후의 것이 될 것이다."라고 분명하게 씌어 있다.

황종(黃鍾)[율관(律管)], 자각(子殼) 이외에 실과 털의 넓이, 규벽(圭壁) 등을 표준화했다는 설도 있지만 모두 권위를 부여하기 위한 자세한 가공(加工)에 지나지 않는다. 고이즈미 게사가쯔(小泉袈裟勝) 씨는 「도량형의 역사」에서 동양이나 서양이나 놀랄 정도로 닮은 현상이라는 것을 지적하고 있다. "영국의 질량 단위인 그램(gram)의 어원은 곡물(穀物)이다. 곡물(穀物)을 직접적인 기준으로 한 것도 전설(傳說)에서는 어쨌든지간에 실제에서는 선사시대(先史時代)에 끝났던 것이다. 그러나 그 이후에도 새로 도량형 단위를 통일할 필요에 따라 권력자의 손에 의하여 고쳐서 행해진 적이 있다. 예를 들면 영국에 있어서 헨리(henley) 1세 때에 보리알 3개의 길이로 인치(inch)를 정했다고 전해지고 있다." 스가이준(管井準) 씨도 『과학독본(科學讀本)』에서 "정부(政府)의 특별한 보관물로서 표준원기(標準原器)가 만들어질 때까지 법령(法令)에서조차도 여전히 원시적인 기준의 흔적이 끊이지 않았다. 근대국가 성립의 초기에 이러한 실례를 몇 가지 발견할 수 있다. 예를 들면 영국에서는 1266년 헨리 3세 때에 제출한 법령 중에 밀이삭의 복판에 있는 30알의 무게를 1펜스(pence), 20펜스(pence)를 1온스(ounce), 12온스(ounce)를 1파운드(pound)라고 한다는 말이 있다."라고 서술하고 있다.

　그러므로 수수의 무게를 측정하면 고대중국의 도량형의 단위를 알아낼 수 있다는 발상은 소라이(徂徠)와 에끼사이(榎齋) 등의 연구성과를 무시하는 것이며, 근거가 있는 것이라고는 말할 수 없다. 다만 거서제(秬黍制)를 기초로 하기로 정한 시대의 도량형 단위의 대체적인 수치를 알아낼 수 있음에 지나지 않는다.

6. 고대 저울에 대하여

　『신농본초경집주(神農本草經集注)』에 있는 조금 전의 문장에 이어서 "다만 옛날 저울은 모두 복칭(複秤)이며, 지금의 남칭(南秤)이 곧 고칭(古秤)이다. 진칭(晉秤)은 후한말(後漢末)에 시작된 이래 1근(斤)을 나누어 2근(斤)으로 하고, 1냥(兩)을 2냥(兩)으로 한 것뿐이다. 금은사면(金銀絲綿) 모두 약(藥)과 마찬가지로 경중(輕重)이 없다. 고방(古方)은 비록 중경(仲景)이 지은 것이지만 이미 금칭(今秤)과 관계가 있으며, 만약 고칭(古秤)을 사용하여 탕(湯)을 만들려면 물이 매우 적어진다. 때문에 복칭(複秤)이 아니다. 모두가 지금의 저울을 사용했다는 것을 알 수 있다."라고 되어 있다.

홍경(弘景) 자신도, 또 지금까지 이 문장을 해석한 모든 사람이 '복(複)'을 '중복(重複)'으로 해석하고 있다. 예를 들면 시라이 고타로오(白井光太郎) 씨는 『국역본초강목(國譯本草綱目)』의 두주(頭注)에 "복(複)이란 중(重)이라는 것, 지금은 5돈(錢)을 1냥(兩)으로 하지만, 옛날에는 10돈(錢)을 1냥(兩)으로 했으므로 옛날의 1냥(兩)은 지금의 2냥(兩)의 무게에 해당한다. 고칭(古秤)이란 유송(劉宋)의 저울, 금칭(今秤)은 당조(唐朝)의 저울을 말한다."라고 기술하고 있다. 유송(劉宋)의 저울이란 손사막(孫思邈)이 "우리는 2냥(兩)을 가지고 1냥(兩)으로 했다."라고 말하는 것뿐이다.

후한(後漢) 말기에 단위가 절반인 금칭(今秤)이 만들어지고, 그 단위를 중경(仲景)이 채용했다고 홍경(弘景)은 서술하고 있다. 그렇다면 금칭(今秤)의 1냥(兩)은 6.96g이 되고, 이 수치는 나의 가설과 일치하는데 상용 저울로 이 단위를 사용한 시대가 있었다고 하는 기록은 아무것도 없다. 진칭(晉秤)도, 당조(唐朝)의 저울도 모두 다른 단위를 사용하고 있다. 이와 같이 지리멸렬(支離滅裂)한

결과가 되는 것은 복(複)의 해석이 틀리기 때문이다.

복식부기(複式簿記), 복사(複絲), 복제(複製)의 ‘복(複)’과 같이 2 혹은 2 이상의 수를 의미하는 사용법도 있다. 그러므로 복칭(複秤)이란 저울판이 두 개 있는 천칭(天秤) 저울을 가리키는 것이 된다. 단칭(單秤)이란 저울판이 하나인 저울이다. 대나무저울의 원리는 천칭(天秤) 저울보다 복잡하기 때문에 천칭(天秤) 저울을 고칭(古秤)이라고 하는 것은 이치에 맞는다. 단네만(Danneman)은 『대자연과학사(大自然科學史)』에서 “이집트 저울은 모두 두 팔이 달린 것뿐이었다. 고고학적(考古學的) 연구가 여기까지 전개되도록 이집트 사람은 아직 같지 않은 팔을 가진 저울을 사용하지 않았다. 팔이 같지 않은 정자(挺子)의 원리에 근거한 대나무저울은 이탈리아에서 먼저 나타났다. 그 완전한 표본이 에뜨루리아(Etrulea)와 폼페이(Pompei)에서 발굴되었다. 실용약리기계(實用藥理器械) 중에는 지금도 로마 저울이라는 이름이 있는 대나무저울이 있다. 로마 저울의 발명은 적어도 기원전 3세기로 거슬러 올라간다.”고 서술하고 있다. 고이즈미(小泉) 씨는 “『본조도량권형교(本朝度量權衡巧)』에 기재된 「적고재종정관식(積古齋鐘鼎款識)」에 있다고 하는 진대(秦代)의 근(斤)의 분동(分銅)의 그림을 보니, 추형(錘形)이고 추(錘)의 끈과 통하는 고리가 달려 있으므로 아마도 대나무저울도 발명되어져 있었을 것이라고 생각된다.”라고 말한다. 동양과 서양이 같이 발달을 하고 있었다는 것을 알 수 있다.

이것은 ‘고칭(古秤)은 개복(皆複)’이라는 표현에도 나타나 있다. ‘개(皆)’란 모든, 남김없이라는 의미이므로 저울의 종류를 논하고 있는 것이지, 결코 무게 단위를 논하고 있는 것이 아니라는 것을 알 수 있을 것이다. 홍경(弘景) 같은 대학자(大學者)에게도 이와 같은 잘못이 있었다는 것이 된다.

7. 선진시대(先秦時代)의 권형(權衡)

여기까지의 논술에 따라 진(秦) 이후의 도량형에 의해서는 상한론의 처방을 조제할 수 없다는 것을 나타내었다. 그래서 선진시대(先秦時代)의 도량형에 관하여 고찰해 보게 되었다.

화폐 단위와 무게 단위가 같은 명칭을 쓰고 있으므로 화폐에 대하여 조사할 필요가 있다. 이에 대하여 오승락(吳承洛)의 『중국도량형사(中國度量衡史)』[상무인서관(商務印書館), 1937년] 이외에 정가상(鄭家相)의 『중국고대화폐발전사(中國古代貨幣發展史)』[북경(北京), 삼연서점(三聯書店), 1958년], 왕유전(王毓銓)의 『우리나라 고대화폐의 기원과 발전(我國古代貨幣的起源和發展)』[과학출판사(科學出版社), 1957년], 장자고(張子高)의 『중국화학사고(中國化學史稿)』, 고대부분(古代之部)」[과학출판사(科學出版社), 1964년] 등을 주로 참고했다. 화폐 단위의 이름은 선진시대(先秦時代)는 근(斤), 화(化), 부(夺), 원(爰) 등이며, 전국(戰國)시대 말기에 근(斤), 냥(兩), 수(銖)가 나타나고 진(秦) 이후에는 근(斤), 냥(兩), 주(朱)[수(銖)]만으로 되었다.

선진시대(先秦時代)의 화폐는 모양에서 네 가지 형태로 나뉘어 있다.

(1) 포폐(布幣)—삽 모양을 한 것으로, 전국(戰國)시대의 중기와 후기의 것이 많은데, 오래된 것은 안양(安陽)의 은허(殷墟)에서도 출토되고 있다. 가장 큰 것은 330g, 그 다음이 105.1g이다.

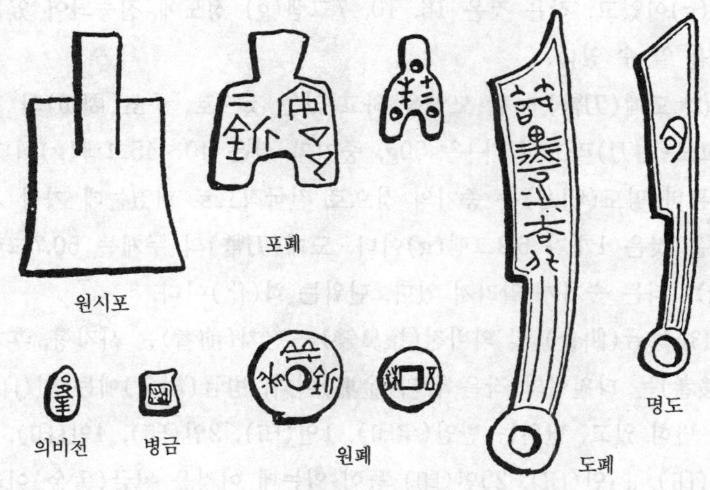

고대 중국의 화폐

전국(戰國)시대 중기의 것은 2근(斤), 1근(斤), 반근(半斤)짜리
가 있고, 무게는 1근(斤)=14~18g, 반근(半斤)=6.5~9g이다.

　전국(戰國)시대 후기의 것은 작아져서 1근(斤)=10~13g, 반근
(半斤)=4~6g이다. 진대(秦代)의 것은 냥(兩)과 12주(朱)[수
(銖)]의 명문(銘文)이 들어 있고, 1냥(兩)=16~20g, 12주(朱)
=반냥(半兩)=9g이 된다.

　전국(戰國)시대 중기의 것이라고 생각되는 소형(小形) 포폐(布
幣)가 최근 중국에서 대량으로 발굴되었다. 그것에는 단위명(單位
名)은 기록되지 않았고, 주조지명(鑄造地名)이 기록되어 있었으며,
1개의 무게는 10~12g이었다. 같은 해에 산서성예성(山西省芮城)
에서 출토된 460여 개의 것은 26가지 지명이 기록되어 있었고, 1
개의 평균 무게는 6.9g이었다.

　이상의 수치를 비교해 보면 큰 것은 몇 개 안되지만 330, 105그

램(g)이었고, 작은 것은 16, 10, 7그램(g) 정도에 집중되어 있는 것을 알 수 있다.

⑵ 도폐(刀幣) ─ 칼 모양을 하고 있는 것으로, 주초(周初)의 것 [고도(古刀)라고 한다]은 50g, 중기의 것은 40~45그램(g)이다. 이른바 명도(明刀)는 중기의 것으로 전국적으로 퍼졌는데 가장 가벼운 것은 1개가 6.9그램(g)이다. 도폐(刀幣)의 무게는 50.7그램(g)이라는 숫자가 알려져 있다. 단위는 화(化)이다.

⑶ 병금(餠金) 및 의비전(蟻鼻錢) ─ 전자(前者)는 사각형, 후자(後者)는 타원형의 작은 금괴(金塊)이다. 병금(餠金)에는 인(印)이 박혀 있고, 단위는 반인(半印), 1인(印), 2인(印), 4인(印), 5인(印), 14인(印), 20인(印) 등이 있는데 이것을 원금(爰金)이라고도 했다. 이 무게는 반인(半印)=6~7.2그램(g), 1인(印)=12~17그램(g), 2인(印)=약 28그램(g)이며, 1인(印)은 1원(爰)과 같다. 여기서 1원(爰)은 포폐(布幣)의 근(斤)과 거의 같다는 것에 주의할 필요가 있다.

⑷ 도폐(圓幣) ─ 원판(原板) 모양으로 중심에 원형 또는 사각형의 구멍이 나 있는 것. 이것은 가장 늦게 만들어진 것이며, 미국(America) 고전학회소장(古錢學會所藏)의 것은 큰 것이 10, 20그램(g), 작은 것이 4.65그램(g)이며, 단위는 근(斤), 화(化)이다.

이상이 고대 중국 화폐의 무게에 대한 대체적인 상황이다.

일찍이 오대징(吳大澂) 씨는 화폐(貨幣)의 무게를 계산하고 주대(周代)의 1냥(兩)=14.92894그램(g), 1근(斤)=238.86304그램(g)이라고 했는데 이 수치가 수수쌀에서의 계산치에 가깝기 때문에 여기에 대체적으로 잘못은 없으리라고 논했는데 이 논법은 증명해야 할 것을 사용하여 증명한 것이 되므로 이것을 인정할 수 없다.

　문제는 냥(兩)과 근(斤)의 관계를 나타내는 자료가 있다면 좋겠다는 것이다. 오씨(吳氏)가 주대(周代)의 고폐(古幣)의 중량실험표(重量實驗表)에 열거한 것 중에 딱 하나 있다. 그것은 '중(重)1냥(兩) 12수(銖)'의 전폐(錢幣)로서 12.9119그램(g)의 무게가 기록되어져 있다. 이것으로 계산하니 1냥(兩)=8.6그램(g)이 되고, 이 수치는 1냥(兩)=반근(半斤)이라는 관계를 표시하고 있다. 다른 것은 대체적으로 1근(斤)이 10.4에서 14.3그램(g) 사이에 있으므로, 이 때에는 1냥(兩)=1근(斤)이라는 관계가 된다. 오씨(吳氏)는 평균치를 구했기 때문에 이 예를 무시하는 결과가 되었지만, 중국은 진대(秦代)에 와서야 비로소 전국을 통일했기 때문에 선진시대(先秦時代)에는 다른 수치가 있었어도 불가사의한 것이 아니다. 그러나 1냥(兩)=1근(斤)이라는 확실한 근거도 없기 때문에 어떤 것을 취할까 하는 것은 다른 데에서 구해야 한다.

8. 인체측정(人體測定)의 오랜 자료(資料)

　선진시대(先秦時代)의 도량형에 의한 것이라고 생각되는 자료는 『영추(靈樞)』의 장위편(腸胃篇)에서 살펴볼 수가 있다. 『영추(靈樞)』도 『상한론(傷寒論)』과 마찬가지로 후한(後漢) 때에 편집된 것이라고 하고 있는데 인체해부(人體解剖)의 기록은 진(秦) 이후의 도량형에 의하지 않는다.

　『영추(靈樞)』 권6의 장위(腸胃)에 "황제(黃帝)가 백고(伯高)에게 묻기를 육부(六腑)가 곡물(穀物)을 전하는 것 장위(腸胃)의 크기, 길이, 곡물을 받아들이는 양은 어떠한가? 백고(伯高)가 대답하기를 …… 입술에서 이에 이르는 길이가 9푼(分), 입의 넓이가 2촌(寸) 반, 이에서 그 뒤로 회염(會厭)에 이르는 길이가 3촌(寸) 반, 크기 5홉(合)을 받아들이고, 혀의 무게는 10냥(兩), 길이가 7촌(寸), 넓이는 2촌(寸) 반, 인문(咽門)의 무게는 10냥(兩), 넓이는 1촌(寸) 반, 위(胃)에 이르는 길이가 1척(尺) 6촌(寸), 위(胃)는 꼬불꼬불 도는데 이것을 오므렸다 폈다 하면서 길이 2척(尺) 6촌(寸), 크기 1척(尺) 5촌(寸), 직경 5촌(寸), 크기 3말(斗) 5되(升)를 받아들인다. 소장(小腸)은 등 뒤에 붙어서 왼쪽으로 감돌고 빙빙 돌아 쌓인다. …… 장위(腸胃)로 들어가는 곳에서부터 나오는 곳까지 이르는 길이는 6장(丈) 4촌(寸) 4푼(分), 돌아 나오는 것이 32곡(曲)이다. ……"라고 되어 있다.

'장위(腸胃)로 들어가는 곳에서 나오는 곳에 이르는'이라는 것은 입술에서 항문(肛門)까지 나오는 것이고, 그것을 현대해부학에 따라 계산하면 983cm이며, 이것이 6장(丈) 4촌(寸) 4푼(分)이므로 1척(尺)은 16.26cm가 된다.

후한(後漢)의 1척(尺)은 23.04cm, 전한(前漢)과 진(秦)의 1척(尺)은 27.65이며 또한 현존하는 전국(戰國)시대의 고척(古尺)은 22.7, 23.0, 23.1 등이며, 어느 것이나 16.26보다 매우 길다. 그러나 안양(安陽)에서 출토되었다고 하는 남경박물관원장(南京博物院藏)인 상(商)[은(殷)]의 골척(骨尺)은 16.95이다. 이것은 『대대례(大戴禮)』에 기록되어 있는 "선왕(先王)은 손가락을 펴서 촌(寸)을 알고, 손을 펴서 척(尺)을 알았다."는 것과 일치한다. 손을 편다는 것은 엄지손가락과 다른 네 개의 손가락을 가볍게 벌리고 엄지손가락의 끝과 중간손가락의 끝의 간격을 자벌레 동작과 같이 움직여 나아가는 것으로 물건의 길이를 재는 것이다. 가볍게 손을 펴면 그 길이가 16~17cm＝1척(尺)이 되는 것이다.

그러나 이렇다고 해서 바로 장위편(腸胃篇)이 상대(商代)의 문장이라고 말하는 것은 아니다. 중국이 통일되기 이전이기 때문에 낡은 척(尺)과 새로운 척(尺)이 지방에 따라 사용되고 있었다고 생각한다. 같은 관계는 포폐(布幣)의 무게에도 있고, 고칭(古秤)과 신칭(新秤)이 지방에 따라 사용되고 있고, 신칭(新秤)이 진(秦)에서 채용되었다고 볼 수 있다.

장위편(腸胃篇)에는 무게에 관하여 「혀의 무게 10냥(兩)」과 「인문(咽門)의 무게 10냥(兩)」 두 곳이 있다. 인문(咽門)보다도 혀가 알기 쉽다고 생각하여, 해부학서적을 조사했는데 혀의 무게를 기록한 것을 발견하지 못했으므로 동방대학의학부 해부학교실(東邦大學醫學部解剖學敎室)의 하타이 쯔또무(幡井勉) 교수에게 요청해서 30세 이상의 남자 시체에서 혀끝에서 설회염(舌會厭)의 주름까지를 잘라 그 무게를 측정해 달라고 했다.

49g (65세)

50g (불명)

51g (59세)

60g (31세)

60g (43세)

62g (59세)

65g (48세)

65g (불명)

70g (56세)

80g (불명)

	g	g	g
1냥(兩)	6.0	6.5	7.0
2냥(兩)	12.0	13.0	14.0
3냥(兩)	18.0	19.5	21.0
반근(半斤)＝8냥(兩)	48.0	52.0	56.0
1근(斤)	96.0	104.0	112.0
3근(斤)	288.0	312.0	336.0

개인 차이가 크고, 49~80g에 걸쳐 있는데, 평균 61.2g이 된다. 이것을 10냥(兩)으로 한다면 1냥＝6.12g이 된다.

이 수치를 화폐의 단위로 표시하면 1냥(兩)＝반근(半斤)＝반원(半爰)이 되므로 계산을 해보았다.(표)

이 수치는 각종 화폐의 무게와 매우 가깝다는 것을 알 수 있을 것이다. 이상과 같은 이유에서 나는 이 표가 고칭(古秤)의 수치라고 생각한다.

첨부한다면 1냥(兩)＝6~7g으로 환산하면 『상한론』의 처방은 모두 달일 수 있으며, 게다가 물이 지나치게 많게 되지도 않는다. 또한 『상한론』에서 8냥(兩)을 반드시 반근(半斤)이라고 쓰고 있는 것은 반근(半斤)의 분동(分銅)이 있었던 것을 나타내고 있다. 반근(半斤)에 해당하는 40~50g의 도폐(刀幣)가 택산(澤山)에서 출토되고 있는 것, 그리고 큰 포폐(布幣)의 무게가 1근(斤), 3근(斤)의 수치에 가까운 것은 주목할 만한 것이다. 근(斤)이라는 글자는 돌도끼 또는 나중에 나오는 금속제 도끼이며, 이것을 분동(分銅)으로 썼음을 표시한다는 것은 곧 포폐(布幣)와 도폐(刀幣)가 그것이었던 것이다.

9. 상한론의 권형(權衡)

이상과 같이 생각하면『상한론』의 도량형은 모순 없이 해결되지만 일본에서 1냥(兩)을 약 1g으로 환산하고 있는 것과 차이가 심하기 때문에 여러 가지 의문이 생긴다.

첫번째 의문은 상한론의 냥(兩), 근(斤)은 도량형의 용어를 차용(借用)한 것일 뿐이고 사실은 양의 비율을 표현한 것에 불과한 것은 아닐까 하는 것.

도홍경은『본초경집주』에서 "지금의 의가(醫家)가 말하는 등분(等分)한다는 것은 분량(分兩)의 분(分)에 있지 않고, 많은 약(藥)의 척량(斤兩)의 다소(多少)가 모두 같다는 것을 말할 뿐이다."라고 서술하고 있다. 이 문장도 또한 불충분한 논의인데 천금방(千金方)과 의심방(醫心方)에는 이와 다른 분(分)의 사용법이 많지는 않지만 기록되어 있다. 예를 들면 극요방(極要方)에「사상자(蛇床子) 2푼(分), 토사자(菟絲子) 2푼(分), 파극천피(巴戟天皮) 2푼(分), 육종용(肉蓯蓉) 2푼(分), 원지(遠志) 1푼(分), 오미자(五味子) 1푼(分), 방풍(防風) 1푼(分)」이라는 처방이 있는데, 이것은 가루로 만들어 술에 타서 반돈(半錢)만을 복용하게 되어 있으므로, 이 분(分)은 비율을 표시한 것이다.

이 같은 사용법은 이미 전한(前漢)에 있었다. 현존하는 중국 최고(最古)의 의방(醫方)이라고 생각되는 것은 감숙성(甘肅省)의 거연해(居延海)[함호(鹹湖)] 부근의 한(漢)의 장액거연도위(張掖居延都尉)의 유지(遺址)에서 발굴된『거연한간(居延漢簡)』이라고 부르는 1만 개 이상의 목간(木簡) 속에서 발견되었다. 그 중의 하나에는 다음과 같이 씌어 있다.「상한사물(傷寒四物), 오훼십푼

(烏喙十分), 세신육푼(細辛六分), 출육푼(尤六分), 계사푼(桂四分).」이것을 온탕(溫湯)으로 약숟가락으로 마신다고 씌어 있으므로 그야말로 푼(分)은 비율을 표시하고 있다.

이와 같은 표현이 예부터 있었는데도 일부러 근(斤), 냥(兩)을 사용하여 비율을 나타냈다는 것은 생각할 수 없다. 8냥(兩)을 반근(半斤)으로 표현한 비율이 아니다.

하물며 개수로 표현한 약물과의 관계는 더욱 큰 모순이 되어 남아 있게 될 것이다. 그리고 이와 같은 의문이 생기는 것도 결국은 임상경험에서 양이 너무 많다고 판단되기 때문이다. 1냥(兩)＝6g으로 환산한 전액(煎液) 등은 마실 수가 없었다는 것이 두번째 의문이다.

토오도오(東洞)의 환생(還生)이라고 믿고 있었던 오다이 요오도오(尾台榕堂)는『유취방광의(類聚方廣義)』에서 토오도오(東洞)와 마찬가지로 1냥(兩)을 0.94g으로 환산하고 있는데, 실제 조제(調製)에 있어서는 1일량을 대체로 20g으로 정했다고 한다. 이것은 5에서 7미(味)의 약물로 된 처방에서는 1냥(兩)을 0.94g으로 환산한 것과 대체로 같은 양이 되므로 사실은 원칙에서 별로 벗어난 것이 아니다. 다만 단미(單味)나 3미(味)의 약물로 만들어진 처방에 이것을 갖다 맞추는 것은 상식적으로 어긋날 뿐이다.

이러한 양이 일본인의 입에 맞는 미(味)라는 것은 경험적으로 이해되지만, 급성병(急性病)과 극증(劇症)에는 너무 적다. 요오도오(榕堂)는『방기잡지(方伎雜誌)』에서 "대병(大病), 극증(劇症) 등에는 약을 주야(晝夜)로 여러 차례 복용해야 하는 것은 물론이다. 보통 병도, 심한 병도 마찬가지로 2돈(錢 : 약 7g)이나 3돈(錢 : 약 11g)의 약제로 어찌 약효가 없으랴마는 깊이 생각해야 한다."고 논하고 있다. 그리고 치험례를 나타내고 있다.

"기카이단(麾下伊丹) 씨의 부인, 나이 20세, 후비(喉痺)를 앓고 있다. 오한발열(惡寒發熱), 견배강급(肩背強急)하여 말을 못한다. 먼저 갈근가길경탕(葛根加桔梗湯)으로 충분히 발열(發熱)시키고, 이어서 길경탕(桔梗湯)에 사심탕(瀉心湯)을 합하여 날마다 5~6첩(貼)씩 쓰고, 매차례 따서 피를 뺀다."라고 되어 있다. 1냥(兩)=1g으로 환산한 처방을 하루에 5~6첩(貼)이라고 하는 것은 1냥(兩)=5~6g으로 환산한 처방을 하루에 한 첩(貼)이라고 하는 것밖에 안된다.

이와 같은 예(例)는 『정관의언(井觀醫言)』에도 많이 나와 있다. 곽란(霍亂)[토(吐)하고 설사(泄瀉)하는 급성중독성위염(急性中毒性胃炎)]에 걸려서 구토(嘔吐)와 하리(下痢)가 많이 나오게 된 사람에게 대제(大劑)의 오령산(五苓散)을 주어, 해질 무렵부터 다음날 아침까지 6첩(貼)을 마시게 하고, 다음날에는 대제(大劑)의 백호가인삼탕(白虎加人蔘湯)을 지어 주었다. 한 첩(貼)의 무게는 사실 15돈(錢 : 약 56g)이다. 그것을 하루 밤낮에 9첩(貼)을 사용했다고 한다. 대단히 많은 양이다. 또한 어떤 유명한 귀부인이 상한(傷寒)에 걸렸을 때 대시호탕(大柴胡湯)을 하루에 6번 복용시키고 또 어떤 사람이 역(疫)[적리(赤痢)]에 걸렸을 때 사역산(四逆散)과 인삼탕(人蔘湯)의 합방(合方)을 3주야(晝夜) 동안에 18첩(貼)이나 주었다고 한다. 이것은 하루에 6첩(貼)을 준 것이므로 1냥(兩)을 6g으로 환산한 것이 아니다.

아래에도 이와 비슷한 체험이 있다. 내가 가스에 중독되어 맥부긴(脈浮緊), 발열오한(發熱惡寒), 신동통(身疼痛), 발한출(發汗出), 이번조(而煩躁)라는 상한론의 대청룡탕(大靑龍湯)의 조문과 똑같은 증상을 앓았다. 나는 태어날 때부터 튼튼하지 못하고, 양허(兩虛)였으므로 먼저 마황가출탕(麻黃加朮湯)을 급히 복용했으나 땀이 도무지 나오지 않았다. 그래서 대청룡탕으로 바꾸었는데 1일량[1냥(兩)=1g으로 환산]을 1회 복용할 때마다 땀이 나고, 40도의 열은 그때마다 내려갔다. 결국 하루에 6일분의 대청룡탕을 먹어서 고열(高熱)도 내려가고 다음날에는 완쾌되었다. 이 경우에도 1냥(兩)=6g 환산하면 1회 조제분만으로도 나은 것이 된다.

여기서 문득 깨달은 것은 『상한론』은 급성열성병(急性熱性病)의 치료를 논한 책이지, 만성병(慢性病)의 치료를 나타낸 것이 아니라는 것이다. 여기에 다량(多量)의 약물을 사용하는 이유가 있다고 생각한다.

『상한론』에서 전액(煎液)의 조제법에 대해 강치본(康治本)에서는 "오른쪽 5미(味), 3미(味)를 잘게 부수고, 물 7되(升)로 약한 불로 달여서 3되(升)를 취하고 찌꺼기를 버리고, 한(寒)이 들면 데워서 1되(升)를 복용한다."라고 되어 있다. 주제와 멀어지지만 '적한온복일승(適寒溫服一升)'을 예부터 "한온(寒溫)에 만나면 1되(升)를 복용한다."라고 잘못 읽고 있다. 마시기에 딱 좋은 따뜻할 정도라는 뜻으로 해석하고 있는 것이다. 그러나 차가운 것을 한(寒)이라고 말하지 않으며 다른 처방의 경우도 언제나 '온복일승(溫服一升)'으로 되어 있으므로 내가 번역한 것처럼 읽지 않으면 이상해진다. 즉 한사(寒邪)에 맞아 오한(惡寒)을 느끼면 곧바로 따뜻하게 1되(升)를 복용하라는 뜻이다.

한편 강치본(康治本)에서도 송판(宋版)에서도 이 문장에 이어서 "복용 후 조금 있다가 뜨거운 죽을 1되(升) 남짓 마시고, 이것으로 약력(藥力)을 돕는다. 한참 동안 따뜻한 이불을 푹 덮는다. 온

몸이 더워지고 약간 땀이 나면 점점 좋아진다. 물에 푹 젖은 것처럼 땀을 내서는 안된다. 이렇게 하면 병을 물리칠 수가 없다. 만약 한 번 복용하고 땀이 나서 병이 나으면 그 뒤로 복용을 그친다. 반드시 약제(藥劑)대로 다 먹어야 하는 것은 아니다. 만약 땀이 나지 않으면 앞의 방법에 따라 약을 더 복용한다. 그래도 땀이 나지 않으면 복용 간격을 줄이고 반일(半日)에 3번 복용하게 한다. 만약 중병(重病)이면 1주야(晝夜) 동안 복용하고 1주일 동안 관찰한다. 1제(劑)를 다 복용하고도 병증(病證)이 아직 남아 있으면 약을 더 복용한다. 만약 땀이 나지 않으면 2~3제(劑)까지 복용한다. 날것, 차가운 것, 찰진 것, 매끄러운 것, 고기, 가루, 다섯 가지 매운 것, 술, 유제품(乳製品), 메스꺼운 냄새가 나는 것 등을 금해야 한다."고 설명하고 있다.

  야마다 쇼오친(山田正珍)은 『상한론집성(傷寒論集成)』에서 '약병중자(若病重者), 일일일야복(一日一夜服), 주시관지(周時觀之)'라는 마지막 금기를 후인(後人)이 첨가한 것으로 보고 있다. 그러나 나는 여기에 있는 전문(全文)을 후인(後人)의 것이라고 생각하고 있다. 그 근거는 본문은 불친절하다고 생각될 정도로 간결한 데 반하여 이 문장은 지나칠 정도로 친절한 느낌이 있다.

  또한 '불가령여수류리(不可令如水流離), 병필부제(病必不除)'라는 표현도 계지가부자탕(桂枝加附子湯)의 조문의 '발한(發汗), 수루부지(遂漏不止)'와 비교해 보면 너무나 서투르다. 또한 '내(乃)'의 사용법도 고문(古文)의 것이 아니다.

  마황탕(麻黃湯), 대청룡탕(大靑龍湯)의 경우 "미사한(微似汗)을 취(取)한다."라고 설명하고 있는 것도 나에게는 납득이 되지 않는다. 급성병(急性病)일 경우에 이와 같이 하면 나을 리가 없다.

강치본(康治本)에 이것이 없는 것은 의미가 깊다고 생각한다. 다른 판본에서는 대청룡탕(大靑龍湯)일 경우 더욱 "일복(一服)하여 땀이 나는 자는 그 후에 복용을 그친다."라고 되어 있다.

이것도 나의 경험으로는 납득할 수 없다. 40도의 고열(高熱)이 한 번 땀낸 것만으로 나을 리가 없다. 중(證)이 있는 한 복용해야 할 것이다.

만약 나의 해석이 옳다면 전액(煎液)의 조제법은 강치본(康治本)의 문장이 원래의 형태이다. 그리고 1냥(兩)=6g으로 하면 병이 중(重)할 경우에도 '복지이삼제(服至二三劑)'할 필요는 없기 때문에 주석을 달지 않아도 된다. 그리고 이러한 견해는 1냥(兩)을 약 1g의 비율로 환산하고 있는 현대 일본의 한방연구가(漢方硏究家)의 처방이 일본사람의 체질과 기호에 맞고 만성병(慢性病)의 치료에 적합하다는 것을 부정하는 것은 아니다. 또한 1냥(兩)을 6g으로 환산한 처방은 아마 마시지 못할 것이라고 두려워하는 마음을 가진 사람에게는 이것이야말로 근대제제기술(近代製劑技術)의 발달이 쓸모 있다는 것을 지적해 두고 싶다.

홍콩 중약점(中藥店)에서 조제하고 있는 약물은 일반적으로 잘게 부수지 않는다. 감초(甘草), 작약(芍藥), 당귀(當歸) 등은 두터운 조각이며 대조(大棗)도 부수지 않는다. 이렇게 해서는 추출에 적합하지 않지만 탕제(湯劑)는 요리법을 받아들인 것이라고 생각하면 옛날에 이와 가까운 형태였는지도 모른다. 대조(大棗)는 세게 찢는다고 되어 있지만 행인(杏仁)과 도인(桃仁)은 피첨(皮尖)을 제거한다고 되어 있을 뿐이므로 잘게 부수지 않았을 것이다.

이렇게 생각하니 마황탕(麻黃湯)의 행인(杏仁)이 70개, 대청룡탕(大靑龍湯)의 경우는 40개, 도핵승기탕(桃核承氣湯)의 도인(桃

仁)은 50개라는 것도 추출조건이 열악하다는 점을 고려해 보면 상당한 양이라는 느낌도 사라진다. 추출조건은 생약(生藥)을 잘게 부술수록 좋기 때문에 일본의 경우 원래 처방대로의 개수와 양을 사용하는 것은 도리어 사실에서 멀어지는 것이다. 원방(原方)과 경험을 감안해서 적절한 분량을 정해야 한다.

쿠와기 다까히데(桑木崇秀) 씨는 "재미있는 것은 석고(石膏)인데, 대청룡탕(大靑龍湯)의 석고(石膏)는 계란 크기만한데, 이것을 달아 보니 60~80g이다. 하지만 마행감석탕(麻杏甘石湯)에서는 석고(石膏) 반근(半斤)이라고 되어 있고, 반근(半斤)은 8냥(兩)이므로 중국식으로 환산하면 약 80g이며, 바로 계란 크기와 반근(半斤)은 같다는 것이 된다."라고 논하고 있는데 같은 책에서 같은 양을 다르게 표현할 필요는 없다. 1냥(兩)을 6g으로 하면 반근(半斤)은 48g, 1근(斤)은 96g이 되므로 60~80g은 바로 그 중간에 해당하고, 근(斤)의 단위로 그것을 표시할 수 없었기 때문에 크기로 표현했다고 생각한다. 석고(石膏)의 양에 관한 여러 설들을 다음에 표로 나타낸다.

	상한론 (傷寒論)	류우노 가쯔오 (龍野一雄)	아라기 세이인 (荒木正胤)	오오츠카 게이세츠 (大塚敬節)
마행감석탕(麻杏甘石湯)	반근(半斤)	8.0	15.0	10.0
대청룡탕(大靑龍湯)	계란크기 (如鷄子大)	12.0	15.0	10.0
백호탕(白虎湯)	1근(斤)	16.0	·15.0	15.0

『상한론』의 많은 책 중에 강치본(康治本)만이 무게 단위로서 근(斤), 냥(兩)을 사용하고 다른 책에서는 이 밖에 푼(分), 수(銖)를 쓰고 있다.

낭(兩)과 수(銖)를 쓰고 있는 오령산(五苓散)에 대해서 먼저 고찰해 보기로 하자.

	저령(猪苓)	택사(澤瀉)	백출(白朮)	복령(茯苓)	계지(桂枝)	합계
송판(宋版)	18수(銖)	1냥(兩) 6수(銖)	18수(銖)	18수(銖)	반냥(半兩)	4냥(兩)
1냥(兩)=1g	0.74g	1.25g	0.74g	0.74g	0.5g	4.0g
1냥(兩)=6g	4.5g	7.5g	4.5g	4.5g	3.0g	24.0g
류우노 가쯔오 (龍野一雄)	3.0g	5.0g	3.0g	3.0g	2.0g	16.0g
아라기 세이인 (荒木正胤)	4.5g	5.0g	4.5g	4.5g	3.0g	21.5g

이것은 "위의 5미(味)를 부수어 산(散)으로 만들고 미음으로 반죽해서 방촌비(方寸匕)를 복용한다. 하루에 3번 복용한다."라고 되어 있으므로 하루에 3방촌비(方寸匕)를 복용하는 것이 된다. 방촌비(方寸匕)란 1촌(寸) 넓이의 숟가락이라고 한다. 한 숟가락이 약 2g이므로 3숟가락은 약 6g이 된다. 하지만 1냥(兩)을 1g으로 한다면 4냥(兩)은 3.97g이므로 1일량에 모자란다. 1냥(兩)을 1.4g 이라고 하더라도 4냥(兩)은 5.6g이므로 여전히 모자란다. 이것을 보아도 신농(神農)의 저울에 대하여 의문이 생길 것이다. 1냥(兩)을 6g으로 하면 4냥(兩)은 24g이 되고 이것은 4일분에 해당한다. 그러나 왜 4일분이어야 하는가 하는 필요성이 없다. 나는 1냥(兩) =4푼(分)=24수(銖)의 관계에서 원방(原方)은 푼(分)으로 표현 되어 있고 단순히 약물의 비율을 나타내고 있었다고 생각한다. 그 것은 다음과 같은 정수비가 되는데, 1냥(兩) 6수(銖)라는 불가사 의한 양의 유래는 비율의 푼(分)을 무게의 푼(分)으로 보고 환산

한 것에 있었음을 알 수 있다.

	저령(猪苓)	택사(澤瀉)	백출(白朮)	복령(茯苓)	계지(桂枝)
송판(宋版)	18수(銖)	1냥(兩) 6수(銖)	18수(銖)	18수(銖)	반냥(半兩)
원방(原方)	3푼(分)	5푼(分)	3푼(分)	3푼(分)	2푼(分)

　사실 산제(散劑)일 경우 비율만 정확하면 된다는 것은 상식이다. 이같은 현상은 강치본(康治本)과 송판(宋版)에 기재되어 있다. 과체산(瓜蒂散)에서 볼 수 있듯이 처방은 과체(瓜蒂) 1푼(分), 적소두(赤小豆) 1푼(分)으로 되어 있다. 이것이 『금궤옥함경(金匱玉函經)』에서는 각각 6수(銖)로 되어 있다. 전자(前者)가 원방(原方)이라는 것은 분명하다. 백산(白散)도 이것과 같은 예이다.

　사역산(四逆散)은 강치본(康治本), 송판(宋版)에서 '감초(甘草), 계지(桂枝), 시호(柴胡), 작약(芍藥) 위의 4미(味) 각 등분(等分)'이라고 되어 있다. 『금궤옥함경(金匱玉函經)』에서는 각 10푼(分)으로 되어 있다. 나는 후자(後者)가 원방(原方)이라고 생각한다. 왜냐하면 다음에 가감방(加減方)으로서 "기침하는 자는 오미자(五味子), 건강(乾薑)을 각 5푼(分) 가한다. 운운"이라고 되어 있기 때문이다. 각 등분(等分)으로는 이 문장이 살아날 수가 없다.

　이러한 푼(分)을 사용한 처방이 강치본(康治本)에 하나도 기재되어 있지 않은 것은 주목할 바이다. 지금까지는 모든 상한론의 연구자가 상한론의 약물 무게는 근(斤), 냥(兩), 푼(分), 수(銖)를 단위로 하고 있는 것을 소홀하게 서술하고 있으므로 강치본(康治本)이 근(斤), 냥(兩)밖에 쓰지 않은 것은 작위적(作爲的)인 것이 아니라는 것을 내타내고 있다.

"오령산(五苓散)과 같이 중요한 처방이 강치본(康治本)에 실려 있지 않은 것은 이상하다. 그것은 위서(僞書)임에 틀림없다."라고 주장하는 사람도 있다는 것은 얼마나 도량형의 문제가 경시되고 있었는가를 나타내고 있다. 반대로『상한론』의 많은 책 중에 강치본(康治本)만이 정리된 도량형을 사용하고 있는 것은 그것이 체계를 이룬 하나의 유파(流派)의 것이라는 점을 나타내고 있다. 그리고 강치본(康治本)과 송판(宋版)은 다른 유파(流派)의 의서(醫書)로부터도 쓸모 있는 처방을 도입한 것이라는 견해를 갖게 한다.『상한론』의 본문 중에 "꾸준히 고훈(古訓)을 구하고, 널리 중방(衆方)을 취한다."라는 구체적인 문장의 예를 여기에 나타낸 것이다.

이상과 같이 도량형을 고찰함으로써 지금까지 설명할 수 없었던 문장을 해석할 수 있게 되고, 지금까지 깨닫지 못했던 점이 문제가 되어 생각으로 떠오르는 것이 적지 않다. 경시(輕視)해서는 안될 문제라는 것을 이해할 수 있을 것이다.

나고야 겐이(名古屋玄醫)의
『훈몽약대적요(訓蒙藥對摘要)』에 대하여

에도(江戶)시대 고방파(古方派) 최초(最初)의 사람인 나고야 겐이(名古屋玄醫, 1628~96)가 약물의 배합에 대하여 논한 사본(寫本)이 2부 존재하고 있음에도 불구하고 지금까지 이것에 대해 언급한 자료는 하나도 없었다. 그것은 고방파(古方派)의 약물서로서는 가가와 슈우토꾸(香川修德, 1682~1773)의 『일본당약선(一本堂藥選)』(1729년)과 요시마스 토오도오(吉益東洞, 1702~73)의 『약징(藥徵)』(1771년)이 유명하며, 특히 후자에서 논의되고 있는 『약능론(藥能論)』이 일본에서 지배적인 위치를 차지하게 되었기 때문에 이것과 전혀 다른 입장에서 씌어진 나고야 겐이(名古屋玄醫)의 『약능론(藥能論)』이 완전히 무시된 것이다. 그러나 유럽에서 실험으로 증명된 약물의 공력작용(共力作用, sinergism)에 의해 히포크라테스의학[현재의 식물요법(植物療法)]으로 사용된 처방구성 근거가 해명된 것, 그리고 중국에서 옛날부터 처방구성의 이론으로서의 칠정합화설(七情合和說)[정확하게는 육정합화(六情合和)]이 이미 『본초경집주(本草經集註)』(500년)에 분명히 기록되어 있으며, 편찬연대는 잘 모르지만『신농본초경(神農本草經)』과 같을 정도로 오랜 것이라고 생각되는『뇌공약대(雷公藥對)』라는 약물배합을 논한 서적이 존재하고 있었던 것을 생각하니 이와 같은 것들을 논하고 있는 나고야 겐이(名古屋玄醫)의 이 필사본(筆寫本)은 재평가될 가치가 있는 것이라고 생각한다.

그런데 일본 국회도서관(國會圖書館)과 동경대학총합도서관(東京大學總合圖書館)의 가꾸겐문고(鸚軒文庫)에『훈몽약대적요(訓蒙藥對摘要)』라는 제목의 12장 및 10장의 얇은 필사본(筆寫本)이 각각 1부씩 저장되어 있는데 두 사본(寫本) 모두 찍혀 있는 소장인(所藏印)에 의해 일찍이 후지 센유우(富士川游) 씨의 소장본(所藏本)이었다는 것을 알 수 있다. 그리고 어느것이나 다 저자(著者)의 이름은 적혀 있지 않다.

그러나 가꾸겐문고(鸚軒文庫)에는 이것과 같은 서체로 필사되어 있는『훈몽수치(訓蒙修治)』라는 제목의 사본이 있는데 그것에는 엔뽀(延寶) 7년(1679년) 나고야 겐이찬(名古屋玄醫撰)이라고 명기되어 있으며 게다가『훈몽약대적요(訓蒙藥對摘要)』가 강의(講義)의 어투로 필기되어 있는 것과 완전히 같은 상황의 문장으로 기록되어 있으며, 또한 동일한 내용을 나타내는 어구(語句)가 산재되어 있는 것으로부터『훈몽약대적요(訓蒙藥對摘要)』도 또한 나고야 겐이(名古屋玄醫)의 강의필사본(講義筆寫本)인 것처럼 생각되었다.

한편 일본 국회도서관본(國會圖書館本)의 권말(卷末)에 '전운약대오십사조자명호옥씨의가자류소축적요야(傳云藥對五十四條者名護屋氏醫家者流所蓄摘要也)'라고 기록되어 있고, 그 다음에 다른 필적(筆跡)으로 '향보십을사력오월칠일(享保十乙巳曆五月七日) 무전양순신방(武田養淳信房)'이라고 씌어 있는 것은 교오호(享保) 10

년(1725년) 이전에 그것이 나고야(名護屋) 씨, 즉 나고야 겐이 (名古屋玄醫)의 것으로 되어 있었다는 것이 된다. 이것은 겐이(玄醫)가 죽은 뒤 30년 이내의 것이므로 믿어도 좋을 것이다.

한편 나고야 겐이(名古屋玄醫)의 저서인 『단수자(丹水子)』 중에서 "무릇 약성(藥性)의 한열(寒熱), 주치(主治)의 근본은 추려내기가 어렵다. …… 그러므로 의도(醫道)는 점점 어두워진다. 시험삼아 이것을 논하고자 한다. 천궁(川芎), 백지(白芷) 모두다 두통(頭痛)을 치료하지만 천궁(川芎)은 어떤 두통(頭痛)을 치료하고, 백지(白芷)는 어떤 두통(頭痛)을 치료할까? 그 각각 다른 까닭을 알기가 어렵다."고 논하고 있는 것은 『훈몽약대적요(訓蒙藥對摘要)』 중에서 "천궁(川芎), 백지(白芷) 둘 다 두통(頭痛)을 치료한다. 두 약(藥)의 기운이 우울(憂鬱)을 흩어버림으로써 두통(頭痛) 및 몸의 아픔을 없앤다. 천궁(川芎)은 태양경(太陽經) 및 다른 많은 경(經)에도 작용한다. 백지(白芷)는 양명경(陽明經)에 갈수록 기육(肌肉)을 통하게 하는 성질이 있어서 종양통(腫瘍痛)을 없앤다. 이마 주변의 두통(頭痛)에는 반드시 백지(白芷)를 첨가하라."고 논한 부분과 동일한 논법이다. 이러한 것으로부터 이 필사본은 겐이(玄醫)의 강의(講義)를 기록한 것이라고 단정지어도 된다고 생각한다.

이 필사본에는 서문(序文)도 총론(總論)도 없으므로 강의의 목적 및 전제가 되는 사연을 전혀 알 수 없다. 그래서 다음의 사항에 대하여 고찰해 보았다.

1. 제목에 있는 약대(藥對)라는 말의 의미

약대(藥對)라는 책에 대해서는 『집주본초(集注本草)』의 서록(序錄), 『천금방(千金方)』, 『증류본초(證類本草)』의 서례(序例) 아래에 인용되고 있는데, 처음 이주의학(李朱醫學)을 배운 겐이(玄醫)는 이것을 『본초강목(本草綱目)』에서 알았다고 보아야 할 것이다.

『본초강목』이 일본에 전해진 것은 금릉본(金陵本)이 출판된 뒤로부터 17년 후, 강서본(江西本)이 출판된 뒤로부터 4년 후에 해당하는 1607년에 아마 금릉본(金陵本)이 건너왔을 것이라고 한다. 일본어판은 그때부터 30년 후인 1637년에 코오토(京都)에서 강서본(江西本)에 의해 처음 간행되고, 1653년, 1656년 1669년에 복간(復刊)이 계속되었으며, 1672년에는 가이바라 에끼겐(貝原益軒)에 의한 일본이름을 넣은 『본초강목(本草綱目)』이 간행되었다. 겐이(玄醫)가 살아 있을 때 이미 이만큼의 책이 있었기 때문에 겐이(玄醫)는 이것들을 숙독했음이 틀림없다.

『본초강목』에서는 다음의 두 곳에서 약대(藥對)가 언급되고 있다. (1) 제1권, 서례상(序例上)의 역대제가본초부(歷代諸家本草部)에서 『뇌공약대(雷公藥對)』에 대하여 "우석(禹錫)이 말하되 북제(北齊)의 서지재찬(徐之才撰), 중약(中藥)의 품명(品名) 군신(君臣), 성독(性毒), 상반(相反) 및 주로 치료하는 질병(疾病)을 분류하고 이것을 기록하였다."라고 설명하고 있는데 일반의 본초서(本草書)와 다를 바 없는 쓸데없는 설명이다. 그러나 다음의 곳에서는 약대(藥對)의 특징이 명료하게 나타나 있다. (2) 제2권, 서례하(序例下)의 「상수(相須), 상사(相使), 상외(相畏), 상오(相惡)

의 제약(諸藥)」의 부(部)에서 "서지재(徐之才)의 약대(藥對)에 나와 있으며 지금 제가본초(諸家本草)가 속증(續增)하는 것에 따라 증가되었다."라고 되어 있는데 그 내용은 약물의 배합에 의한 약효의 변화에 대하여 논하고 있다. 이 부분은 『증류본초(證類本草)』의 상사(相使), 상외(相畏) 등의 표(表)를 증보(增補)한 것이다.

그리고 약물의 성독(性毒)과 군신좌사(君臣佐使)를 논한 부분인 『증류본초(證類本草)』의 통용약(通用藥)의 표(表)가 『본초강목』에서 더욱 확대되어서 백병주치약편(百病主治藥篇)으로 되어 있는데, 『훈몽약대적요(訓蒙藥對摘要)』에서는 약물의 군신좌사(君臣佐使)를 언급하지 않고 있기 때문에 나고야 겐이(名古屋玄醫)는 약물의 상사(相使), 상외(相畏) 등의 관계를 논하기 위하여 약대(藥對)라는 제목을 붙인 것이라고 볼 수 있다. 이것은 본초(本草)의 정통적인 해석과도 일치하는 것이다.

2. 각론의 형식에 대하여

『훈몽약대적요(訓蒙藥對摘要)』에서는 50여 가지가 기록되어 있다. 정확하게는 일본 국회도서관본(國會圖書館本)에 54가지, 가꾸겐본(鵞軒本)에 51가지이다. 후자(後者)에는 제30조[뒤의 전문(全文) 참조] 강활(羌活)과 독활(獨活), 제32조 행인(杏仁)과 상백피(桑白皮), 제49조 목단피(牧丹皮)와 오가피(五加皮)의 3가지가 빠져 있다.

제1조는 다음의 형식을 취하고 있다.

(1) 두 가지의 약물명(藥物名).

(2) 그것이 함께 같은 약효(藥效)를 갖고 있다는 기술(記述).

(3) 두 가지가 다른 약효(藥效)와 작용기전(作用機轉)을 가지므로 그 차이점을 명확하게 한 부분.

(4) 마지막으로 "이것에 의해 A와 B를 같이 쓰는 것이 많다."로 매듭 짓는다.

제2조 이하는 (1), (2), (3)의 세 부분으로 되어 있고, 어느 것이나 마지막의 (4)가 없다. 그래서 제2조 이하의 각 조(條)를 개별로 읽을 때에는 마치 A와 B의 약효(藥效)의 차이점을 위주로 논하고 있는 것처럼 보인다.

그러나 이것은 모든 조문에 (4)가 있는 것으로 읽어야 한다. 왜냐하면 제1조에도 약효의 차이를 길게 논한 부분이 있는 것, 또한 약물을 배합했을 때에는 공통의 약효만 드러나는 것이 아니라 다른 약효도 드러나는 것이 현실이기 때문에 약효를 옳게 파악하기 위해서는 (2)와 (3)의 양쪽의 지식이 있어야 한다는 것을 고려해 보니, 제2조 이하에서는 (4)가 생략되어 있다고 하는 방법이 타당하다. 사실 가끔씩 (4)가 나타나고 있다. 제38조의 삼릉(三稜)과 아출(莪朮), 제50조의 육종용(肉蓯蓉)과 사인(砂仁)이 바로 그것이다. 강의를 하는 입장에 자기 자신을 놓고 보면 잘 알 수 있다. 같은 성격의 짧은 각론을 계속하여 말할 때, 각 조의 마지막에 같은 구절을 거듭하는 것은 대단히 번잡(繁雜)하다. 듣는 입장에서도 도리어 듣기 거북할 것이다.

이상의 고찰에 의하여 각 조의 처음에 있는 복수의 약물 이름은 배합을 의미하고 있다고 생각할 수 있다. 이 54조의 배합은 실제 처방 중에 항상 나와 있는 것이다. 그러나 『뇌공약대(雷公藥對)』

나 『본초강목(本草綱目)』의 기재와 상당히 다르게 되어 있는 것은 나고야 겐이(名古屋玄醫)가 좋은 배합을 비밀로 두고자 하지 않았기 때문이었을 것이라고 나는 생각한다.

　나고야 겐이(名古屋玄醫)가 약효(藥效)의 차이점을 논할 때, 약물의 귀경설(歸經說)을 채용하고 있는 것은 이주의학(李朱醫學)의 영향에서 아직 충분히 탈피하지 못했음을 증명하고 있다.

　겐이(玄醫)가 약효를 강의할 때 처음에 총론(總論)에 해당하는 것을 말하고 있었을 것이라는 것은 쉽게 상상할 수 있다. 그러나 그것이 전혀 기록되어 있지 않은 것은 배합에 대하여 기초적인 고찰이 불충분했기 때문에 필사(筆寫)하는 것을 금(禁)한 것이라고 나는 생각한다. 그것이 제목을 적요(摘要)라고 표현한 이유일 것이다.

　에도(江戶)시대를 통하여 약물의 배합을 논한 책은 이것뿐이고, 전체 분량도 그다지 많지 않으니 이어서 그 전문(全文)을 소개한다. 다만 가타카나가 뒤섞인 원문(原文)은 히라가나로 고치고, 문부성(文部省)이 발표한 「오쿠리가나[12] 용례집(用例集)」에 따랐다. 사본(寫本)에는 약간의 차이가 있지만 좋은 쪽을 적당히 채용하고 뚜렷한 오자(誤字)를 정정(訂正)하고 각 조에 번호를 달았다.

『훈몽약대적요(訓蒙藥對摘要)』

1. 인삼(人蔘), 황기(黃芪)

둘 다 원기(元氣)를 보(補)한다고 하지만, 황기(黃芪)는 원기

---

12) 역자주 : 한자(漢字)로 된 말을 분명히 읽기 위하여 한자(漢字) 밑에 받치는 가나, 또는 한문(漢文)을 훈독(訓讀)하기 위하여 한자(漢字)의 오른쪽 아래에 다는 가나.

(元氣)가 밖으로 떠오르도록 끌어내는 것이다. 뿌리 밑이 작은 것은 끌어내는 힘이 약하다. 병이 오래된 경우에는 도리어 나쁘다. 오래된 병에는 인삼(人蔘)보다 좋은 것은 없다. 만약 인삼(人蔘)을 1돈(錢) 써도 효과가 없다면 아무리 많이 써도 약효가 없다. 하지만 화평(和平)하게 하는 것이므로 아무리 많이 써도 해는 없다. 대개 표허(表虛)하고 땀이 많은 자는 밖으로 기(氣)를 끌어내기 위하여 황기(黃芪)를 쓴다. 다만 원기(元氣)의 허약(虛弱)에는 인삼(人蔘)을 쓰고, 또 발산(發散)에 쓰일 수 있음은 인삼(人蔘)의 기(氣)를 빌어서 발산(發散)하고자 하기 위해서이다. 안을 보(補)하고 사(邪)를 안으로 끌어들이지 않기 위한 것은 아니다. 이와 같이 인삼(人蔘)과 황기(黃芪)를 같이 쓸 때가 많다.

2. 백출(白朮), 창출(蒼朮)

옛날에는 백출(白朮), 창출(蒼朮) 구별 없이 사용했다. 창출(蒼朮)은 기(氣)가 강렬하므로 습(濕)을 제거하는 데 쓴다. 창출(蒼朮), 백출(白朮)은 모두 건비(健脾)의 효능이 있다. 복중옹색감(腹中壅塞感)이 있고 음식을 먹지 못하는 자에게는 창출(蒼朮)을 쓴다. 백출(白朮)은 비(脾)를 보(補)하므로 원기(元氣)를 돕는다. 그러므로 삼출(蔘朮)을 합하여 원기(元氣)를 크게 돕는다. 출(朮)은 성조(性燥)하므로 신허(腎虛)에 금기(禁忌)라는 설은 크게 잘못된 것이다. 본초(本草)에 축수(逐水), 이요(利腰)라고 되어 있듯이 축수(逐水)일 경우 신기(腎氣)를 강하게 하고 허리를 편하게 한다. 많은 약들 중에서 인삼(人蔘), 백출(白朮), 이미(二味)만이 진짜 보약(補藥)이라고 말하는 것이다. 오장(五臟)도 함께 보(補)한다.

3. 복령(茯苓), 복신(茯神), 택사(澤瀉), 저령(猪苓)

모두 거수(去水)의 효능이 있다. 복령(茯苓)은 심신(心腎)으로 들어간다. 택사(澤瀉)는 비신(脾腎)으로 들어간다. 그 중에서 택사(澤瀉)의 성질이 스며들 정도로 신(腎)을 사(瀉)한다. 복령(茯苓)과 복신(茯神)은 따로 쓰지만 별로 큰 차이는 없다. 심(心)을 보(補)할 때에는 복신(茯神)을 쓸 수 있다고 하니까 후인(後人)이 억지로 이치에 맞지 않는 말을 한 것이지 아무런 차이도 없다. 저령(猪苓)은 택사(澤瀉)보다도 성질이 강렬하다는 것을 명심하라.

4. 감초(甘草), 대조(大棗)

둘 다 여러 약(藥)들을 화합(和合)시키지만 감초(甘草)는 맛이 특히 달수록 더 잘 완화(緩和)시킨다고 하므로 약독(藥毒)을 약화(弱化)시키는 데 반드시 사용한다. 대조(大棗)가 비위(脾胃)의 약(藥)을 조화시킨다는 것에는 조금 구별이 있다. 대조(大棗)는 기(氣)를 조화시킨다. 약(藥)을 조화시키는 것은 아니다.

5. 작약(芍藥), 당귀(當歸)

둘 다 혈(血)을 치료한다고 한다. 둘 다 어혈(瘀血)을 없애고 신혈(新血)을 만든다. 차이점은 작약(芍藥)은 성한(性寒), 당귀(當歸)는 성온(性溫)이다. 작약(芍藥)도 술에 담갔다가 조려서 쓸 수 있으며, 산후(産後) 및 비위허한(脾胃虛寒)한 자에게 쓸 수 있다. 또한 체표(體表)를 움츠리고 땀을 그치게 한다. 그러므로 허증(虛證)에 많이 쓰인다. 건중탕(建中湯)으로 많은 허로(虛勞)를 치료하는 데 주의해야 한다. 중경(仲景)이 천궁(川芎)이 없으면 당귀(當歸)로 대신한다고 말한 것을 보면 궁귀(芎歸)는 같은 효능이라고 본다. 보약(補藥)은 아니라고 본다.

6. 천궁(川芎), 백지(白芷)

둘 다 두통(頭痛)을 치료한다. 두 약(藥)은 기울(氣鬱)을 흩어

버리므로 두통(頭痛) 및 신통(身痛)을 제거한다. 천궁(川芎)은 태양경(太陽經) 및 제경(諸經)으로도 간다. 백지(白芷)는 양명경(陽明經)으로 갈수록 기육(肌肉)을 통하는 성질이 있으므로 종양(腫瘍)의 아픔을 제거한다. 이마 주변의 두통(頭痛)에는 반드시 백지(白芷)를 첨가하라.

7. 세신(細辛), 고본(藁本)

둘 다 두통약(頭痛藥)이다. 세신(細辛)은 소음신경(少陰腎經)으로 들어간다. 고본(藁本)은 풍온(風溫)을 없애므로 두통(頭痛)약이다. 태양경(太陽經)이다. 전통(賞痛)을 제거한다.

8. 생지황(生地黃), 천문동(天門冬)

둘 다 신(腎)을 돕는다. 생지황(生地黃)은 겸하여 심(心)으로도 들어간다. 천문동(天門冬)은 겸하여 비(脾)도 적신다. 모두 혈분(血分)의 약이다.

9. 황백(黃柏), 지모(知母)

둘 다 심화(心火)를 제거한다. 지모(知母)는 양명(陽明)으로 들어가고 기육(肌肉)을 치료한다.

10. 황금(黃芩), 산치자(山梔子)

둘 다 상초(上焦)의 열(熱)을 치료한다. 황금(黃芩)은 폐(肺), 대장(大腸)의 열(熱)을 치료하고 치자(梔子)는 삼초(三焦), 심포락(心包絡)의 열(熱)을 치료한다.

11. 산약(山藥), 백편두(白扁豆)

둘 다 비(脾)를 보(補)하는 것이다. 산약(山藥)은 달기 때문에 비음(脾陰)을 북돋아 주고 신(腎)도 겸해서 북돋아 준다. 편두(扁豆)는 미온(微溫)하고, 기(氣)를 내리고, 곽란(霍亂), 구토(嘔吐), 사리(瀉痢)를 치료한다.

12. 검실(芡實), 연육(蓮肉)

둘 다 오래된 사리(瀉痢)를 치료한다. 둘 다 비위(脾胃)를 보(補)하고 심(心)을 굳세게 한다. 둘 다 장풍(腸風)을 멈출 만큼 구리(久痢)를 치료한다. 거의 같은 효능이다. 정(精)을 가(加)하고 백탁(白濁)을 치료하는 데에는 검실(芡實)을 쓰고, 구리(久痢)를 치료하는 데에는 연육(蓮肉)을 쓴다.

13. 진피(陳皮), 지각(枳殼)

둘 다 흉격(胸膈)의 막힘을 없앤다. 그 중에서 진피(陳皮)는 가슴 속의 찌꺼기를 없애며, 지각(枳殼)은 흉중지고(胸中至高)의 기(氣)를 내릴 정도로 진피(陳皮)보다 성(性)이 강렬하다. 또한 대장(大腸)의 기(氣)를 사(瀉)한다. 그러므로 설사(泄瀉)가 자주 나서 대변(大便)을 보러 가고 싶은 것은 기(氣)가 막히기 때문이므로 지각(枳殼)을 쓸 수 있다.

14. 지실(枳實), 후박(厚朴)

둘 다 비위(脾胃)의 실만(實滿)을 없앤다. 후박(厚朴)은 습(濕)을 없애며 창만(脹滿)을 치료한다. 지실(枳實)은 상완(上脘)이 굳게 막힌 것을 없앤다. 그러므로 실담(實痰)에 쓸 수 있다. 대저 지각(枳殼)은 하부(下部)의 약이다. 지실(枳實)은 상초(上焦)의 약이다. 지각(枳殼)이 삼소음(蔘蘇飮)에 들어가는 것은 풍한(風寒)으로 대장(大腸)의 기(氣)가 막히는 것에 지각(枳殼)을 쓰는 것이라고 본다.

15. 반하(半夏), 천남성(天南星)

둘 다 담(痰)을 치료하는 약이다. 천남성(天南星)은 풍담(風痰)을 제거한다. 그러므로 간질병(癎疾病)에 쓴다. 반하(半夏)는 흉격(胸膈)의 기(氣)를 내리고 음(飮)을 말릴 정도로 담음(痰飮)에 쓰인다. 밤에 잠을 못자는 것에 쓰이며 효과가 좋다. 기(氣)를 내리기 때문이다. 비위(脾胃)가 약하여 음식을 소화시키지 못해서 흉격(胸膈)에 머물러 있는 것에는 보약(補藥)을 첨가하면 효과가 매우 좋다.

16. 향부자(香附子), 오약(烏藥)

둘 다 기(氣)를 순조롭게 한다. 향부자(香附子)는 신기(腎氣)가 막힌 것을 순환시켜 준다. 부인(婦人)의 마음이 편안하지 않으면 신기가 울체되어 두통(頭痛), 열기(熱氣), 불식(不食) 등 여러 가지 증상이 있게 된다. 향부자(香附子)는 기(氣)를 순조롭게 하는 데 쓰이며, 효과가 있다. 그러므로 부인(婦人)의 성약(聖藥)이라고 말한다. 오약(烏藥)은 냉(冷)으로 기(氣)가 막혀 배가 아프고 숙식(宿食)이 소화되지 않는 것을 치료하는 데, 모두 냉기(冷氣)로 막혀 있기 때문이다. 모든 냉기(冷氣)를 치료하는 데 뛰어나다.

17. 사삼(沙蔘), 단삼(丹蔘)

사삼(沙蔘)은 폐음(肺陰)을 북돋아 주고, 단삼(丹蔘)은 마음을 진정시키며 어혈(瘀血)을 제거한다. 그러므로 심한 간질병(癎疾病)에 쓴다. 노수(勞嗽)에 사삼(沙蔘)을 쓰는 것은 폐음(肺陰)을 보(補)해 주기 때문이다. 노수(勞嗽)로 원기(元氣)가 쇠약해졌을 때 인삼(人蔘)을 쓰면 원기(元氣)가 보(補)해져서 기침이 나아지므로 사삼(沙蔘) 대신 쓴다고 말하는 것은 잘못된 것이다. 인삼(人蔘)은 폐양(肺陽)을 보(補)하고 사삼(沙蔘)은 폐음(肺陰)을 보(補)하는 것이므로 대신할 수 있는 것이 아니다. 대단히 잘못된 말이다.

18. 패모(貝母), 백합(百合)

모두 폐수(肺嗽)를 치료한다. 그 중에 백합(百合)은 맛이 감평

(甘平)하여 많이 사용해도 맛이 쓰지 않다. 노수(勞嗽)로 비위(脾胃)가 약(弱)하고 기침하는 것을 치료하는 약을 쓰고자 할 때에는 백합(百合)이 가장 좋은 약이다. 패모(貝母)는 가래를 깨끗이 한다. 번민(煩悶)을 없애고 상기(上氣)를 내려 준다. 또한 유암(乳癌), 나력(瘰癧)의 종양(腫瘍)에 쓴다.

19. 청피(靑皮), 오수유(吳茱萸)

모두 협복(脇腹)의 막힘을 내려가게 한다. 모두 궐음간경(厥陰肝經)에 들어간다. 청피(靑皮)는 견적(堅積)을 깨뜨리고 체기(滯氣)를 없애며, 오수유(吳茱萸)는 한기(寒氣)가 파묻혀 막혀 있는 것을 훑어내린다. 성(性)이 대열(大熱)하므로 보통의 것과는 다르다.

20. 삼계(三桂)

모두 심신(心腎)의 풍한(風寒)을 없앤다. 계지(桂枝)는 체표(體表)를 따뜻하게 하고 흩는다. 육계(肉桂)는 하부(下部)의 속을 따뜻하게 해준다. 또한 수기(水氣)를 잘 사라지게 한다. 더울 때 물을 많이 마셔서 괴로울 때는 반드시 써야 한다. 또한 첨과(甜瓜)와 과일에 체했을 때에는 반드시 사용해야 한다. 계심(桂心)은 심(心)으로 들어가며 심통(心痛) 등에 쓴다.

21. 마황(麻黃), 갈근(葛根)

모두 발산(發散)하는 약이다. 경락(經絡)의 대리역할을 한다. 마황(麻黃)은 태양경(太陽經), 갈근(葛根)은 양명경(陽明經)이다. 갈근(葛根)은 몸의 강한 경련(痙攣)을 치료한다.

22. 갈분(葛粉), 천화분(天花粉)

모두 갈증(渴症)을 멈추고, 번열(煩熱)을 없애는 면에서 대체로 같다. 천화분(天花粉)도 몸이 경직되는 것을 치료한다. 갈분(葛粉)의 성질은 평(平)하고 비위(脾胃)를 해치지 않는다.

23. 자소(紫蘇), 박하(薄荷)

모두 폐기(肺氣)의 표한(表寒)을 제거하고, 기(氣)를 빠르게 한다. 박하(薄荷)는 맛이 신(辛)하고, 성(性)이 열(熱)하다. 자소(紫蘇)는 평(平)하다. 또한 혈액순환(血液循環)을 촉진한다. 그러므로 부인의 혈병(血病)에 사용할 때가 많다.

24. 원지(遠志), 석창포(石菖蒲)

모두 신(腎)에 들어가며 지(志)를 굳세게 한다. 그 중에 석창포(石菖蒲)는 귀머거리를 치료하고 눈을 밝게 한다고 되어 있다.

25. 시호(柴胡), 지골피(地骨皮)

모두 허열(虛熱)을 치료한다. 시호(柴胡)는 소양경(少陽經)의 약으로 한열왕래(寒熱往來), 번열(煩熱)을 없애고 겸하여 식적(食積)을 소화시킨다. 지골피(地骨皮)는 골수(骨髓)의 열(熱)을 제거하고 골증(骨蒸)을 치료한다.

26. 생강(生薑), 총백(蔥白)

모든 발산약(發散藥)에 반드시 들어간다. 다 같지만 생강(生薑)은 구토(嘔吐)를 멈추고 가래를 없앤다. 또한 여러 약(藥)의 독(毒)을 제압하며 발산(發散)하는 데에도 들어간다. 총백(蔥白)도 여러 약(若)의 독(毒)을 제거하지만 전문적으로 양명경(陽明經)의 두통(頭痛)을 없앤다. 태(胎)를 편안하게 하는 데 쓰이기도 한다.

27. 신곡[신곡(神麯)], 맥아(麥芽), 산사자(山査子), 내복자(萊菔子)

모두 식체(食滯)를 제거한다. 다른 점은 신곡(神麯)은 수곡(水穀)을 해소한다. 맥아(麥芽)는 곡물(穀物)을 소화시킨다. 지황전(地黃煎)을 반죽할 때 맥아(麥芽)가 들어가는 것은 찹쌀을 끈적끈적하게 녹이기 위해서이다. 맥아(麥芽)를 넣으면 잘 녹아서 반죽덩

어리가 되지 않도록 하는 것으로써 알 수 있다고 노의(老醫)가 가르치셨다. 산사자(山査子)는 어육(魚肉)을 소화시킨다. 또한 산기(疝氣)의 주약(主藥)이다. 내복자(萊菔子)는 면류(麵類)를 소화시킨다고 되어 있다. 각각 소화시키는 것이 다르다고 되어 있다. 각각 첨가하여 사용한다.

28. 방풍(防風), 형개(荊芥)

모두 피부(皮膚)의 풍(風)을 제거한다. 그 중에서 형개(荊芥)는 폐기(肺氣)를 사(瀉)하고 또한 혈(血)을 사(瀉)함에 있어서 방풍(防風)보다는 쓰기 어렵다는 것을 명심하라. 형개(荊芥)는 어혈(瘀血)을 없애는 효능이 있으므로 부인(婦人)에게 많이 쓰인다.

29. 석고(石膏), 연교(連翹)

모두 장위(腸胃)의 열(熱)을 없애고 기열(肌熱)을 해소(解消)하는데, 석고(石膏)는 적시는 효능이 있다. 또한 석약(石藥)이라서 성한(性寒)이라고 하지만 내한(內寒)의 증(症)에 써도 괜찮다. 너무 두려워 말고 써야 한다.

30. 강활(羌活), 독활(獨活)

둘 다 풍습(風濕)에 맞아서 온몸의 뼈마디가 아픈 데 쓴다. 강활(羌活)은 태양(太陽), 독활(獨活)은 소음(少陰)의 경락(經絡) 역할을 한다. 그 중에서 독활(獨活)을 쓰는 증상이 많다. 반드시 풍습(風濕)을 제거한다는 것을 명심하라.

31. 길경(桔梗), 전호(前胡)

둘 다 담해(痰咳)가 있는 감기에 쓴다. 길경(桔梗)은 인통(咽痛)을 멈추고, 코가 막히는 것을 제거하며 흉격(胸膈)을 이롭게 한다고 되어 있다. 또한 많은 약(藥)을 실어나르는 배라고 말하여 상초부(上焦部)에 뜨게 하고 싶은 경우 반드시 길경(桔梗)을 쓴다.

좋은 것은 아니다. 위에 뜨는 것이다. 위란 밑에서 올라오는 것이다. 부(浮)란 제약(諸藥)의 기(氣)를 위에 띄워 주는 것이다. 전호(前胡)는 담실(痰實)을 제거하고 상한(傷寒)의 한열(寒熱)을 없애므로 감기의 담해(痰咳)에 쓰인다. 또한 굳게 뭉친 것을 깨뜨리고 안태(安胎)의 효능도 있다.

32. 행인(杏仁), 상백피(桑白皮)

둘 다 기침을 치료한다. 행인(杏仁)은 기역(氣逆)을 내려줌으로써 기침을 멈추고, 상백피(桑白皮)는 폐(肺)의 습(濕)을 없앰으로써 기침을 치료한다.

33. 선복화(旋覆花), 백개자(白芥子)

둘 다 해역(咳逆), 천식(喘息)을 치료한다. 선복화(旋覆花)는 폐기(肺氣)를 발산(發散)시켜 소모하며, 신병(新病)의 상한(傷寒)에 쓰인다. 백개자(白芥子)는 기(氣)를 내리지만 혈(血)을 파괴하는 작용이 있다.

34. 빈랑자(檳榔子), 대복피(大腹皮)

둘 다 장습(瘴濕)을 제거하고 견적(堅積)을 누른다. 빈랑자(檳榔子)는 많은 견적(堅積)을 없애는 것이 마치 철석(鐵石)과 같다고 말한다. 산기(疝氣)의 통증에 쓰인다. 대복피(大腹皮)는 경락(經絡), 피부(皮膚)에 들어가며 수기(水氣)를 없애고 수종(水腫)을 치료한다.

35. 목향(木香), 침향(沈香)

둘 다 기(氣)를 순환시킨다. 목향(木香)은 신(腎)으로 들어간다. 침향(沈香)은 훨씬 아래쪽으로 내려간다. 발밑까지 가라앉으므로 하부(下部)의 기(氣)가 막힌 것에 쓰인다. 목향(木香)은 복통(腹痛)을 치료하는데 기체(氣滯)된 것을 순환시켜 주기 때문이다. 기미(氣味)가 온열(溫熱)함에 따라 냉기(冷氣)를 없애기 때문이다.

36. 대황(大黃), 망초(芒硝)

둘 다 장위(腸胃)의 열조(熱燥)를 없애고 대변(大便)을 적신다. 망초(芒硝)는 신(腎)으로 들어간다. 대황(大黃)은 대장(大腸)으로 들어간다.

37. 모려(牡蠣), 용골(龍骨)

둘 다 유정(遺精)을 그치게 한다. 그러므로 신기(腎氣)의 이탈(離脫)을 수렴(收斂)한다. 땀을 그치게 하기 때문이다. 한편 모려(牡蠣)는 덩어리진 가래를 물렁물렁하게 삭히는 효능이 있다. 이 효능을 세상에서는 모른다. 다만 유정(遺精)의 약이라는 것만 알고 있다.

38. 삼릉(三稜), 아출(莪朮)

둘 다 징가(癥瘕)를 풀어 주며 혈괴(血塊)를 치료하는 것 같다. 삼릉(三稜)은 혈(血) 중의 기(氣)를 깨뜨리고, 아출(莪朮)은 기(氣) 중의 혈(血)을 깨뜨린다는 것이 다르다. 그러므로 흔히 겸하여 쓴다.

39. 파두(巴豆), 견우자(牽牛子)

둘 다 대변(大便)을 내리는 것이다. 파두(巴豆)는 대열(大熱), 견우자(牽牛子)는 대한(大寒)의 차이가 있다. 둘 다 혈폐(血閉)를 내린다.

40. 진교(秦艽), 방기(防己)

둘 다 경락(經絡), 근골(筋骨) 사이의 풍습비(風濕痺)를 없앤다. 차이점은 진교(秦艽)는 보(補)하는 작용이 있고 근맥(筋脈)을 돕는데, 방기(防己)는 독(毒)이 있고 사(瀉)하는 것이다. 수종(水腫)을 제거한다.

41. 활석(滑石), 해금사(海金沙)

둘 다 소변(小便)을 통하며 임질(淋疾)을 치료한다. 같은 효능이다. 활석(滑石)은 방광(膀胱)으로 들어가며 기분(氣分)의 약이다. 해금사(海金砂)는 소장(小腸)에 들어가며 혈분(血分)의 약이다. 그러므로 활석(滑石)은 수(水)를 이롭게 하고 갈증(渴症)을 멈추며, 해금사(海金沙)는 어혈(瘀血)을 없애고 임질(淋疾)을 치료한다.

42. 목통(木通), 등심(燈心)

둘 다 소변(小便)을 통하게 하는 약이다. 둘 다 풍습(風濕)을 없애기 때문에 허증(虛證)에는 사용하지 않는다.

43. 산수유(山茱萸), 구기자(枸杞子)

둘 다 신(腎)을 보(補)하고, 정수(精髓)를 더해 주고, 음기(陰氣)를 강하게, 하며 양도(陽道)를 일으킨다. 차이점은 산수유(山茱萸)는 끈끈하고 정활(精滑)을 멈추게 한다는 차이뿐이다.

44. 마인(麻仁), 도인(桃仁)

둘 다 대변(大便)을 무르게 한다. 마인(麻仁)은 풍열(風熱)이 뭉친 것을 없애고, 도인(桃仁)은 혈중(血中)의 열(熱)을 없애므로 대변(大便)을 통하게 하는 효능이 있다. 마인(麻仁)을 어혈(瘀血) 푸는 데에 쓰는 것도 혈중(血中)의 열(熱)을 없애기 때문이다. 고인(古人)은 행인(杏仁)과 마인(麻仁)을 같은 효능으로 사용했다. 모두 대변(大便)을 통하게 하는 데에 쓴다. 행인(杏仁)은 폐(肺)로 들어가고 기분(氣分)의 약이다. 도인(桃仁)은 간(肝)으로 들어가고 혈분(血分)에 쓴다.

45. 홍화(紅花), 소목(蘇木)

둘 다 어혈(瘀血)을 없애고 신혈(新血)을 만든다. 그 중에서 소목(蘇木)은 좌상(挫傷)에 쓴다.

46. 곽향(藿香), 정향(丁香)

둘 다 위(胃)를 열고 반위(反胃), 구토(嘔吐), 복통(腹痛)을 치료한다. 비위(脾胃)를 따뜻하게 한다. 차이점은 곽향(藿香)은 발산(發散)의 힘이 있어서 이 1미(味)로 인해 발산(發散)의 약이 되어 팔해산(八解散)이라고 한다.

47. 위령선(威靈仙), 우슬(牛膝)

둘 다 온몸의 통증을 치료한다. 위에는 위령선(威靈仙)을 사용하고 아래에는 우슬(牛膝)을 쓴다.

48. 우방자(牛蒡子), 현삼(玄參)

둘다 은진(癮疹)을 치료한다. 근육(筋肉)을 풀어 주고 인후(咽喉)의 부종(浮腫)을 없애며, 두면(頭面)의 부종(浮腫)을 치료한다. 모두 무근(無根)의 화(火)를 수렴하는 것이다. 따라서 하마온(蝦蟆瘟)을 치료한다. 차이점은 우방자(牛蒡子)는 폐(肺)로 들어가고, 현삼(玄參)은 신(腎)으로 들어간다.

49. 목단피(牧丹皮), 오가피(五加皮)

둘 다 노증(勞蒸)을 치료한다. 차이점은 목단피(牧丹皮)는 혈분(血分)으로 들어가고 오가피(五加皮)는 기분(氣分)으로 들어간다.

50. 육두구(肉豆蔲), 사인(砂仁)

둘 다 신(腎)으로 들어가고, 위(胃)를 열고, 식욕(食慾)을 일으키며, 설사(泄瀉)를 멈춘다. 신(腎)은 위(胃)의 관문(關門)이라고 하기 때문이다. 신기(腎氣)를 강하게 하므로 이러한 효과가 있다. 그 중에서 육두구(肉豆蔲)는 조금 적셔 주기도 한다는 차이가 있다. 대개 두 약을 합하여 쓰고 있다.

51. 유향(乳香), 몰약(沒藥)

둘 다 어혈(瘀血)을 풀어주는 데 쓴다. 차이점은 유향(乳香)은 약간 보(補)하는 힘이 있을 따름이다.

52. 죽엽(竹葉), 죽여(竹茹)

둘 다 허번(虛煩)을 치료한다. 차이점은 죽엽(竹葉)은 사(瀉)하고, 죽여(竹茹)는 보(補)하는 힘이 있다. 급증(急症)에는 죽엽(竹葉)을 쓰고, 완증(緩症)에는 죽여(竹茹)를 쓴다.

53. 죽력(竹瀝), 형력(荊瀝)

둘 다 담(痰)을 제거한다. 죽력(竹瀝)은 허담(虛痰)을 치료하고, 형력(荊瀝)은 실담(實痰)을 치료한다.

54. 초과(草果), 백두구(白豆蔻)

둘 다 비위(脾胃)를 따뜻하게 한다. 그 중에서 백두구(白豆蔻)에는 폐(肺)를 따뜻하게 하는 힘이 있다.

해기(解肌)에 대하여

『송판상한론(宋版傷寒論)』에는 해기(解肌)라는 말이 두 번 사용되고 있다. 하나는 태양경편상(太陽經篇上)의 계지가갈근탕(桂枝加葛根湯)의 조문의 바로 뒤에

(1) 계지본위해기(桂枝本爲解肌), 약기인맥부긴(若其人脈浮緊), 발열(發熱), 한불출자(汗不出者), 불가여지야(不可與之也), 상수식차물령오야(常須識此勿令誤也).

다른 하나는 변불가하병편(辨不可下病篇)의 처음 부분에 있는 매우 긴 조문 중에 있다.

(2) 맥유이긴(脈濡而緊), 유즉위기산(濡則衛氣微), 긴즉영중한(緊則榮中寒), 양미위중풍(陽微衛中風), 발열이오한(發熱而惡寒), 영긴위기랭(榮緊胃氣冷), 미구(微嘔), 심내번(心內煩), 위위유열(胃謂有熱), 해기이발한(解肌而發汗), 망양허번조(亡陽虛煩躁), 운운(云云).

보통은 (2)는 문제로 삼지 않고, 언제나 (1)만 인용한다. 게다가 (1)의 조문의 맨뒤 구절부터 식차(識此)와 물오(勿誤)를 택해서 아사다 쇼우하쿠(淺田宗伯)가 식차(識此)를 자(字)로 하고, 물오

(勿誤)를 약실(藥室) 이름에 쓴 것으로 특히 유명하다. 여기서는
(1)의 앞부분을 문제로 하려고 한다.

해기(解肌)란 예를 들면『한방치료백과(漢方治療百科)』[아라기
세이인(荒木正胤) 저]에서는 "살 표면에 있는 사기(邪氣)를 해산
(解散)시킨다는 의미입니다. 표(表)를 구(救)한다는 것은 몸의 표
위(表位)가 허(虛)한 것을 도와 준다는 것을 말합니다. 기(肌)라
는 것은 기육(肌肉)이며 피부(皮膚)가 아닙니다. 피부(皮膚)보다
훨씬 폭(幅)이 있으므로 일본에서도 살이라고 말하고 있습니다. 학
자기(學者肌, 학자 타입)라든가, 용감기(勇敢肌, 용감한 타입)라든
가 하고 말할 때의 기(肌, 살)입니다."라고 정중하게 설명하고 있
다. 다른 책에서도 이것과 완전히 같은 해석을 하고 있다.

그런데 (1)의 제1구의 "계지(桂枝)는 원래 해기(解肌)가 된다."
의 해석에 두 가지가 있는데 첫째는 해기(解肌)는 계지(桂枝) 단
미(單味)의 약효(藥效)를 나타낸 것이라는 해석이며, 둘째는 해기
(解肌)는 계지탕(桂枝湯)의 특수한 약효(藥效)를 나타낸 것이라
는 해석이다.

우선 첫째 해석은『송판상한론(宋版傷寒論)』에 있는 장기(張
機)의 서문(序文) 중의『태려약록(胎臚藥錄)』의 일부가 아닐까라
고까지 상상하는 사고방식이다.

『상한론해설(傷寒論解說)』[오오츠카 게이세츠(大塚敬節) 저]의
p.126에『태려약록(胎臚藥錄)』의 설명이 있다. "태려(胎臚)는 나
열(羅列)의 뜻이며 약록(藥錄)은 약물에 대해 쓴 것이기 때문에
본초서(本草書)의 부류이겠지만 이것도 전해지지 않고 있다."라고
되어 있다.

『제교대한화사전(諸橋大漢和辭典)』에서 보면 태(胎)의 의미 중

에서 약록(藥錄)과 연관될 수 있는 것을 보면 ①품다, ②처음, ③기르다 등이고, 마찬가지로 려(臚)의 의미는 ①가죽(피), ②관통, ③전하다 등이라고 되어 있다. 그러므로 나열(羅列)의 의미는 려(臚)밖에 없으며 태려(胎臚)에 그러한 의미가 있다는 것은 일단 생각할 수 없다. 나는 오히려 '처음 전했다.' 혹은 '처음 관통되었다.'라는 의미로 해석하고 싶지만 그래도 이상한 책이름이다.

야마다 세이친(山田正珍)은 『상한론집성(傷寒論集成)』에서 "태평어람(太平御覽)의 칠백이십이권(七百二十二卷)에 장중경방(張仲景方)의 서(序)를 펴고 말하되, 위범(衛汎)[후한(後漢) 사람]은 의술(醫術)을 좋아하고, 젊어서 중경(仲景)을 스승으로 모셨고, 재식(才識)이 있고, 『사역삼부궐경(四逆三部厥經)』 및 『부인태장경(婦人胎藏經)』, 『소아려시방(小兒臚方)』 3권을 저술했다고 한다. 이로부터 생각해 보니 이른바 태려(胎臚)는, 즉 부인소아(婦人小兒)의 뜻일 따름이다."라고 논하고 있는데 이것도 납득할 수 없다.

이 책의 이름은 서문(序文)에 씌어 있을 뿐이고, 그 내용의 일부라도 또 그 유래에 대해서도 전혀 모르는 책이기 때문에 『태려약록(胎臚藥錄)』에 대해 경솔하게 말해서는 안된다. 이 뿐만 아니라 (1)의 조문의 중간을 보면 "맥(脈)은 부긴(浮緊), 발열(發熱), 땀이 나지 않는(無汗) 자는 주지 말아야 한다."라고 되어 있는 것은 마황탕(麻黃湯) 혹은 갈근탕(葛根湯)의 적응증이며, 이 두 처방에는 계지(桂枝)가 사용되고 있으며 또한 계지(桂枝)가 주약(主藥)은 아니지만 중요한 역할을 맡고 있기 때문에 계지(桂枝)를 주어서는 안된다고 해석하지 말고, 계지탕(桂枝湯)을 주어서는 안된다고 해야 한다. 이러한 까닭으로 첫번째 해석이 성립되지 않는다는 것은 분명하다.

그런데 『약록(藥錄)』에 접한 김에 말해 두고 싶은 것이 있다. 서문(序文) 중의 『약록(藥錄)』을 기록한 점이다. 『상한론』의 서문 자체를 믿을 수 없다고 하는 사람도 있는데 이런 사람들을 제외하면 예를 들어 야마다 세이친(山田正珍) 등은 서문의 전반부의 사과반의(思過半矣)까지가 중경의 서문이라고 하고 주해(註解)도 그것까지만 달아 놓았다. 그 진실이라고 한 부분에 "힘써 고훈(古訓)을 구하고 널리 많은 처방을 받아들이고, 『소문구권(素問九卷)』[영추(靈樞)], 『팔십일난(八十一難)』[난경(難經)], 「음양대론(陰陽大論)」, 『태려약론(胎臚藥論)』을 찬용(撰用)하고, …… 『상한졸병론(傷寒卒病論)』을 만들다."라고 되어 있다. 소문(素問), 영추(靈樞), 난경(難經)이 여기에 나와 있는 것은 나로서는 납득할 수 있지만 소문(素問) 등이 이 황하문화권(黃河文化卷)에서 만들어진 의서(醫書)이며, 양자(兩者)는 체계를 달리 한, 관계가 없는 것이라는 입장을 취하는 사람에게 있어서는 이것은 엉터리 서문이 되고 만다.

그러나 나는 이것에 대하여 매우 다른 생각을 하고 있다. 그것은 장중경(張仲景)이 후한(後漢) 말기의 사람이라면 더욱 다른 의서를 참고했을 것이다. 『한서예문지(漢書藝文志)』의 「방기략(方技略)」 부분에는 의경(醫經)으로서는 『황제내경십팔권(黃帝內經十八卷)』, 『외경삼십칠권(外經三十七卷)』, 『편작내경구권(扁鵲內經九卷)』, 『외경십이권(外經十二卷)』 등 7종의 책이름이 기록되어 있기 때문에 중경의 서문과 합치되고 있는데, 경방(經方)에 대해서는 11종의 책이름이 기록되어 있고, 그 중에는 이미 『상한론』과의 관계를 논하고 있는 「풍한열십육병방이십육권(風寒熱十六病方二十

六卷)」, 「태시황제편작유부방이십삼권(泰始黃帝扁鵲兪拊方二十三卷)」, 「탕액경법삼십이권(湯液經法三十二卷)」이 있다. 서문에 "널리 많은 처방을 받아들이고"라고 스스로 쓰고 있기 때문에 이러한 경방(經方)의 어느 하나라도 입수할 수 없었던 것은 아니라는 것이 분명하다. 그러므로 서문에 경방(經方)이 하나도 열거되어 있지 않은 것에는 무엇인가 이유가 있어야 한다.

이것을 요즘의 사건에 갖다 붙여 놓고 생각해 보면 알기가 쉽다. 유명한 대학의 교수라고 할지라도 제자의 업적을 받아들여서 자기의 이름으로 발표하거나, 다른 사람의 설을 무단으로 자기의 논문(論文)에 사용하고 있는 것은 때때로 신문의 이야깃거리로 되고 있으므로 일반 사람들도 알기 쉽지만 그 빈도는 일반 사람들의 생각보다 훨씬 많다. 그런데 실제로는 더욱 많이 있는데도 신문에도 주간지에도 싣지 않은 것이 있다. 그것은 자기의 연구에 가장 도움이 되는 타인의 저서(著書)나 논문(論文)이나 발상(發想) 등을 숨기는 것이다. 한 줄도 쓰지 않는 수법이다. 다른 사람의 논(論)에서 일부를 무단으로 인용하는 것 등은 증거가 남는 만큼 아직은 귀여운 점이 있다고 말해도 좋다. 증거를 똑똑히 남기지 않는 수법은 대단히 많으며, 유명한 학자의 저서에서도 항상 볼 수가 있다. 이와 같은 행위를 하는 원인은 결국 그 사람이 자신의 명예(名譽)를 추구하려는 욕심(慾心)이 있기 때문이다. 옛날 사람이라도, 또한 성인 취급을 받고 있었던 장중경(張仲景)에게도 이와 같은 명예욕(名譽慾)이 없었다고는 단언할 수 없다.

내가 몇 년 전에 『상한론』의 도량형을 조사했을 때 무게 단위로 냥(兩)만을 사용한 처방, 냥(兩)과 수(銖)를 사용한 처방, 그것에 푼(分)을 첨가한 처방, 무게가 아닌 비율을 나타낸 푼(分)을 사용한 처방과 같이 3～4군(群)으로 처방을 나눌 수 있었다. 이것이 "널리 여러 처방을 받아들이고"라는 표현의 하나라고 생각했는데, 그 중에서 중요한 것만이라도 서문 중에 명기해야 한다고 나는 생각한다. 그것을 하지 않은 이상 중경은 인격(人格)을 의심당해도 어쩔 수 없는 것이다. 『음양대론(陰陽大論)』과 『태려약록(胎臚藥錄)』이라는 까닭 모르는 책에서 훔쳐 꾸몄다고 나는 생각한다.

그러면 해기(解肌)는 계지탕(桂枝湯)의 작용을 나타낸 말이라는 두번째 해석으로 옮긴다. 『상한론강의(傷寒論講義)』[오쿠다 겐죠(奧田謙藏) 저]의 p.26에는 (1)의 조문의 해설이 나와 있는데 그 중에 "해기(解肌)란 기표(肌表)를 그 부위로 하는 태양병(太陽病)을 화해(和解)한다고 말하는 것이다. 이 해기(解肌) 두 글자로서 본래 발한제(發汗劑)가 아니라는 것이 분명해진다."고 논하고 있다. 또한 『상한론해설(傷寒論解說)』의 p.150에서는 태양병(太陽病), 두통발열(頭痛發熱), 한출(汗出), 오풍자(惡風者), 계지탕주지(桂枝湯主之). 조문의 해설 중에서 "이것은 표(表)가 허(虛)하여 자연히 땀이 나므로 계지탕(桂枝湯)으로 표(表)를 보(補)해주면 체표(體表)의 기능이 회복되어 정상으로 돌아가므로 땀이 멎는 것이다. 그러므로 고인(古人)은 계지탕(桂枝湯)을 해기지제(解肌之劑)라고 말하고 있다. 해기(解肌)는 살을 화해한다는 뜻이다." 라고 마찬가지의 설명을 하고 있다.

『상한론』에서는 태양병(太陽病)은 초기에 발한해열(發汗解熱)시키는 것을 원칙으로 하고 있다. 발한(發汗)을 촉진하기 때문에 그 환자는 무한(無汗)일 것이라고 생각할 필요는 없고, 땀이 나와도 발한시켜서 자연치유력을 발동시켜야 할 경우가 있다는 것을 태양병편(太陽病篇)의 처음 부분에서 논하고 있다고 나는 해석한다. 발한제(發汗劑)라고 해도 그 작용에 강약(强弱)이 있는 것은 말할 필요도 없으니 계지탕(桂枝湯)은 온화(溫和)한 발한제(發汗劑)로 보아도 좋다고 생각한다. 『송판상한론(宋版傷寒論)』에서도 계지탕(桂枝湯)을 발한제(發汗劑)라고 말하는 부분이 있다는 것을 다음에 표시한다.

(1) 복계지탕(服桂枝湯), **대한출후**(大汗出後), 대번갈불해(大煩渴不解), 맥홍대자(脈洪大者), 백호가인삼탕주지(白虎加人蔘湯主之). 나는 두번째 구절의 대(大)는 불(不)의 오자(誤字)라고 보고 있는데, 상한론강의(傷寒論講義)에서도 상한론해설(傷寒論解說)에서도 대한(大汗)이라고 하고 있다. 그렇다면 계지탕(桂枝湯)은 정확하게 발한제(發汗劑)이다.

(2) 병인장무타병(病人藏無他病), 시발열(時發熱), 자한출이불유자(自汗出而不癒者), 차위기불화야(此衛氣不和也), 선기시(先其時), **발한즉유**(發汗則癒), 의계지탕(宜桂枝湯).

(3) 상한(傷寒), 발한이해(發汗已解), 반일허부번(半日許復煩), 맥부삭자(脈浮數者), **가갱발한**(可更發汗), 의계지탕(宜桂枝湯).

(4) 맥부이삭자(脈浮而數者), **가발한**(可發汗), 속계지탕(屬桂枝湯).

이와 같이 『상한론』을 조금 본 것만으로도 계지탕이 발한제라는 것을 나타낸 조문(條文)을 몇 가지 발견할 수 있다. 계지탕의 발한(發汗) 작용을 특히 해기(解肌)라고 말하여 구별할 필요는 없다. 이 점은 상한론 이외의 책을 조사하면 더욱 분명해진다. 『천금방(千金方)』 권구(卷九), 『상한론』 중의 발한탕(發汗湯) 제5에 세 개의 처방이 있다[약물(藥物)의 양(量)은 생략한다].

- 육물해기탕(六物解肌湯). 치상한(治傷寒), 발열(發熱), 신체동통방(身體疼痛方).

  갈근(葛根), 복령(茯苓), 마황(麻黃), 모려(牡蠣), 생강(生薑), 감초(甘草).
- 해기탕(解肌湯). 치상한(治傷寒), 온병방(溫病方).

  갈근(葛根), 마황(麻黃), 황금(黃芩), 작약(芍藥), 감초(甘草), 대조(大棗).
- 해기승마탕(解肌升麻湯). 치시기이삼일불해방(治時氣二三日不解方).

  승마(升麻), 작약(芍藥), 석고(石膏), 마황(麻黃), 감초(甘草), 행인(杏仁), 견치(貝齒).

『외대비요(外臺秘要)』제1권에 두 개의 처방이 있다.

- 심사(深師), 마황해기탕(麻黃解肌湯). 요상한이삼일(療傷寒二三日), 번동불해자방(煩疼不解者方).

  마황(麻黃), 감초(甘草), 행인(杏仁), 계심(桂心).
- 고금험록(古今錄驗), 해기탕(解肌湯). 요상한(療傷寒), 발열(發熱), 신체동통방(身體疼痛方).

  갈근(葛根), 마황(麻黃), 복령(茯苓), 모려(牡蠣).

『외대비요(外臺秘要)』제3권에 세 개의 처방이 있다.

- 주후(肘後), 요천행일이일(療天行一二日), 마황해기탕방(麻黃解肌湯方).

  마황(麻黃), 승마(升麻), 감초(甘草), 작약(芍藥), 석고(石膏), 행인(杏仁), 견치(貝齒).
- 주후(肘後), 갈근해기탕(葛根解肌湯).

갈근(葛根), 작약(芍藥), 마황(麻黃), 대청(大靑), 감초(甘草), 황금(黃芩), 석고(石膏), 대조(大棗), 계심(桂心).

- 연년비록(延年秘錄), 해기탕(解肌湯). 주천행병이삼일(主天行病二三日), 두통장열자방(頭痛壯熱者方).

건갈(乾葛), 마황(麻黃), 작약(芍藥), 황금(黃芩), 감초(甘草), 대조(大棗), 계심(桂心).

이러한 해기(解肌)라는 이름을 붙인 처방을 보면 특히 계지(桂枝) 또는 계지탕(桂枝湯)과 관련되어 있는 느낌은 전혀 없다. 심사방(深師方)의 마황해기탕(麻黃解肌湯) 같은 것은 『상한론』의 마황탕(麻黃湯) 외에는 없다는 것은 특히 주목할 바이다. 또한 갈근탕(葛根湯)과 비슷한 처방에도 해기(解肌)가 사용되고 있다.

이렇게 보니 계지탕(桂枝湯)의 해기(解肌) 작용을 특별한 것으로 하는 설명은 아무 근거도 없는 것이 된다. 그래서 나는 (1) 조문의 마지막 구절인 "계지(桂枝)는 원래 해기(解肌)가 된다."를 『상한론』의 계지탕(桂枝湯)이라는 처방은 원래는 해기탕(解肌湯), 혹은 계지해기탕(桂枝解肌湯)이라고 불렀던 처방과 같다라고 해석하는 것이다.

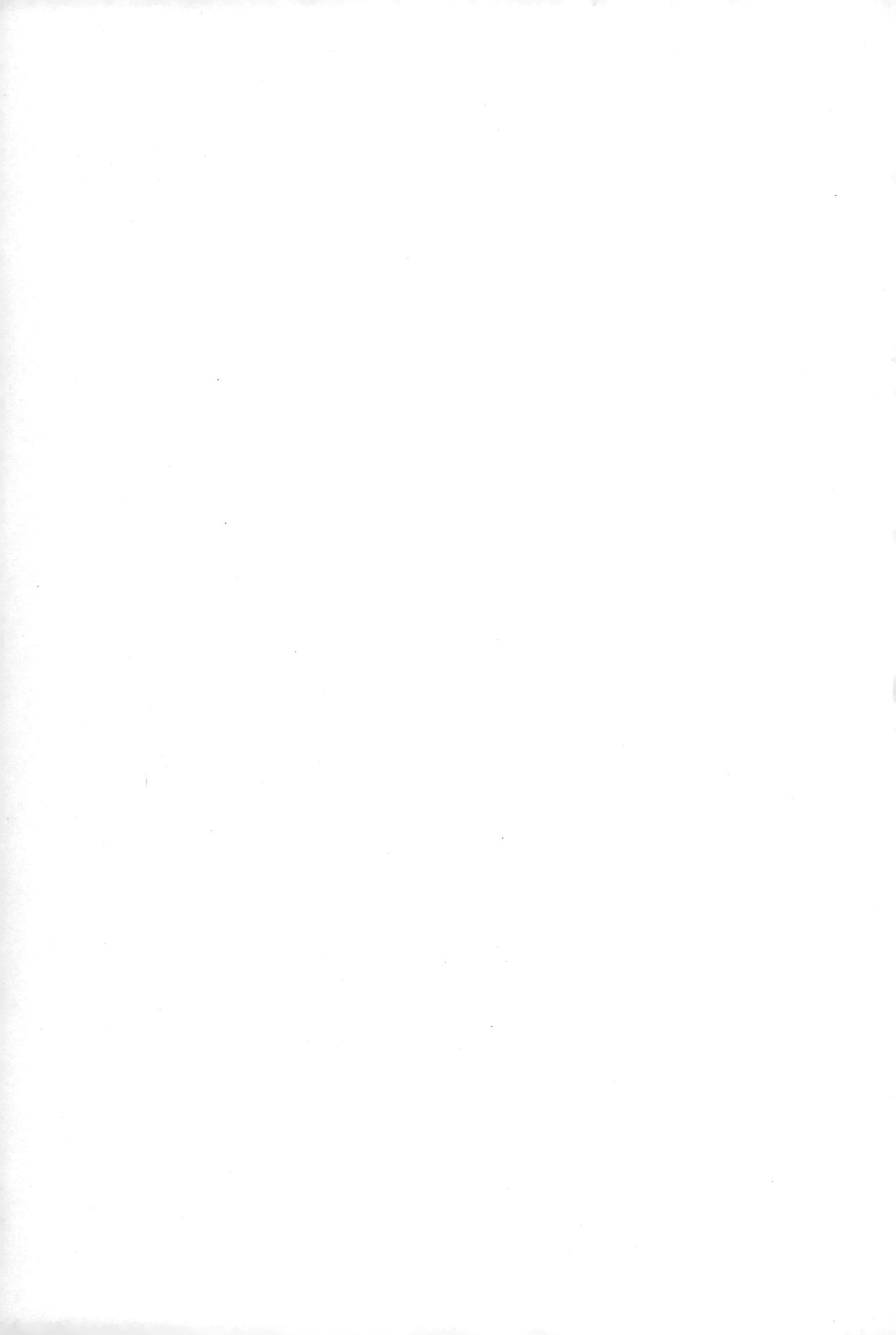